瑜伽教练国家岗位证书培训教材　高等学校教材

郑先红　江磊　主编

（配技术动作视频）

瑜伽

中国教育出版传媒集团

高等教育出版社·北京

U0260377

内容提要

本书是瑜伽职业技能证书培训教材，也可作为高校相关专业瑜伽课程教材。本书主要由瑜伽概述、瑜伽健身的解剖生理学原理、瑜伽习练的原则与方法、瑜伽呼吸调控法、瑜伽体位法、瑜伽体位经典组合、健身瑜伽锻炼标准规定动作、瑜伽休息术、瑜伽冥想术、瑜伽教学、不同人群瑜伽健身指导、瑜伽竞赛等构成，突出强调了科学性、系统性、规范性、实用性和递进性等特色。本书配以二维码链接的数字化资源，将文字、图片、视频有机结合，使技术部分内容更加生动、形象，大大提升了广大读者学习的便利性。

本书还可作为瑜伽健身场馆专职教练和广大瑜伽爱好者的学习参考书。

图书在版编目（ＣＩＰ）数据

瑜伽 / 郑先红，江磊主编. -- 北京： 高等教育出版社，2023.4

ISBN 978-7-04-059761-5

Ⅰ. ①瑜… Ⅱ. ①郑… ②江… Ⅲ. ①瑜伽–基本知识 Ⅳ. ①R161.1

中国国家版本馆CIP数据核字（2023）第007902号

YU JIA

策划编辑	陈 海	责任编辑	陈 海	封面设计	王 琰	版式设计 于 婕
责任绘图	邓 超	责任校对	商红彦 吕红颖	责任印制	韩 刚	

出版发行	高等教育出版社	网　址	http://www.hep.edu.cn
社　址	北京市西城区德外大街4号		http://www.hep.com.cn
邮政编码	100120	网上订购	http://www.hepmall.com.cn
印　刷	辽宁虎驰科技传媒有限公司		http://www.hepmall.com
开　本	787mm×1092mm 1/16		http://www.hepmall.cn
印　张	18.5		
字　数	470 千字	版　次	2023 年 4 月第 1 版
购书热线	010-58581118	印　次	2023 年 4 月第 1 次印刷
咨询电话	400-810-0598	定　价	68.00 元

郑先红女士简介

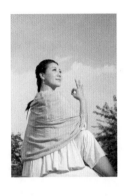

　　郑先红，全国高校瑜伽师资培训首席导师，北京体育大学原首席瑜伽导师，清华大学、北京大学MBA特聘身心灵导师，印度驻华大使馆特邀瑜伽导师，教育部国培项目瑜伽专家，东方瑜伽国际教育研究院院长，东方瑜伽与静觉禅体系创始人，中国智慧工程研究会职业教育专业委员会副主任。

　　郑女士已出版的图书有《东方瑜伽：简易90式》《瑜伽帮你瘦：每天10分钟的减肥方案》《瑜伽28天瘦身排毒计划》《排毒养颜瑜伽》《随时随地瑜伽》《瑜伽经典体位》等。

瑜伽不仅是一项时尚的健身运动，更是一种健康的生活方式，有效滋养人们的身心。《瑜伽教练》自出版以来，颇得广大高校师生和瑜伽爱好者的青睐，成为瑜伽行业的畅销书、长销书。为适应瑜伽行业的发展、网络学习的兴起和高校体育课程改革，特将《瑜伽教练》修订并更名为新形态一体化教材《瑜伽》重新出版。

本书是针对各类院校的瑜伽师生和健身场馆专业瑜伽教练编写的一本双证书培训教材，既可作为高校相关专业瑜伽课程教材，又可作为考取瑜伽职业技能证书培训教材。参加学习的学员在学习结束后，经考试合格，可申办由国家相关部门颁发的瑜伽职业技能证书。

多年来我们一直以中国瑜伽本土文化建设为己任，不断完善中国瑜伽行业职业教育标准体系，并联合国家相关部门以及多所高校，研发瑜伽人才培养认证体系，制订大学生瑜伽竞赛规程，见证了中国瑜伽行业二十多年来的蓬勃发展。如今社会瑜伽机构如雨后春笋般出现，全国已有数百所院校设置了瑜伽课程，然而，瑜伽行业师资良莠不齐、专业人才匮乏，缺乏高质量瑜伽教材。

我们不断总结瑜伽师资培训和院校授课经验，结合市场发展的人才需求，将教材的实用性作为编写重点，力图使教材内容既符合高等学校课程建设需要，又满足社会实际需求，围绕瑜伽标准体系的专业师资培训内容，以及健身瑜伽锻炼标准、瑜伽竞赛的相关理论和实践，在原有教材基础上进行修订，并采取二维码链接数字资源方式，呈现技术动作示范视频方便读者学习。

本书共十二章，主要介绍瑜伽学科理论知识、技法，以及瑜伽竞赛的组织和编排。通过本教材的学练，可打下坚实的专业理论与技能基础，既满足瑜伽专业教学的需求，也拓展从业者的就业、创业空间，推动中国瑜伽行业健康发展。

本教材由郑先红任第一主编，江磊任第二主编，北京体育大学陈超、北京外国语大学潘红静任副主编。参加编写的人员还有（排名不分先后）：北京联合大学王愿、南开大学曹红娟、山东潍坊学院韩雪、山东烟台大学栾美丽、福建莆田学院黄荔娟、宁夏体育职业学院刘军、黎明职业大学迟善娇、重庆城市管理职业学院刘璇、赣州师范高等专科学校曹晓千。

在本书编写过程中，我们参阅了国内外大量相关著作和研究成果。首都体育学院王凯珍教授对本教材的编写提出了宝贵的意见和建议，郑先红的学生胡玲、潘红静、吴昊天、胡敬阳、王愿等参与了本教材的整理和图片、视频的示范工作。对此，一并表示衷心的感谢！

随着瑜伽健身行业的发展，许多问题尚待进一步探讨。书中不当之处，敬请广大读者批评指正。

编　者

2022年11月

第一章 瑜伽概述

【章前导言】

◎ 瑜伽意味着对身体、精神以及真理的崇敬，对所有力量的驾驭；意味着对人类的智力、情感、意志的规范；意味着精神的平衡。通过瑜伽的习练，可以使一个人均衡地审视生活的方方面面。

◎ 习练瑜伽已悄然成为21世纪最流行的都市时尚生活的重要标志。瑜伽起源于印度，流行于全世界，是以身心结合进行锻炼为重要特征的体育活动。本章对瑜伽这一古老而又时尚的健身项目进行了全面地介绍，重点讲解了瑜伽的概念与起源、瑜伽的特点与价值、瑜伽与健康生活以及瑜伽学练常识等。

第一节　瑜伽的概念、起源及其发展

瑜伽是一种源自印度的身心修持术，也是一门生命科学和生活哲学。它的起源可以追溯到距今五千多年的印度河文明时期。从文化价值上看，它是古印度文明的代表和象征；从现代体育的观点来看，它是一种身心结合的锻炼方法。

一、瑜伽的概念

瑜伽是印度先民在最深沉的观想和静定状态下，用直觉体悟生命的认知方法。在印度文明传承的过程中，瑜伽的出现和发展一直与印度当地居民的生活方式和所信奉的宗教哲学密切相关。从实质上讲，它一直与各个时期的宗教信义或伦理保持分离状态，不依赖任何信仰系统。瑜伽并不是宗教，只是基于一些心理行为的生活哲学，它的目的是使身体和精神之间达到完美、平衡的发展状态，是与"梵天"（即宇宙）和谐共处的一种方法。瑜伽一词，从印度梵语"yug"或"yuj"音译而来。根据印度最古老的文化经典《吠陀经》之中的《梨俱吠陀》上的记载，瑜伽的含义是"轭"，指用农具"轭"将一对牲口连在一起耕地，有驾驭牛马之意。到了印度古文法学家波尼尼所生活的时期，瑜伽一词才成为修行方法的代名词。随着瑜伽作为修行方法的流行，它又有了"连接""结合""统一"等含义。英文中的

"Yoke（轭）"与"Yoga（瑜伽）"词源相同，而"轭"也可以形象地比喻瑜伽的含义。古印度人认为人的欲望一旦产生，就犹如脱了缰绳的烈马，难以控制，而制服烈马必须有高超的技巧。因此，原本用于驾驭牛马的"瑜伽"，转而成为控制人思想的修行方法的代名词。

《加德奥义书》中这样描述瑜伽："当感官静止，精神休息，心智不再摇摆不定，那么圣贤认为，这就达到了最高境界。这种对感官和精神地稳定控制被称为瑜伽。那些达到这种最高境界的人就从幻觉和假想中获得了解脱。"

印度古代的圣贤帕坦伽俐在《瑜伽经》中表述瑜伽是对意识与心念的控制。与以往不同的是，今天的瑜伽着眼于身体的强健和内心的宁静，追求身心平衡和对身体活动及情绪的控制，以达到健身养生、促进身心和谐发展的目的。在医学、体育等学科领域，越来越多的学者意识到瑜伽在预防疾病、促进身心健康和建立积极生活方式等方面所发挥的积极作用。

二、瑜伽的起源

"三脉七轮"学说

瑜伽的起源可以追溯到距今五千多年的印度河文明时期。当时定居在印度河河谷的居民已经开始使用青铜器和象形文字，并能制作造型多样的工艺品。在印度河文明遗址发掘出来关于瑜伽最早的记载是一个刻着三个面孔的神祇印章。对于瑜伽产生的具体原因和历史进程，缺乏文字史料记载并且学术界没有统一的观点，在众多传说中，下面的两种观点比较流行。

一种观点认为，在喜马拉雅山一侧的圣母山上，有一些隐居者，他们通过静坐修行，了解了真正的自我。于是其他人开始追随他们，隐居者就以口诀的方式将修行的方法传授给追随者，这些隐居者和追随者就是最初的瑜伽行者。最初的瑜伽行者都是苦修者，常年在冰雪覆盖的喜马拉雅山脚下向残酷的大自然环境以及身体的极限挑战。面对疾病与死亡，他们仔细观察动物如何生活，并模仿动物的呼吸、进食、排泄、休息等生存方式，久而久之，形成了一些适应自然生活和战胜疾病的基本姿势，这就是瑜伽体位法产生的过程；同时他们分析精神如何左右健康，探索控制意念的手段，追求使身体、心灵和自然和谐统一的方法，这便是瑜伽静坐冥想法的缘起。起初瑜伽行者仅在洞穴和茂密森林的中心地带修行，后来到寺院、乡间小舍修行，同时将修行方法讲授给那些追随者，最终瑜伽在印度流传开来。

在印度民间，更多的人认为神创立了瑜伽，然后传授给了人类。而瑜伽的创立者，正是湿婆。湿婆创造了所有的瑜伽姿势，并把它们传授给第一个门徒——他的妻子雪山神女。人们若要在生死的轮回中求得解脱必须掌握并长年习练瑜伽姿势。雪山神女出于对人类的怜悯和爱，把瑜伽的姿势传授给了人类。这个传说虽然缺乏事实依据，但是从侧面反映了瑜伽在印度民众心中的突出地位和在印度地区悠久的历史。

三、瑜伽的发展

瑜伽伴随着古印度文明的演进而不断发展，根据瑜伽发展过程中主要经典理论和修炼方法的出现时间及瑜伽体系的建立情况，可将瑜伽发展分为六个历史阶段：原始发展时期、吠陀时期、前经典时期、经典时期、后经典时期和近现代时期。

1. 瑜伽的发展阶段

（1）原始发展时期（约公元前31世纪至公元前15世纪）：这一时期是缺少文字记载的时期。根据现代考古学发现，公元前3000年的印度河文明时期，当地土著居民就有瑜伽修炼的实践，但这一时期的瑜伽理论和修炼方法还比较原始，主要以静坐、冥想及苦行的形式出现。

瑜伽流派

（2）吠陀时期（公元前15世纪至公元前8世纪）：这一时期开始出现了瑜伽教导的文字记载。公元前15世纪，在婆罗门教的宗教经典《吠陀经》中提出了瑜伽的概念，是瑜伽有系统的记载的开始。《吠陀经》将瑜伽定义为"约束"或者"戒律"，但没有提出任何体式的练习方法。同时，"瑜伽"作为一种自我约束的方法在《阿达婆吠陀经》中出现，它对瑜伽的概念作了进一步的完善，提出了呼吸控制的一些内容。吠陀瑜伽修炼的目标开始由主要基于身体练习来达到自我解脱，最后过渡到"梵我合一"的宗教哲学高度。

（3）前经典时期（公元前8世纪至公元前5世纪）：这一时期是瑜伽基本观念的形成时期。公元前800年前后，在《吠陀经》的最后部分——《奥义书》中精确地记载了瑜伽，虽然没有我们今天称之为瑜伽体式的概念，但它记载了一种可以彻底摆脱痛苦的瑜伽修行方法。在这一时期，业瑜伽和智瑜伽非常盛行。业瑜伽强调宗教仪式，而智瑜伽着重对宗教典籍的学习和理解，通过这两种方式使修炼者达到最终解脱的境界。

（4）经典时期（公元前5世纪至公元2世纪）：瑜伽典籍开始出现。《薄伽梵歌》在《奥义书》的基础上，对瑜伽进行了全面描述，内容包括王瑜伽、奉爱瑜伽、业瑜伽、智瑜伽。但《薄伽梵歌》仍然侧重于从宏观上建立瑜伽体系，而在具体行法上则阐述得很少，并力图用纯粹的奉爱精神来替代具体的瑜伽行法。《瑜伽经》的诞生，是瑜伽史上首次立足于技术层面来构建瑜伽体系，是对《簿伽梵歌》的完善。这部典籍赋予了瑜伽行法与瑜伽中的哲学、宗教理念同等重要的地位，第一次明确地将瑜伽定义为"控制心灵和意识的变化"，第一次系统地将瑜伽修持过程整理为八个阶段，也称"八支法"。印度瑜伽在此基础上真正成型。

（5）后经典时期（2世纪至19世纪）：瑜伽练习者不再渴求从现实中解脱，而更强调接受现实。在修炼上经历了"重冥想"到"重体位"的转变。围绕瑜伽修炼的深层技术，出现了瑜伽《奥义书》等一些重要著作。在这一时期的早期，重视女神崇拜的密教瑜伽得到蓬勃发展，并在此基础上发展出了哈他瑜伽。在整个后经典时期，哈他瑜伽虽然是一个边缘性的流派，但围绕这一流派却产生了数量惊人的著作，其中《哈达瑜伽之光》描述了16种体式，大多数是莲花式的变体，介绍了多种洁净法、调息技巧和特殊的收束法。哈他瑜伽体式以促进练习者健康和改变练习者外表为重点，促使练习者逐步获得身体的协调性和身心的健康，使个体生命达到更为愉悦的境界。

（6）近现代时期（19世纪至今）：坦陀罗瑜伽得到蓬勃发展，对现代瑜伽影响最为深远。一般认为，坦陀罗瑜伽发源于遥远的密教瑜伽，它认为自然或万物的本源是性力，世界并不是一个幻觉，而是神性的证明，人们可以通过对世界的体验使自己更接近于神性。它还认为，神性要通过严格的苦行和冥想才能得到，哈他瑜伽在这个时期已逐渐成为最流行的瑜伽形式。

这一时期，传统瑜伽思想得到了快速发展，并在哈他瑜伽的基础上，衍生出更多的瑜伽流派，并逐步开始向全世界广泛传播。瑜伽的重心也由过去的重冥想和精神上的习练，转变到重视身体的习练。

19世纪，印度瑜伽大师罗摩克里希那创立了现代瑜伽，因此他被称为"现代瑜伽之父"。现代瑜伽练习不再以"本体解脱"为目的，更注重于把瑜伽作为一种健康生活方式。经过正确的瑜伽习练，提升人体的生理机能，使人更加健康、愉悦。

甘地是印度民族解放运动的领袖，他的社会政治思想也与瑜伽思想有关。甘地哲学思想中三个主要原则——真理、非暴力和苦行，对当代印度瑜伽有一定的影响与推动作用。

2. 瑜伽在世界的发展现状

目前在欧美健身市场上，瑜伽正成为一种既传统又时尚的健身方式，以其独有的魅力被越来越多的健身族接受，并成为西方社会养生健身的主流。

瑜伽最先传入西方是在19世纪90年代，一位名叫卫维卡南达（辨喜）的印度人在芝加哥世界博览会上，第一次向西方人展示了瑜伽姿势，引起了西方各界人士的关注。从此，瑜伽修行者和印度教哲人开始了他们在西方世界的走访，使瑜伽很快在西方各国盛行起来。

近些年来，瑜伽备受世界各地健身爱好者的推崇，许多明星、学者、政界要员都是瑜伽的爱好者。据不完全统计，美国瑜伽行业，一年利润高达260亿美元。在学校、医院、律师事务所、政府机构、公司、飞机场甚至监狱，瑜伽冥想室几乎和小礼拜堂或网吧一样，成了必不可少的公共设施。

在欧洲各国，学习瑜伽的人数达到数百万。在英国也有超过50万人学习瑜伽。在东南亚地区的大、中城市，各种瑜伽教室遍布街角、社区，有些地方甚至还设有瑜伽学院，将瑜伽作为一门科学来研究。习练瑜伽已经成为人们追求健康生活方式的一种手段。在中国台湾地区，企业界许多高层经营者、大学教授和政府官员，也都纷纷加入瑜伽修习的行列。瑜伽在日本和韩国各界已盛行多年，并产生了极大的影响力。

3. 瑜伽在中国的发展现状

大约在公元4世纪，瑜伽随着佛教的传播进入中国。中文"瑜伽"一词早在唐代就已出现。中国佛教禅观、天台宗的"六妙法门"等，都是瑜伽静坐冥想的变通说法。另有学者考证，唐代流行的"天竺国按摩法"、宋代的"婆罗门导引法"，都是指从印度传入我国的瑜伽术。

20世纪80年代中期，美籍华人张蕙兰通过电视这一媒体将现代瑜伽展示给中国民众。时至今日，在诸多媒体、众多健身场馆以及大量瑜伽教师和教练多模式、多途径的积极传播下，瑜伽已经走入寻常百姓家。全国各地，尤其是北京、上海、深圳等一线城市的专业瑜伽馆如雨后春笋般出现，一些综合性的健身俱乐部，星级宾馆、饭店的健身中心和美容院纷纷进入与瑜伽健身、养生、美容、排毒相关的经营领域，相当多的企事业单位也为员工开设了瑜伽课程。

2004年北京体育大学首次开展瑜伽教练认证培训工作，从各校瑜伽教师反馈的情况看，瑜伽课程是高校最受学生欢迎的课程之一。2011年，人力资源和社会保障部对《中华人民共和国职业分类大典》进行修订，国家体育总局启动了涉及体育行业相关职业信息的调研工作，瑜伽作为新兴职业门类被纳入研究论证范围。2011年3月，人力资源和社会保障部批准并启动了"瑜伽教练国家岗位培训证书"项目，中国瑜伽行业师资培训工作进入标准化、规范化阶段，这也是中国瑜伽职业教育标准体系建设的探索和发展阶段。

2015年6月,云南民族大学中印瑜伽学院成立,并分别于2016、2018年开展了瑜伽方向本科和硕士研究生教育,开创了国内瑜伽教育的先河。2016年由国家体育总局社会体育指导中心主导的健身瑜伽运动快速发展,体系日趋完善。2017年,中国大学生体育协会主办的中国大学生赛事中单列了健身瑜伽项目。2019年7月,中国大学生体育协会开启了高职院校瑜伽师资培训,随后以线上形式对瑜伽课程的授课内容、教学方法、课程思政三大层面进行了科学诠释,进一步完善了中国瑜伽职业教育标准体系,深度挖掘瑜伽体育教育价值,并于2021年10月成功主办了首届中国高等职业院校瑜伽锦标赛(云直播赛)。该赛事制订了适合大学生的竞赛模式与技术体系,统一了评分标准,为中国高校瑜伽赛事可持续性发展做了良性铺垫。

第二节　瑜伽的特点与价值

一、瑜伽的特点

瑜伽的文化特点

瑜伽作为一种修身养性的锻炼方法,既不同于体操和舞蹈,也不同于其他的有氧运动。它是一项动作舒缓,结合深长呼吸,循序渐进,强度可自行调控,动静结合的运动。任何人都可以练习瑜伽,不一定要去追求动作姿势的难度,只要习练者用心去体会瑜伽习练时的感受,就能达到减压、健身、养心的目的,这也是瑜伽运动与其他体育运动的最大不同。瑜伽技术具有以下几个明显的特点:

1. 动作舒缓,呼吸深长

练习瑜伽时要求动作舒缓,这样可以充分拉伸肌肉,使更多的肌纤维参与到运动中,以产生更大的肌肉张力。呼吸要贯穿于瑜伽练习的始终,技法配合深长的呼吸,能吸进更多的氧气,提升血液中血氧的浓度,以满足机体需求,滋养身心,增进健康。

2. 动静结合

所谓"动"是指人们肢体表现出来的各种动态;所谓"静"是指借助人体神经系统控制人体内部各个器官的活动,如控制自主性反应,使心率、血压、腺体分泌等发生变化,但外表表现为静态。而瑜伽的习练就是要在动态的练习过程中,静心向内,充分体会和促进身体各个器官的活动变化,同时专注于呼吸,使精神更加专注、集中、镇定。

3. 身心合一

我国古代哲学认为，身体和精神相互联系、相互依存，缺一不可。现代瑜伽练习者在锻炼身体、增强体质的同时，关注心灵的内在感受，陶冶情操，既培养乐观主义精神，又培养平和心态。

4. 精神专注

瑜伽强调平和、稳定，尤其注重身与心的结合锻炼。在练习瑜伽时保持精神的专注，会使习练效果倍增。

5. 顺应自然

很多练习者对瑜伽存在一定的误解，以为瑜伽就是高难度的体式或是柔软体操等，其实不然。瑜伽是基于人体结构和运动学原理而设计的，是有关身体练习和心理调节的活动，以期唤醒身体的调节机制，技法过程自始至终保持着可控性，步骤分明。如果以"每天进步一点点"的自然心态练习瑜伽，将会获得良好的健身效果。

二、瑜伽的价值

瑜伽不仅能促进身体健康，而且能促进心理健康，还是一个帮助人们充分发挥和挖掘身体潜能的体系。它具有以下几个方面的价值：

1. 瑜伽的健身价值

瑜伽的健身价值体现在身和心两方面：生理健康价值方面是有效调节神经系统、内分泌系统等各大系统，进而改善身体健康；心理健康价值方面是使个体达到心理维度的最佳功能状态或完善状态。实践证明，长期习练瑜伽对于人的生理、心理健康具有明显的促进作用，尤其对困惑、疲劳、焦虑、抑郁和气愤等不良情绪状态具有显著的改善作用。

瑜伽与健康生活

大量的瑜伽经典在讲解瑜伽锻炼要领时，对锻炼姿势往往有细致的要求，尤其对关节角度、持续时间、呼吸规律、变化幅度等要求非常精细。在实际的瑜伽教学中，教练经常采用"尽力就好"等引导词，要求练习者按照自己的身体状况适当练习。

瑜伽重视呼吸调控的练习，通过吸入更多的氧气以补充人体所需能量，并将二氧化碳以及身体内部的浊气呼出，达到清除体内毒素、净化血液的目的；通过柔和地按摩内脏器官的技法，促进脏腑的血液循环，增强脏腑的各种功能。

瑜伽强调意识集中，让身体在某姿势下静止并维持一段时间，追求身心的统一。

这种锻炼方法可调节和平衡神经及内分泌系统,激发人体潜在能量,促进身体各种功能均衡发展,使身心舒畅,充满活力。

瑜伽冥想休息术可帮助练习者从过度的思虑中镇静下来,降低大脑的能耗,并转向自我内省,使心理更加健康。

在瑜伽锻炼过程中,普遍强调把感官集中于一点或者是身体某个部位,从而在肌肉伸展、心灵放松和呼吸调节中达到减轻心理压力、平衡身体内外环境、减少心理疾病发生的目的。清新自然的环境,舒缓的音乐旋律,加上教师的语言引导,练习者的身心将会沉浸在无比宁静的氛围中。在这种条件下进行身体各种舒缓的伸展与拉伸运动可以充分改善身心的紧张状态,缓解不良情绪,进而以积极、自信和愉快的心态享受美好生活。

2. 瑜伽的美学价值

作为一种独特的社会文化现象,瑜伽自身所蕴含的美学价值是毋庸置疑的。无论是瑜伽表演者还是欣赏者,均可体会到人体之美、气质之美。这项运动具有生动的艺术感染力,使人们顿生喜悦、愉快之情,它能把人们的审美情趣带入更高的境界。

3. 瑜伽的教育价值

近年来,瑜伽在提高人民群众身心健康水平方面发挥了积极的作用,尤其对人们的思维方式、价值观念、行为规范、情感欲求、知识结构、人格培育产生了积极影响。瑜伽的教育价值还体现在:一是有益于提高人的专注力,二是有益于培养人的顽强意志,三是有益于渲染和彰显情操,四是增强人的自信心。

4. 瑜伽的经济价值

据不完全统计,美国瑜伽行业一年利润有260多亿美元。中国经济的快速发展,为瑜伽的传播提供了消费基础,也为实现瑜伽的经济功能提供了条件。瑜伽市场的繁荣必将为国民经济发展做出积极的贡献。

第三节　瑜伽与饮食

在瑜伽学说中,饮食占有重要的地位。瑜伽学说把食物分为悦性食物、变性食物、惰性食物三大类,并倡导人们为了健康应食用悦性食物。这些观念与现代营养学所倡导的均衡营养、绿色饮食等观念非常吻合。

一、瑜伽饮食的基本观点

1. 营养均衡

瑜伽饮食非常重视全面均衡地摄取营养，它要求人们根据自己的年龄、能量消耗及身体状况适度地安排食谱。从现代观点来看，主食（如小麦、大米）是身体热量的重要来源；蔬菜、水果能够为身体提供多种维生素；豆类、奶类是蛋白质的重要来源；油脂类，如大豆油、菜籽油、橄榄油可以为人体提供优质的不饱和脂肪酸。瑜伽学说倡导从植物中获取人体所需的各种营养物质，倡导选择具有丰富营养的食物来保证机体营养的均衡。

2. 绿色饮食

瑜伽饮食强调食物应在最自然的状态下被食用，以保证营养不流失。每天应食用多种蔬菜、水果，特别是绿叶类蔬菜。食用时最好以新鲜、完整的形态来摄取，如芹菜，应将叶、茎、根一起烹调食用。最好食用当地的、应季的、新鲜的食物，这些食物最好没有经过冷冻、保鲜、长途运输等过程，也不要进行加工、腌制等工艺处理。所以，在选择食物时应以最原始、最天然、最易消化的作为首选。

3. 清淡为主

瑜伽饮食强调现代绿色饮食观，主张少盐、少油、少糖、少食品添加剂，以减少消化系统的负担。用天然的食物代替调味品，如用蜂蜜代替白糖，用大枣、葡萄干代替甜品，用盐代替酱油，用柠檬代替醋，用全麦面包代替白面包，用原味酸奶代替沙拉酱，同时拒绝各种油炸食品，加工食物以水煮、蒸、拌为最佳烹调方式。

4. 愉悦进食

瑜伽饮食提倡尽量在安静、祥和的氛围中与家人、朋友一起进食，不要把生活中的烦恼，工作和学习中的压力带到饭桌上。不良情绪往往会使人把吃饭当作发泄的途径而暴饮暴食。吃饭时应感谢生活赐予你如此幸福的时光，应以快乐的心情来体会食物的滋味，这样消化系统会处于最适宜的工作状态，有利于各种营养物质的吸收。

二、食物分类

瑜伽学说中一般把食物分为三大种类：悦性食物、变性食物、惰性食物。

1. 悦性食物

悦性食物也称纯净食物，这类食物是天然的、不含防腐剂或人工香料的。特点是营养丰富，很少选用各种佐料，制作方法简单，食用后易消化，也容易让人变得健康轻松和精力充沛，使人情绪平静，头脑冷静清晰。悦性食物主要包括所有水果、谷物食品、豆类制品、带叶的青菜、食用根类（如马铃薯）、奶制品、坚果类、绿茶。

2. 变性食物

瑜伽学说认为，变性食物虽能够提供能量，但对心灵不利，食用后容易让人精神亢奋，情绪波动，思想过分活跃难以集中，甚至会使人脾气暴躁、喜好争斗、固执己见。瑜伽学说主张尽量少吃这类食品。变性食物主要包括咖啡、可乐、浓茶、泡菜以及辣椒等调味品。

3. 惰性食物

瑜伽学说认为，惰性食物对身体无益，对心灵有害，食用后容易引起疾病和心灵迟钝，头脑昏沉，容易入睡，身体缺乏活力，性情偏向忧伤、抑郁、粗鲁、懒惰，主张完全不吃这类食品。惰性食物主要包括大量的肉食、酒类、麻醉品、芥末、麻醉型饮料、毒品，以及腐败的、煮多次的、腌制的、不洁的食物。

瑜伽锻炼经验告诉我们，每天如果都能食用新鲜、绿色的健康食品，就会使人心情愉悦；如果经常食用腌制食品，就会使人情绪低落，萎靡不振；如果经常食用精神刺激性食物，容易引起激动和烦躁情绪。因此选择合适的食物，对于人们的身心健康有重要的影响。

三、瑜伽膳食搭配原理与方法

瑜伽运动可以对人体进行全面的调节。在开展系统的瑜伽锻炼时，必须有合理的膳食搭配，才能保证锻炼所需的能量和营养，锻炼的效果才能事半功倍。因此瑜伽锻炼特别强调合理安排膳食。从总体看，瑜伽所提倡的膳食搭配并不复杂，与现代绿色健康饮食观的基本标准相符。

1. 早餐吃好

早餐是启动大脑的"开关"，不吃早餐或早餐质量不好，会引起全天能量和营养的摄入不足。早餐的搭配原则是营养均衡、卫生方便。首先，早餐应食用含有多种营养的谷物、奶制品、水果、蔬菜，应占全天热量的30%；其次，早餐应该具有促进食欲、美味清淡而不油腻的特点。

根据中国营养学会推荐，每人每天应摄入200～300克谷物，谷物是早餐最理想的选择，早餐中长期食用谷物可以促进肠胃消化，治疗便秘，改善和修复肝脏功能，黑斑、青春痘及口臭等症状也会逐渐缓解。如果不吃早餐，可能给身体带来一系列危害。

2. 午餐吃饱

午餐是一天中主要的一餐，对不同年龄、不同体力消耗的人群来说，午餐热量应占每天所需热量的40%。也就是说，我们中午既要吃好又要吃饱，在数量上可以比早餐稍多，但质量不能降低。

脑力劳动者在选择午餐时尽量选用薯类、奶类和豆类、蔬菜类、动物性食物（蛋类、肉类、海产品）食品，最好能加些水果。午餐应特别注意"三低一高"原则，即低油、低盐、低糖和高纤维。此外还应强调，午餐要吃饱，但不等于暴食，一般吃到七八分饱就可以，以免给肠胃增加负担。

3. 晚餐吃少

晚餐比较接近睡眠时间，不宜吃得太饱。晚餐所提供的热量以占全天所需热量的30%为佳。选择的食物应当清淡易消化、荤素搭配适宜，尤其要强调低蛋白质和低脂肪，含纤维和碳水化合物多的食物最好，少吃油腻食物，多吃蔬菜。但现代人都习惯于把晚餐准备得非常丰盛，这和人体的健康理念相违背。晚餐食用过多不仅会增加肠胃负担，而且容易导致血压升高，血液流速过慢，大量血脂沉积在血管壁上，从而引起动脉硬化，诱发高血压。

此外，晚餐最好安排在下午6点左右，尽量不要超过晚8点。同时，晚餐后4小时内不要睡觉，以便让食物得以充分地消化和吸收。

基于上述经验，对瑜伽练习者的饮食提出以下具体建议：

（1）多吃悦性食物，少吃变性食物，不吃惰性食物。

（2）多吃应季新鲜瓜果、蔬菜。

（3）少吃肉食。因为处于食物链顶端的肉类食品毒素积累较多，肉食本身既有违"非暴力"之戒，又对身体健康无益。

（4）注意控制食量。从整个胃部空间来看，餐后固体食物占一半，液态食物占1/4，留空1/4，以便胃部蠕动，也就是每餐七八分饱即可。

（5）进食时细嚼慢咽。吃饭时应该慢一些，让每一口食物充分咀嚼后再咽下，这样可以减轻胃部负担，同时使食物的营养被充分吸收。吃饭时不要喝太多水，以免稀释消化液，破坏消化功能。

（6）不要吃太冷、太热的食物。太冷和太热的食物都会影响气管和肠道的收缩和蠕动，影响消化。

（7）要尽量在平静及愉悦的气氛中进食。为自己创造一个良好的饮食环境，不要在生气和情绪不佳时通过过量饮食来发泄不良情绪。

（8）每天喝足够量的水。人体70%以上由水组成，每天适时喝8～10杯水对协调身体机能并排出毒素非常有益。

（9）不要浪费食物，这也是对自然万物的尊重。

总之，为达到健康的目的，要从培养健康的饮食习惯开始，改变过去不良的饮食行为。一些基本的饮食习惯如多吃五谷杂粮、少吃油炸辛辣食品，多吃素食、少吃荤食等，要在每日饮食过程中提醒自己注意，这也是瑜伽健康饮食的必由之路。

第四节　瑜伽学练常识

一、瑜伽习练场地

虽然习练场地环境的温度、人员的密度等会对习练者造成影响，但瑜伽多数技法习练是不受场地限制的，无论是在家中客厅、卧室、阳台，还是在办公室，只要有一块可容全身平躺或坐下的场地即可，即使是在旅行中也可以自由习练。当然，最好根据自身的情况适时选择适合自己的习练地点。

室内习练瑜伽要保持舒适、温暖、清洁的环境，应养成经常开窗透气的习惯，可在瑜伽习练场所摆放绿色植物。室外练习时，选择一块户外空地，最好是鸟语花香、清静幽雅的地方，海边也是不错的选择。

习练场地不宜太硬也不宜太软。由于瑜伽动作涉及许多伸展性动作，所以应避免在坚硬的地板或太软的弹簧床上习练，否则容易受伤或不利于正确体位习练效果的达成。

最好不要在嘈杂的环境中习练，要远离危险物，以免发生意外。

二、瑜伽习练时间

只要有时间，就可以随时随地练习瑜伽，不同的时间可以选择不同的技法进行练习，但要达到较好的效果，就要选择最佳的时间段进行练习。一般清晨和黄昏是练习瑜伽的最佳时刻。早晨习练者的肠胃基本排空，大脑清醒，思维尚未活跃起来，非常容易进入瑜伽的练习状态；黄昏，人们经过一天的工作生活，身心疲惫，通过习练瑜伽可以静心、调适脊柱、伸展全身，达到缓解疲劳的效果。实际上，瑜伽爱好者应该根据自己的生活方式选择最为方便的时间，最好每天都能在同一时间段内练习。如果工作非常忙，且时间不能固定，可以随时随地练习瑜伽，只要掌握了习练要点，正确练习，就会收获很好的效果。

三、瑜伽服饰

严格讲瑜伽习练没有固定的服装要求，但必须避免穿戴紧束的服装，最好穿专业瑜伽服饰，以保证全身舒适，不影响身体舒展。一般情况下，瑜伽服饰以棉加氨纶质地的服装为佳，必须保证透气和肌体不受束缚，习练时身体能够自由地伸展和运动，以便自己能够最大范围地自由活动。环境有保障的地方，女性可以不穿内衣习练。为了便于习练时的稳定性，应以赤脚为佳，但如果温度得不到保证，可以穿着棉袜或较柔软的软底瑜伽鞋习练。习练时，手表、眼镜、腰带以及其他饰品都应取下，以免分心和不便。

四、习练前后的饮食

瑜伽习练者还要注意健康饮食。习练瑜伽时，身体的血液集中在局部肌肉或器官上，会影响对食物的消化和吸收，因此要注意开始练习前3小时不要进食。如果习练前有较强的饥饿感，可以喝一杯牛奶或吃点流质、易消化的食物。习练后要休息半个小时再吃东西，并以蔬果类食品最为适宜。

五、辅助工具

初学者可使用一些辅助工具来帮助完成某些体式的习练，这有利于让初学者更精确地体会到每一个体位习练时身体与心灵相结合的感觉。瑜伽垫、瑜伽带、瑜伽砖、长枕、瑜伽毯、瑜伽球、桌、椅甚至是墙壁等都可以作为有用的辅助工具。辅助瑜伽习练是一个循序渐进的过程，它的特点是针对性较强，使习练者能够以安全和有效的方式自由地做出各种不同的体式。利用这些器具的支撑和阻力能使习练者更深入地了解体式并进行习练，使普通人也能体验到瑜伽体式的精髓，使身体条件还不是太理想的人在习练初期就能体会到怎样使身心保持平衡，怎样使自己的力量和灵活性达到平衡状态。辅助工具可以使动作难度降低，因而可以持续练习更长时间，可以达到较好的锻炼效果。

下面介绍几种常用的辅助工具：

1. 瑜伽砖

在瑜伽体位法里，有些习练动作（例如前屈动作）需要先伸展脊背，再弯曲髋关节用手碰触地面，初学者由于后背较僵硬，手很难碰到地面。而用瑜伽砖辅助就可以缩短手到地面的距离，帮助平衡身体、伸展筋骨，避免受伤。

2. 瑜伽专用习练椅

习练者可以坐在椅子上轻松地做各种扭转、后屈、伸展等动作，消除内心的畏惧感。瑜伽专用习练椅可以帮助一些不便在垫上练习的习练者，或者使空间受限制的习练者有更多机会练习。

3. 瑜伽带

瑜伽带分为普通棉质的伸展带和具有弹性的拉力带。伸展带可以使柔韧性较差的习练者体会筋骨充分伸展的感觉；拉力带适合年纪较大的人。瑜伽带也可以辅助完成许多比较难的姿势，避免肌肉韧带拉伤。

4. 软垫或毯子

软垫或毯子也有助于瑜伽习练，一个软垫或一张好毯子对初学者而言是必要的习练工具。软垫或毯子主要是提供平稳的支撑，降低习练难度。当坐在垫上调息或冥想时，在臀部下面放一个软垫（毯子），可帮助降低难度并有助于背部挺直，以便能长久地、更专注地坚持习练，并能减缓疲劳的产生。

5. 眼罩

眼罩会隔离刺激的光线，使习练者情绪更易平静、稳定，使大脑更易进入放松的状态，这对康复姿势和最后的放松都是非常有益的。

6. 瑜伽垫

瑜伽垫是习练者不可或缺的辅助工具，可以起到防滑的作用，保护脊椎、脚踝、膝关节等部位。

六、空腹习练

习练瑜伽时一般选择空腹状态，因为瑜伽体位中多包含拉伸、弯曲、扭转的体位，并且配合呼吸的习练，在习练时空腹有助于更好地舒展身体和集中注意力。为保证习练效果，要待食物完全消化后习练，最好饭后三小时后习练，如进食流质食物或饮料可在半个小时后开始习练。习练休息半个小时后，只要身体恢复常态即可恢复正常饮食。

七、沐浴应注意的问题

不少人习惯刚练完瑜伽就马上洗澡，这样不仅会使习练效果大打折扣，还可能对身体造成不必要的损伤。因为习练结束时，毛孔处于舒张状态，忽冷忽热的刺激都会伤害身体。一般提倡习练者，尤其是患有关节炎的人，最好在习练前洗个热水澡，然后休息15分钟到半个小时再进行习练，这样可以增加人体洁净和轻松的感觉，提高身体的温度，减少肌肉紧张，帮助舒展身体，并放松各个关节。清晨起床就进行习练的人，习练前不必洗澡，习练放松结束后休息15分钟可洗澡。

八、瑜伽"热身"的重要性

热身练习主要目的是通过对身心的调理，唤醒大脑意识，使注意力由外向内收敛并集中到习练中，通过热身还可以提高身体温度、克服生理惰性，使肌肉、韧带和关节充分活动以适应课程基本部分习练要求，避免习练中受伤。

九、瑜伽音乐的选择

习练中选配音乐时要注意挑选轻松、旋律优美、空灵悠扬、舒缓的音乐，可以选择合适的轻音乐和古典音乐作为背景。跟随音乐习练能让人更加投入，进而有助于提升习练效果。

十、瑜伽习练的目标和方法

对于瑜伽初学者而言，动作的正确与否，可经由老师的指导或身体的反应来确认；而习练观念和方法是否正确却常常无人指导。在不正确的习练观念指导下勉强习练，容易受伤并难以持续习练。因此在开始学习瑜伽体式前要根据自身需求，设定可行目标，合理习练，这样才能真正获益。

在开始习练之前，需明确对习练的要求，并掌握正确的习练内容和习练方法。如果没有特殊的要求，习练时都用鼻进行呼吸。在保持某一姿势时，如感到体力不支或发生肌肉痉挛的现象，应立即放松身体进行休息。

十一、瑜伽习练要求

1. 认清目标，持之以恒

只有持之以恒的习练，才能收到预期的功效。现代人生活紧张、事务缠身，常因意外状况而中断习练。其实习练的时间不在长而在专注，每日进行15分钟比较专注的习练，即使时间短也比每周集中进行一次长时间而不够专注的习练有效得多。

2. 不要勉强，切勿急躁

做任何体位的练习都应按部就班，顺其自然。特别是初学者，千万不要急功近利，勉强自己做某种体式，否则会适得其反，造成不必要的伤害。体位法习练提倡适可而止。

3. 增强信心，不要灰心

习练时切勿有攀比心理，以自己的感觉为准，只要感觉今天比昨天有进步就是提升。初学者在习练时可能会因肌肉僵硬，身体的柔软度及平衡能力较差，而导致与习练目标产生差距，但不要轻易灰心，应给自己时间逐步适应，同时可以借助辅助工具或瑜伽老师的帮助。经过几个星期正规的习练，很多之前做不到的体式此时也可以轻松做到。

十二、"瑜伽病"的防治

"瑜伽病"是指很多瑜伽习练者在习练时不遵守循序渐进的原则，也不考虑自身状况，急于达到所谓的"动作标准"，致使背部、腰部、颈部受伤，造成韧带、软骨撕裂，关节发炎、神经痛等身体损伤。

从运动生理学和解剖学角度讲，关节都有适宜的活动范围，如人体的脊柱，依据其结构，更适宜向前弯曲，而不适宜过度向后弯或向两侧弯曲，强制弯曲会造成脊椎关节磨损，严重时还会造成脊椎断裂，伤及神经。一旦受伤，不仅有损身体健康，还扰乱了心神，影响日常生活。

在习练初期，一位好的瑜伽教师需要根据学生情况指导学生进行科学安全、循序渐进地习练。如果接受非正规培训机构的瑜伽教练指导，不仅不能保证这些教练会遵循系统科学的教学原则引导学生习练，还可能存在一定的危险。另外，在习练每一个动作前，了解这个动作会对身体造成什么影响也是避免"瑜伽病"产生的重要措施之一。若是自己参考书本及配套视频习练体位，那么一定要注意过程中的安全及动作的运行原理。

思考题

1. 瑜伽发展分为哪几个阶段？

2. 简述瑜伽在我国高校的发展现状。

3. 瑜伽的技术特点是什么？

4. 简述瑜伽倡导的健康饮食观。

第二章 瑜伽健身的解剖生理学原理

【章前导言】

○ 随着时代的变迁，瑜伽在世界各地逐渐盛行并得到发展，瑜伽已经与现代人体解剖生理学知识相结合，形成了瑜伽健身养生的科学理论。

○ 本章系统介绍的人体解剖生理学基础知识，将有助于瑜伽教练和瑜伽习练者更好地领悟瑜伽练习对人的身心健康的影响。

○ 人体解剖生理学是研究正常人体形态结构与功能的科学。这里学习人体解剖生理学是为了使从事瑜伽教学的人员和瑜伽习练人员了解人体解剖结构与生理功能，理解体位法与人体解剖结构的关系，从而掌握瑜伽技法，为深化瑜伽练习打下必要的理论基础。

第一节　人体解剖基础知识

人体姿势很多，人体动作千变万化，为方便学习，首先介绍一下人体各部位名称、标准的解剖姿势和常用人体方位术语。

一、人体标准解剖姿势及各部位名称

人体标准解剖姿势为：身体直立，双眼平视，手臂下垂，掌心向前，两足并拢，脚尖向前，各部位名称如图2-1-1所示。

二、常用人体方位术语

（1）上：靠近头部的为上。

（2）下：靠近足部的为下。

（3）前：靠近腹侧的为前。

（4）后：靠近背侧的为后。

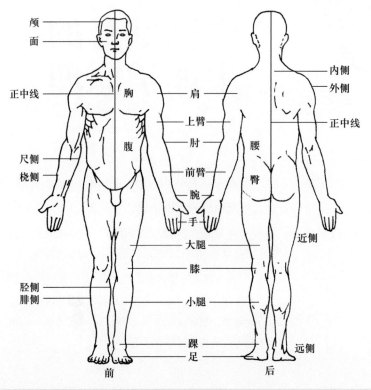

图 2-1-1 人体各部位名称

（5）桡侧：前臂的外侧。

（6）尺侧：前臂的内侧。

（7）腓侧：小腿的外侧。

（8）胫侧：小腿的内侧。

（9）内侧：靠近身体正中面。

（10）外侧：远离身体正中面。

（11）浅：靠近体表或器官表面的部位为浅。

（12）深：远离体表或器官表面的部位为深。

（13）远侧端：四肢远离与躯干相连接的部分称远侧端。

（14）近侧端：四肢靠近与躯干相连接的部分称近侧端。

三、人体的基本面

按照解剖学方法，将人体作三个互相垂直的切面，即基本面（图2-1-2）。

矢状面：沿身体前后径所作的与地面垂直的切面，其中通过正中线的切面称为正中面。

　　冠状面：沿身体左右径所作的与地面垂直的切面。

　　水平面：横断身体与地面平行的切面，亦称横切面。

四、人体的基本轴

　　按照人体解剖学方位，可有三个互相垂直的基本轴（图2-1-2）。各关节的运动大都是围绕这些基本轴进行的。

　　冠状轴：横贯全身，垂直通过矢状面的轴，又叫额状轴。

　　矢状轴：前后贯穿身体，垂直通过冠状面的轴。

　　垂直轴：纵贯身体，垂直通过水平面的轴。

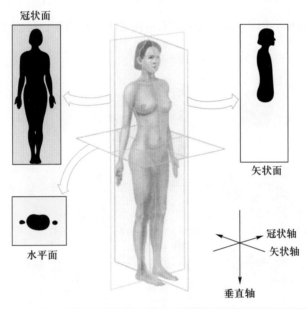

图 2-1-2　人体基本面、基本轴

第二节　人体解剖生理学各系统基础知识

　　自然界万物都是由碳、氢、氧、氮等化学元素组成的，人体也不例外。即由两种以上的元素组成化合物，由两种以上化合物构成细胞和细胞间质，由细胞与细胞间质构成人体的组织和器官，由功能相关的器官组成系统。人体共有十大系统，包括运动系统、循环系统、神经系统、消化系统、呼吸系统、泌尿系统、生殖系统、内分泌系统、感觉器官、免疫系统，它们都有各自的形态结构和机能特点，在人体内占据一定的空间位置，是整体不可分割的组成部分，并在神经系统和内分泌系统的调节下，完成人体的各种生理功能和生命活动，使人体成为一个有机的整体。

一、运动系统

（一）运动系统的组成与功能

运动系统由骨、关节、肌肉三部分组成。其中骨是人体运动中的杠杆，关节是运动的枢纽，肌肉是完成运动的动力器官。在神经系统的支配下，它们相互配合共同完成人体日常活动和运动。

1. 骨

成人的骨共有206块，它们构成人体的基本轮廓。人体骨由颅骨、躯干骨、上肢骨和下肢骨四部分组成。每块骨都具有一定的形态和功能，坚硬且具有弹性和韧性（图2-2-1）。

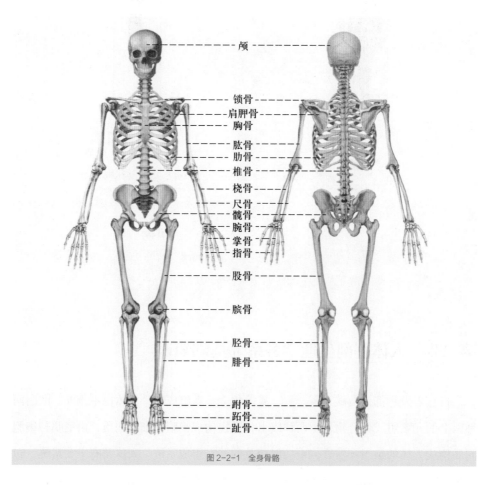

颅

锁骨
肩胛骨
胸骨

肱骨
肋骨
椎骨

桡骨

尺骨
髋骨
腕骨
掌骨
指骨

股骨

髌骨

胫骨
腓骨

跗骨
跖骨
趾骨

图2-2-1 全身骨骼

（1）骨的构造：每块骨都是由骨膜、骨质和骨髓构成的，并有神经和血管分布（图2-2-2）。

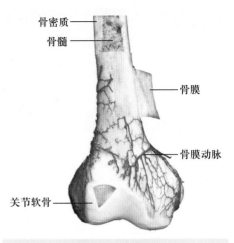

骨质是骨的主要成分，分为骨密质和骨松质两种。骨密质致密坚硬，抗压、抗扭曲力强，构成各种骨的外层。骨松质分布于各种骨的内部，由许多片状和杆状的骨小梁交织成海绵状。

骨膜以密集的纤维为主编织而成，包裹除关节面以外的整个骨面。骨膜内含有丰富的神经和血管，故感觉敏锐，并对骨的营养和生长起重要作用。

图 2-2-2　骨的构造

骨髓充填于长骨的骨髓腔和骨松质腔隙内，分红骨髓和黄骨髓两种。红骨髓具有造血和免疫功能，黄骨髓是脂肪组织。

（2）骨的功能：骨构成人体的支架，并为骨骼肌提供附着点（面），是人体运动系统的核心。

人体206块独立的骨大都通过关节囊、韧带、肌肉连接在一起，形成完整的人体架构。骨架对人体器官起重要的保护作用，如颅腔、胸腔、腹腔能够保护内部脏器，避免血管神经受压并维持其正常形态。

骨是人体内最大的"钙磷仓库"，只有钙、磷含量维持在一定水平，才能保证机体正常的生理活动。

2.　关节

骨与骨之间的连结称为骨连结。骨连结有直接连结和间接连结两种。直接连结多位于颅骨和躯干骨，一般不能活动或活动幅度小；间接连结多见于四肢骨之间，活动幅度大，适应人体进行各种活动和运动，又称关节，如肩关节、肘关节、腕关节、髋关节、膝关节、踝关节等。

（1）关节的构造与功能：关节主要由关节面、关节囊和关节腔构成（图2-2-3）。

关节面是两骨互相接触的光滑面，通常两侧一凸一凹。关节面覆盖一层光滑的富有弹性的软骨，可减少运动时骨与骨之间的摩擦与冲击。

关节囊为囊状结构，包绕在相邻两块骨的关节面周缘和附近的骨面，封闭关节腔。关节囊有两层，外层以密集的纤维为主编织而成，附着在关节面周围的骨面上，并与骨膜连续。内层为薄而光滑的滑膜层，有丰富的血管网，能产生滑液，给关节提供营养，滑润关节面，减少运动时关节面软骨间的摩擦。

关节腔是由关节囊滑膜层与关节面软骨共同围成的密闭窄隙，内有少量滑液。

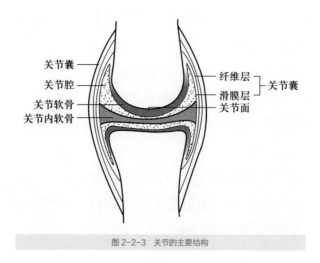

图 2-2-3 关节的主要结构

关节腔内为负压，对维持关节的稳定性有一定的作用。

（2）关节的辅助结构：为适应人体各种运动的完成，保障关节在适宜的运动中不受伤害，在关节周围存在一种或多种辅助结构。

韧带：连接相邻骨，限制关节运动幅度，稳固关节。

滑膜囊（滑液囊）：关节囊滑膜层向关节腔外突出形成的水囊状结构，减轻关节在运动时肌肉或肌腱与骨之间的摩擦，保证关节活动灵活。

滑膜襞：关节囊滑膜层向关节腔内突出形成，填充关节腔空隙，稳固关节，避免关节面之间过大的冲击与摩擦。

除此之外，辅助结构还包括关节内软骨（如膝关节内的半月板）和关节唇（如髋关节的髋臼唇），它们有助于保证关节的灵活性和稳固性。

（3）全身主要关节。

肩关节：肩关节由肱骨头和肩胛骨的关节盂通过关节囊连结而成（图 2-2-4）。

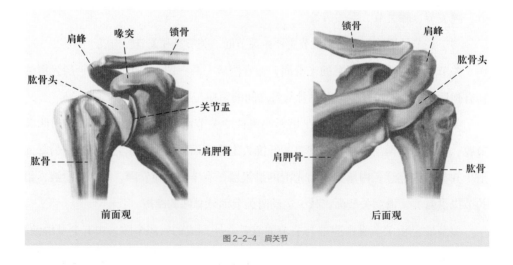

图 2-2-4 肩关节

肘关节：肘关节由肱尺关节、肱桡关节和桡尺近侧关节三个关节组合而成，它们被包绕在同一个关节囊内（图2-2-5）。

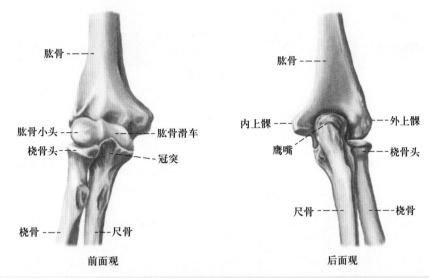

图2-2-5 右肘关节（前面观）

腕关节：腕关节组成（图2-2-6）。

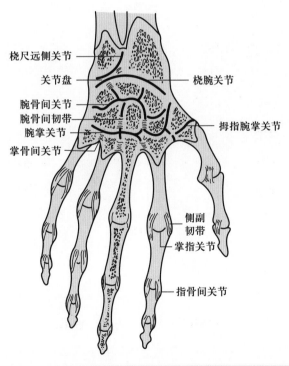

图2-2-6 右手关节冠状切面（前面观）

髋关节：髋关节由髋骨的髋臼与股骨头通过关节囊连结而成（图2-2-7）。

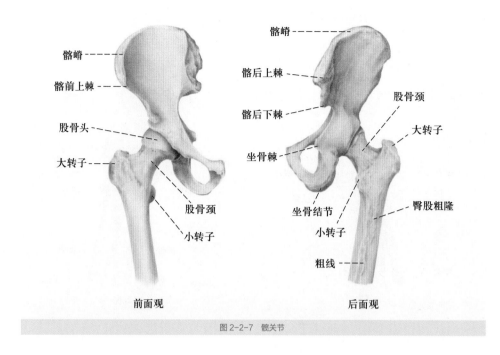

前面观

髂嵴
髂前上棘
股骨头
大转子
股骨颈
小转子

后面观

髂嵴
髂后上棘
髂后下棘
坐骨棘
坐骨结节
小转子
粗线
股骨颈
大转子
臀股粗隆

图 2-2-7　髋关节

膝关节：膝关节由股骨下端关节面、胫骨上端关节面和髌骨关节面，通过关节囊连结而成（图2-2-8）。

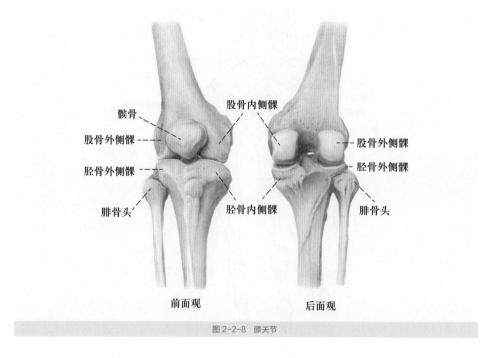

前面观

髌骨
股骨外侧髁
胫骨外侧髁
腓骨头

后面观

股骨内侧髁
股骨外侧髁
胫骨外侧髁
胫骨内侧髁
腓骨头

图 2-2-8　膝关节

足关节：足关节由距上关节（踝关节）和距下关节，通过关节囊连结而成（图2-2-9）。

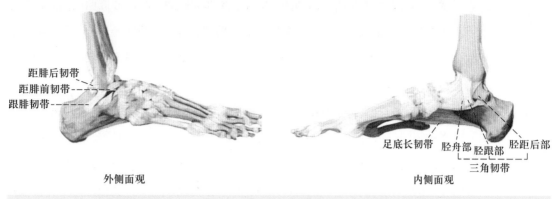

距腓后韧带
距腓前韧带
跟腓韧带

足底长韧带　胫舟部　胫跟部　胫距后部
三角韧带

外侧面观　　　　　　　　　　　　　内侧面观

图 2-2-9　足关节

（4）脊柱、胸廓、骨盆。

脊柱：脊柱位于人体背部正中，由7块颈椎、12块胸椎、5块腰椎、1块骶骨和1块尾骨，通过椎间盘、关节和韧带连结而成。脊柱上接头颅，参与构成胸廓和骨盆（图2-2-10）。

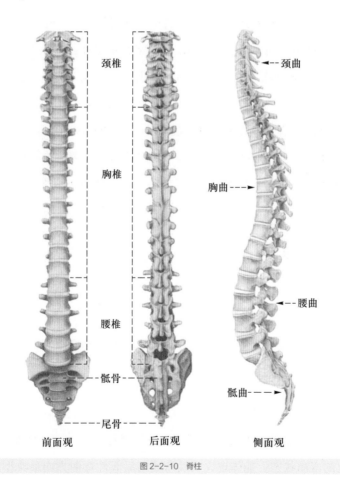

颈椎　　　　　　　　　　　　　颈曲

胸椎

胸曲

腰椎

腰曲

骶骨

尾骨　　　　　　　　　　　骶曲

前面观　　　　后面观　　　　侧面观

图 2-2-10　脊柱

脊柱有4个生理弯曲，即颈曲、胸曲、腰曲和骶曲。胸曲和骶曲凸向后，是先天（胚胎时期）形成的，是人体最初的脊柱曲线；颈曲和腰曲凸向前，是后天形成的，与出生后的抬头、直立行走有关。从脊柱的弯曲变化可见人体形态、结构的后天可塑性。

在脊柱内有椎管容纳脊髓。脊髓与颅腔内的脑相接，共同构成神经中枢。

脊柱构成人体躯干的中轴和脊梁，承担身体的重量和外力，利于直立和行走，为肌肉提供附着点（面）。脊柱是人体运动的重要枢纽，参与完成躯干的运动，有时又是四肢运动时的核心发力部位。脊柱上有23个椎间盘，它像海绵垫一样垫在椎体与椎体之间，在人体运动时，如走路、跑步、搬重物和做耗费体力的运动时，通过椎间盘可大大减少震荡，起到保护大脑、脊髓、心脏、肺脏等重要器官的作用。在瑜伽练习中所有复杂的体位变化，包括躯干和四肢的运动大都与脊柱的运动密切相关。

理想的脊柱形态：在人体站立姿势下，从侧面看，踝、膝、臀、肩、耳这五点应在一条直线上，从前面和后面看应该是左右两侧对称。

功能健全的脊柱，作为人体的中轴，支撑我们的身体，有助于人体自由、轻松地完成各种运动。瑜伽练习中，以脊柱最下端尾骨（根轮）为基点，逐一梳理人体脊柱并向上延伸，直至大脑，再向上，平衡神经系统，保持身心和谐的健康状态。

脊柱的运动主要是（弯）屈、伸（展）、回旋（扭转）和侧屈（弯）四种方式。脊柱也允许身体有一定程度的纵向压缩。人体在运动时，脊柱在力的作用下，在三维空间不断调整，并保持身体重心平衡（图2-2-11、图2-2-12）。

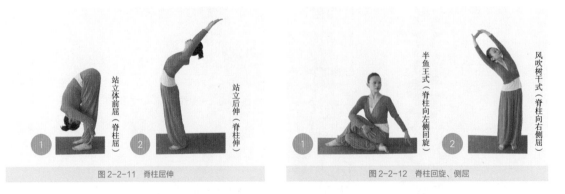

图 2-2-11　脊柱屈伸

① 站立体前屈（脊柱屈）
② 站立后伸（脊柱伸）

图 2-2-12　脊柱回旋、侧屈

① 半鱼王式（脊柱向左侧回旋）
② 风吹树干式（脊柱向右侧屈）

在瑜伽的"束角式"（图2-2-13）、"大拜式"（图2-2-14）、"猫弓背式"（图2-2-15）呼气时，躯干向前屈，最能充分体现脊柱的原始弯曲状态，即胎儿在母亲子宫内的弯曲状态。能体现先天性弯曲与后天性弯曲方向最典型的就是"牛式"。当然，经常做瑜伽体位里伸（展）、（弯）屈、回旋（扭转）和侧屈（弯）四种方式为主的练习，可以加强脊柱的运动能力，使脊柱运动灵活，气血畅通，这是瑜伽体位法防治脊柱疾病的理论依据。

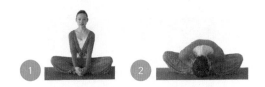

图 2-2-13 束角式

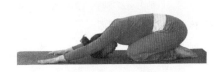

图 2-2-14 大拜式

但不少人为提高身体柔软度，向瑜伽高难度动作挑战，例如将腰部过度后伸、前屈、扭转等，这都会造成脊柱严重弯曲。若长期练瑜伽但练习时用力不当，反令脊柱提早老化。因此，在瑜伽练习时一定要充分考虑自己的身体素质基础，量力而行，循序渐进。

有些儿童、少年不注意坐姿，成年后很容易导致弓腰驼背；办公室工作人员，由于经常坐立不动，会使头颈、腰背部僵硬，重者会导致颈椎病、腰椎病的发生。如果经常进行正确的瑜伽练习，就可以改善脊柱受力状态，增强脊柱的柔韧性，有效地纠正身体姿势，缓解甚至完全解除头颈部和腰背部肌肉的僵硬，防治椎间盘突出和颈椎病。

在做瑜伽体位练习时，如果脊柱的长轴与地心引力方向一致，习练者的自我感觉几乎是不费力的，如"至善坐式""山式站立"（图2-2-16）时，我们的意念以尾骨为根基，使身体稳固。

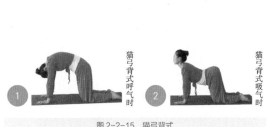

图 2-2-15 猫弓背式

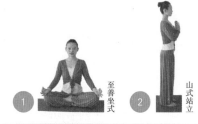

图 2-2-16 "至善坐式""山式站立"

胸廓：胸廓位于躯干的上部，是由1块胸骨、12块胸椎和12对肋（包括肋骨和肋软骨），通过关节、椎间盘和韧带连结而成的笼状结构（图2-2-17）。

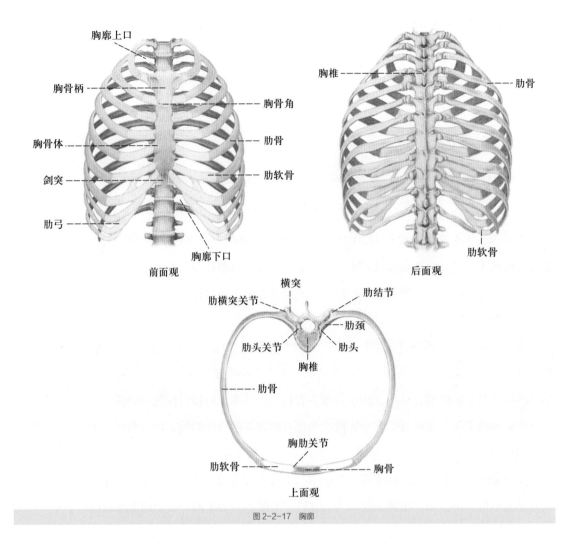

图 2-2-17　胸廓

胸廓的主要功能是保护胸腔内的心脏、肺脏、血管和神经等，参与呼吸运动。在做瑜伽呼吸练习时应注重腹式呼吸，即呼吸时尽量保持胸部不动，运用腹肌和膈肌的收缩来调整呼吸的深度，以此保证练习过程中增加肺的通气量，吸入更多的氧气，排出更多的二氧化碳，促进内部器官的协调发展，促进人体的新陈代谢。

骨盆：骨盆位于躯干的下方，是由1块骶骨、1块尾骨和两侧的髋骨，通过关节、韧带连结而成的盆状结构（图2-2-18）。

骨盆的主要功能是保护盆腔内的膀胱、直肠、生殖器官、血管和神经等，并参与完成各种运动。骨盆的运动包括：骨盆前倾（骨盆向前转动），如"站立直角式""大拜式"体位，躯干向前屈时，骨盆以髋关节为轴做前倾的动作；骨盆后倾（骨盆向后转动），如"骆驼式"体位；骨盆侧倾（骨盆向左、向右侧倾），如"三角伸展式"体位；骨盆回旋（骨盆向左、向右转动），如"半鱼王式"体位。骨盆运动幅度的大小个体差异很大，在做瑜伽练习时，应根据个人条件，逐渐加大运动幅度和难度，不可盲目攀比，以免造成损伤（图2-2-19）。

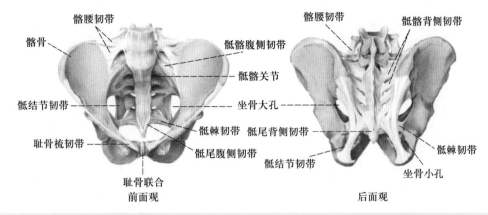

图 2-2-18 骨盆

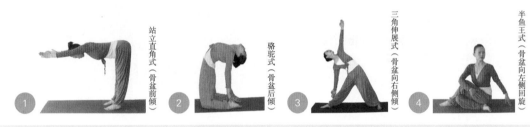

图 2-2-19 骨盆的运动

3. 肌肉

全身的肌肉共有三种，分别是骨骼肌、心肌、平滑肌。其中骨骼肌是牵拉骨产生位移的动力器官，因此，日常生活中提及的肌肉，一般是指骨骼肌（图2-2-20）。全身骨骼肌有600块左右，其总重量约占体重的40%。

（1）肌肉的形状与分布：骨骼肌形态多样，有长肌、短肌、阔肌及轮匝肌等。长肌多分布于四肢，跨越一个或两个及以上关节；短肌多位于躯干深层；轮匝肌位于孔裂的周围，肌纤维排列呈环形；阔肌位于躯干浅层，其肌腹呈片状，其肌腱相应形成薄膜状。骨骼肌大都附着在骨面上，通过肌肉的收缩，牵拉骨做各种运动（图2-2-21）。

（2）肌肉的结构：肌肉的主要结构一般包括肌腹和肌腱两部分，中间粗大的部分为肌腹，主要由大量的肌细胞构成；两端由密集的纤维构成细长的条索叫肌腱（有些肌腹比较扁薄的肌肉则形成腱膜），可将肌腹收缩的力传递给骨（图2-2-22）。

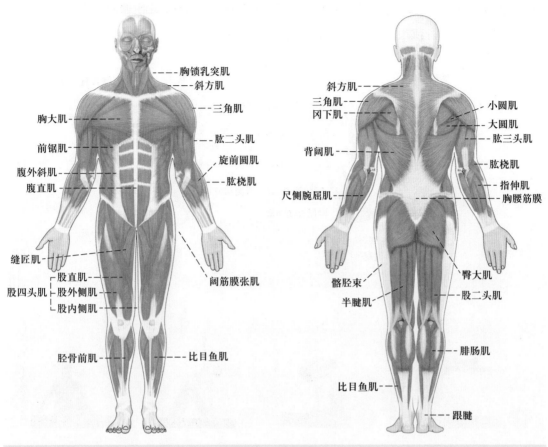

图 2-2-20 全身肌肉

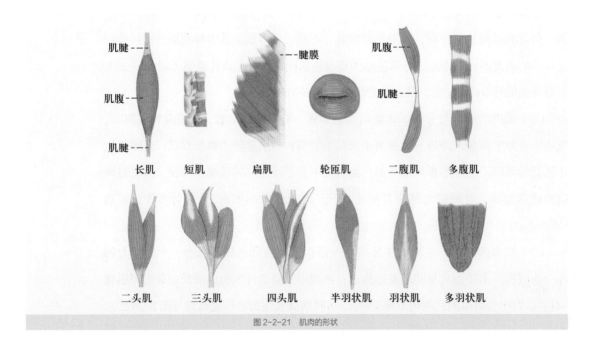

图 2-2-21 肌肉的形状

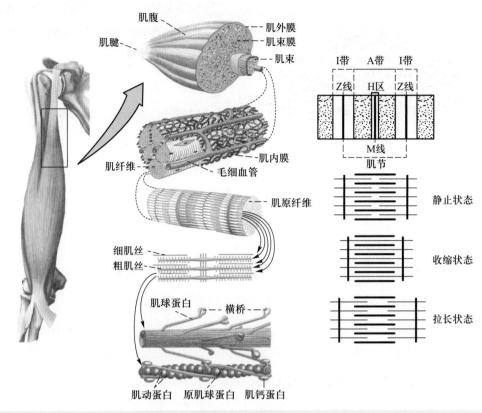

图 2-2-22　肌肉的基本结构

　　肌肉的表面包有筋膜，筋膜深入到肌肉内，将肌肉分隔成大小不等的肌束，并包裹在每一根肌束的外面，形成肌束膜；每根肌纤维（肌细胞）的外面同样有膜包裹，称为肌内膜。这些膜性结构把每一块肌肉连接成一个整体，有利于肌肉完成各种运动。

　　在肌腹的肌组织中有大量的小血管和毛细血管，在每一根肌细胞的外面都有丰富的毛细血管网，血液供应非常充足。

　　肌肉中神经末梢的分布也非常丰富，它们来自脑神经和脊神经。每块肌肉都由三种神经支配，第一种是运动神经，从脑和脊髓的神经细胞传出的兴奋支配肌肉收缩和舒张；第二种是感觉神经，将肌肉收缩时产生的信息传入脑和脊髓，由大脑进行判断和分析；第三种是自主神经，控制肌肉中血管的收缩与舒张，调节肌肉的血液供应、物质代谢和生长发育。

　　肌肉的辅助结构包括筋膜、腱鞘等。筋膜又分为浅筋膜、深筋膜。浅筋膜位于皮肤的下面，是结构松散的结缔组织，连接皮肤与深筋膜。深筋膜位于浅筋膜的深处，是结构紧密的结缔组织，从头到足，像一件紧身衣包裹在人体的表面。深筋膜

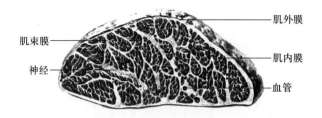

肌束膜

神经

肌外膜

肌内膜

血管

图 2-2-23 肌肉的横断面

包裹在每一块肌肉的外面，并分隔肌群，保证每块肌肉和每群肌肉可以单独活动。深筋膜也包裹在血管、淋巴管、神经的外面，并与它们一起进入肌肉，当肌肉收缩时，能借助于筋膜的牵拉促进血液、淋巴液的回流，激发神经系统的调节功能（图2-2-23）。

身体各部位的深筋膜厚薄不一，坚韧程度不同。四肢部位的深筋膜厚而坚韧，面部筋膜比较薄。筋膜局部增厚形成假韧带，对肌腱有约束作用。

深筋膜深入到全身各处，将全身由外向内层层分隔、包裹，形成一个不间断的完整的网络结构。在做瑜伽体位练习时，配合瑜伽呼吸和意念放松，使全身筋膜、肌肉舒展，关节润滑，气血通畅，对身体进行一次健康大调整。

腱鞘多位于手部和足部，指包裹在长肌腱外面的鞘状结构。腱鞘有两层，外面为以大量的纤维为主构成的纤维鞘；内面为封闭的双层管状的滑液鞘，分泌滑液润滑肌腱，当肌肉收缩时可减少肌腱与骨之间的摩擦。

（3）肌肉的物理、生理性能：肌肉的物理性能包括强固性、伸展性、弹性、黏滞性。

强固性：肌腱主要由致密的纤维构成，肌腹主要由柔软的肌组织构成，因此肌腱远比肌腹强固。在做瑜伽练习时，各种拉伸练习强调循序渐进的原则，避免运动速度过快或运动幅度过大导致的肌肉拉伤。通常肌肉拉伤发生在肌腹或肌腱与肌腹的连接处，而肌腱自身受伤概率比较小。

伸展性：肌肉在外力的作用下可以被拉长的物理特性被称为肌肉的伸展性。瑜伽的多种体位练习主要是锻炼肌肉的伸展性。例如"风吹树式"、向上"展臂式""坐姿伸背式""塌式"等（图2-2-24）。

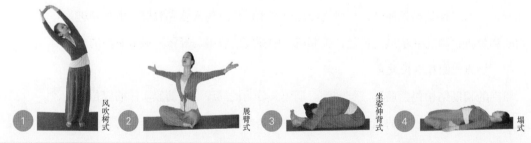

图 2-2-24 肌肉的伸展

弹性：被拉长的肌肉解除外力后，肌肉又恢复了原来的长度，肌肉的这种回缩特性被称为弹性。

黏滞性：当肌肉收缩时，肌细胞内部的分子之间、肌细胞与肌细胞之间的摩擦产生的阻力阻碍肌肉的快速收缩与伸展，这种物理特性称之为肌肉的黏滞性。肌肉的黏滞性与温度呈反比。温度越低肌肉的黏滞性越大，温度越高肌肉的黏滞性越小。在寒冷的季节或练习环境温度比较低的情况下进行瑜伽练习，肌肉的黏滞性较大，所以在瑜伽体位练习开始阶段一定要做一些热身活动，使体温升高，减少肌肉的黏滞性阻力，提高肌肉的做功能力，可有效预防肌肉拉伤。

肌肉的生理性能包括兴奋性、传导性和收缩性。

兴奋性：兴奋性是有机体所有细胞的共同特性。其中，神经细胞是人体中兴奋性最高的细胞，肌细胞的兴奋性仅次于神经细胞。肌肉的兴奋性是指肌肉受到刺激产生兴奋的能力。在一定的生理范围内，兴奋性越高，肌肉收缩时产生的力量就越大。肌肉兴奋性的高低与中枢神经的兴奋性有密切关系。因此，在做瑜伽练习时，通过播放优美的瑜伽音乐和教练的语音引导，可使习练者中枢神经处于适度兴奋状态，更好地放松身心，发挥肌力。

传导性：当肌细胞表面某一点受到刺激时，这一点就产生兴奋感并扩散到整个肌细胞。肌细胞的这种传导兴奋的能力称为传导性。

收缩性：当肌细胞的兴奋达到一定程度时就产生收缩，肌细胞的这种收缩能力称之为收缩性。

（4）肌肉的功能：作为运动器官，肌肉通过收缩，牵拉骨完成人体的各种运动或保持某种固定姿势。

（5）全身肌肉按部位可分为背肌、胸肌、膈肌、腹肌、上肢肌、下肢肌等。各部位肌肉又可分为浅层肌和深层肌。每一块肌肉至少跨过一个关节。当肌肉收缩时牵拉骨以关节为轴进行运动。

（二）瑜伽运动常用术语

人体的任何一个部分都是以关节为轴进行运动的。我们把能够绕关节的运动轴进行运动的身体中的某一个部分或肢体的某一个部分称之为"环节"。如：头、躯干、骨盆、上肢、下肢，分别可以看作是一个运动环节；上肢中的上臂、小臂、手和下肢中的大腿、小腿、足也可以分别看作一个运动环节。"环节"有大有小，但它们都可以与其相邻的关节配合进行简单的或复杂的运动。

环节的运动方式主要有以下几种：

屈："环节"绕关节的额状轴向前运动叫屈（膝关节以下相反，向后的运动叫屈）。如上臂在肩关节、小臂在肘关节、手在腕关节分别向前运动叫屈。练习瑜伽"仰卧举腿式"时，大腿在髋关节向前运动时叫屈；练习瑜伽"金鸡独立式"时，小腿在膝关节向后运动时叫屈（图2-2-25）。

伸："环节"绕关节额状轴向后运动叫伸（膝关节以下相反，向前运动叫伸）。如练习"战士三式"时大腿在髋关节向后运动叫伸；练习"仰卧举腿式"时，小腿在膝关节向前运动叫伸（图2-2-26）。

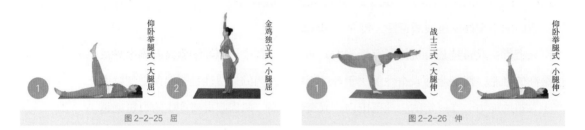

图2-2-25 屈　　　　　　　　　　　　　　图2-2-26 伸

外展："环节"绕关节矢状轴远离身体正中面的运动叫外展。如练习瑜伽呼吸的"开吸合呼"，吸气时双手臂经身体两侧向上打开的过程叫外展（图2-2-27）。

内收："环节"绕关节矢状轴向着身体正中面的运动叫内收。如练习瑜伽呼吸"开吸合呼"，呼气时双手臂回到身体两侧的过程叫内收（图2-2-28）。

旋内（旋前）："环节"绕关节垂直轴向内（向前）的转动叫旋内（旋前）。如在做瑜伽热身运动时，上臂绕肩关节向前转动的"旋肩"运动叫旋内（图2-2-29）。

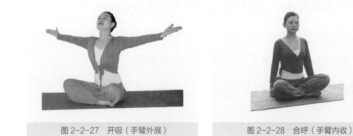
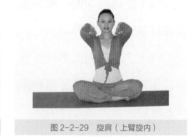

图2-2-27 开吸（手臂外展）　　　　图2-2-28 合呼（手臂内收）　　　　图2-2-29 旋肩（上臂旋内）

旋外（旋后）："环节"绕关节垂直轴向外（向后）的转动叫旋外（或旋后）。如在做瑜伽热身运动时，上臂绕肩关节向后转动的"旋肩"运动叫旋外（图2-2-30）。

回旋：头、躯干、骨盆绕各自相邻关节的垂直轴向左、向右的转动叫左侧回旋、右侧回旋。如在做瑜伽"简式扭脊式"体位练习时，头部、躯干分别向左、向右转动叫作左侧回旋、右侧回旋。

环转："环节"绕关节的额状轴、矢状轴、垂直轴三个运动轴的综合轴所做的绕环（画圆）动作叫环转运动。如瑜伽热身练习时，颈部自左向右或自右向左做的绕环动作叫环转运动（图2-2-31）。

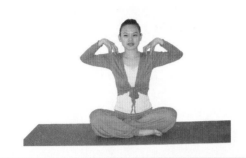

图 2-2-30　旋肩（上臂旋外）

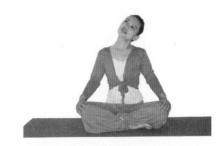

图 2-2-31　颈部环转运动

（三）瑜伽对运动系统的益处

当肌肉收缩时，挤压肌肉中的血管和淋巴管，将血液、淋巴液向心脏推送（即促进血液回流到心脏）；当肌肉舒张时，血管开放，心脏射血时的外周阻力减少，有利于心脏射出的血液向身体各部位灌注，为运动肌和身体各器官提供足够的营养与氧气，促进血液循环和新陈代谢。因此，肌肉被誉为人体的"第二心脏"。

在做瑜伽练习时，肌肉的牵拉刺激神经纤维和神经末梢，通过神经纤维与中枢神经不断地建立反馈联系，使瑜伽体位的动作完成逐渐规范和趋于完美。

二、循环系统

循环系统将消化管吸收的营养物质、肺吸入的氧气和内分泌腺分泌的激素运送到全身各器官、组织和细胞，并将它们代谢产生的二氧化碳和废物运往肺脏、肾脏和皮肤排出体外，以保证人体新陈代谢的正常进行。

（一）循环系统的组成

循环系统是一套密闭的管道系统，包括心血管（血液循环）系统和淋巴系统两部分。心血管系统管道内循环往复流动着红色的血液，淋巴系统管道内流动着无色的淋巴液。

1. 心血管系统的组成

心血管系统由心脏、动脉、静脉和毛细血管组成。血液由心脏射出，经动脉、毛细血管、静脉再流回心脏，循环不止。根据循环途径，其可分为体循环和肺循环，两种循环同时进行（图2-2-32）。

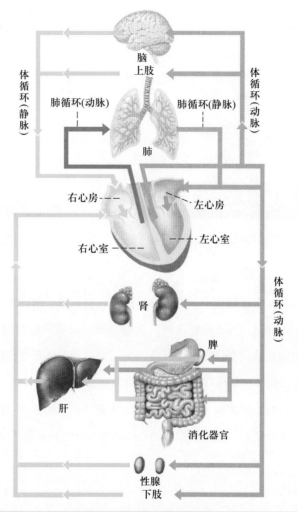

图2-2-32　心血管系统血液循环模式图

心脏是血液循环的动力器官，它通过节律性收缩，像水泵一样将回流到心脏的血液不断地泵出并推送到动脉。

动脉是运送血液离开心脏的管道，在行程中不断分支，愈分愈细，最后与毛细血管相连。动脉管道承受压力较大，故管壁较厚。大动脉壁富于弹性，当心脏收缩向动脉射血时，大动脉管腔扩大，心脏舒张时，大动脉管壁弹性回缩，推动血液继续向前流动。中、小动脉为肌性动脉，尤其是小动脉管壁的平滑肌发达，它的收缩或舒张，改变血管腔的大小，影响局部血流量和血流阻力，借以维持和调节血压。

静脉是血液返回心脏所流经的管道，始于毛细血管，在返回心脏途中逐渐汇合变粗，依次为小静脉、中静脉和大静脉。静脉管壁内大都有静脉瓣，可防止血液逆流。与同级动脉相比，静脉壁承受压力较小，故管壁薄、管腔大，血流缓慢。

毛细血管是连接动脉与静脉之间的微小血管，分布广泛，几乎遍及全身。毛细血管壁极薄，是血液与组织细胞进行物质交换的场所。

血液由心脏射出，经动脉、毛细血管和静脉，再返回心脏，周而复始，形成血液循环。人体的血液循环可分为体循环和肺循环两部分，这两个循环是同步进行的。体循环的主要作用是把氧气和营养物质输送到全身；肺循环的主要作用是把体循环产生的含氧量低的静脉血转变成为含氧量高的动脉血。

2. 淋巴系统的组成

淋巴系统由淋巴管道和淋巴器官组成。

淋巴管道包括与毛细血管同级的毛细淋巴管和与各级静脉同级的淋巴管、淋巴干、淋巴导管。从毛细血管动脉端渗透出来的液体（组织液）大部分又经毛细血管的静脉端回到心脏；没有进入毛细血管静脉端的组织液，进入毛细淋巴管形成淋巴液。淋巴液沿各级淋巴管道向心流动，最后注入静脉，流回心脏。因此，可以把淋巴管道看作静脉血向心回流的辅助管道。

淋巴器官包括淋巴结、扁桃体、脾、胸腺等。淋巴器官可产生淋巴细胞，过滤淋巴液、产生抗体，是体内重要的防御器官。详见免疫系统。

（二）血液

血液是流动在心脏和血管内的不透明红色液体，主要成分为血浆和血细胞。血浆约占血液成分的55%，其中大量是水，还有少量的糖、脂肪、蛋白质和钾、钠、钙、镁、锌等元素。血细胞约占血液成分的45%，包括红细胞、白细胞和血小板。血液中除含有各种营养成分外，还含有细胞的代谢产物、激素、酶和抗体等。

血液流经全身，把营养和氧气运送到全身的细胞、组织和器官，把代谢产物送到相应的器官从体内排出，防御有害物质对身体的伤害。血液成分检测可反映人体器官或组织的生理和病理变化。

（三）瑜伽对循环系统的益处

在做瑜伽体位练习时，肌肉交替的收缩与伸展，有助回心血量增加，每搏输出量（射血量）也增加，配合慢而深的瑜伽呼吸，可以增强肺通气量，吸入更多的氧气，排出更多的二氧化碳。

在做瑜伽练习时，交感神经处于兴奋状态，体循环平均充盈压升高，有利于增加血液和淋巴液回流量。在回心血量增多的基础上，由于运动时交感神经兴奋、副交感神经抑制，使心率加快、心肌收缩力量加强、心排血量进一步增加。交感神经兴奋还可使肾上腺素和去甲肾上腺素分泌增多，进一步增强心肌的兴奋作用。

在做瑜伽体位练习时，骨骼肌收缩，耗氧量明显增加。心血管系统发生适应性变化，即提高心排血量以增加血液供应，从而满足肌肉组织的氧耗，并及时运走肌肉在完成运动时产生的代谢物。

如果瑜伽练习强度比较大，从运动的开始心排血量就会急剧增加，甚至运动一分钟后达到高峰，并维持在该水平。心排血量的增加与运动量或耗氧量成正比。

在做瑜伽练习时，心排血量增加，血液循环加快，血液重新分配。增加的心排血量并不是平均分配给全身各个器官。通过神经体液调节，分配给心脏和运动肌的血流量明显增加，不参与运动的肌肉和内脏器官的血流量减少。在运动开始时，皮肤血流量也减少，但以后由于肌肉产热增加，体温升高，通过体温调节机制，使皮肤血管舒张、血流增加，以增加皮肤散热。

在做瑜伽练习时，各器官血流量的重新分配具有十分重要的生理意义，即通过减少对不参与活动的器官的血液分配，保证有更多的血液流向心脏和运动的肌肉。肌肉中毛细血管开放性增加，使血液和肌肉组织之间的气体交换面积增大，以满足肌肉运动时增加的氧耗。

在做瑜伽"肩倒立式""鹰式""半鱼王式"的体位练习时，配合深呼吸，有利于循环系统功能的改善。"肩倒立式"可以使大脑得到充足的新鲜氧气，使人思维清晰，还能消除身体肿胀；"鹰式"是意念集中性的练习，使人的思维关注在当下，增强对本体的认识；而"半鱼王式"对内脏的按摩可促进内脏器官的血液、淋巴液循环，有利于排除体内的毒素，增强器官的功能（图2-2-33）。

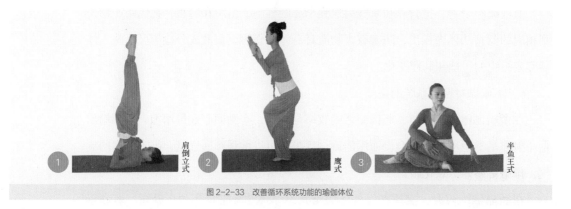

图2-2-33 改善循环系统功能的瑜伽体位

三、神经系统

1. 神经系统的组成

神经系统由中枢神经系统和周围神经系统组成。

中枢神经系统包括位于颅腔内的脑和椎管内的脊髓，二者在枕骨大孔处相连接。周围神经系统包括由脑伸展出来的脑神经和从脊髓伸展出来的脊神经。周围神经系统按照功能可以分为感觉神经和运动神经（图2-2-34）。

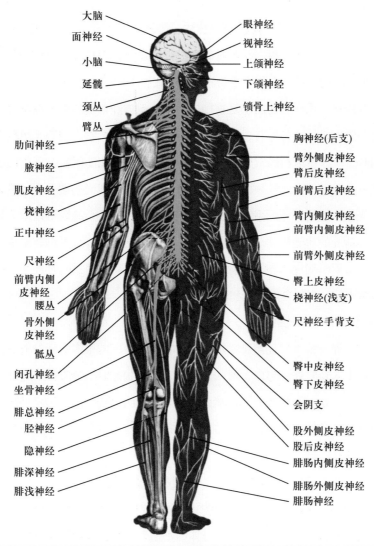

大脑
面神经
小脑
延髓
颈丛
臂丛
肋间神经
腋神经
肌皮神经
桡神经
正中神经
尺神经
前臂内侧
皮神经
腰丛
骨外侧
皮神经
骶丛
闭孔神经
坐骨神经
腓总神经
胫神经
隐神经
腓深神经
腓浅神经

眼神经
视神经
上颌神经
下颌神经
锁骨上神经
胸神经(后支)
臂外侧皮神经
臂后皮神经
前臂后皮神经
臂内侧皮神经
前臂内侧皮神经
前臂外侧皮神经
臀上皮神经
桡神经(浅支)
尺神经手背支
臀中皮神经
臀下皮神经
会阴支
股外侧皮神经
股后皮神经
腓肠内侧皮神经
腓肠外侧皮神经
腓肠神经

图 2-2-34　中枢神经系统和周围神经系统

感觉神经：亦称传入神经，它的功能是将感受器接受的刺激传入中枢神经。

运动神经：亦称传出神经，它的功能是将中枢神经的指令传到效应器。

周围神经系统按神经分布的不同可以分为躯体神经和内脏神经。

躯体神经主要分布在皮肤和运动器官（骨、关节、骨骼肌），管理皮肤的感觉和运动器官的感觉与运动。

内脏神经又称自主神经，主要分布在内脏、心脏、血管和腺体，管理它们的感觉和运动。其中支配平滑肌、心肌和腺体的内脏运动神经又分为交感神经和副交感神经。交感神经与副交感神经交替工作、协调配合，调节内脏器官、心脏、血管的功能和腺体的分泌，保障人体对内、外环境的变化作出适宜的反应。

2. 神经系统的功能

神经系统通过各种感受器感受机体内、外环境的变化，并将刺激经过传入神经传至脑和脊髓的各级中枢，在此对刺激进行整合分析后再经传出神经传至各效应器，这一过程称为反射，是神经活动的基本方式。

人体各器官、系统的功能都是直接或间接处于神经系统的调节控制之下。人体是一个复杂的有机体，各器官、系统的功能不是孤立的，它们之间互相联系、互相制约。同时，人体生活在经常变化的环境中，环境的变化随时影响着体内的各种功能。神经系统对身体内、外环境的变化不断作出迅速而准确的调节，使机体适应内外环境的变化，因此，神经系统是机体的主导系统。神经系统既可以调节和控制体内各器官、系统的功能活动，使机体成为一个统一的整体，也可以调整机体的功能活动，使之与不断变化的外界环境相适应。瑜伽练习就是通过对神经系统的良好刺激，使人体内部、人与自然环境和谐统一。

3. 瑜伽对神经系统的益处

医生和心理学家经过长期研究发现，影响人类健康的很多疾病的根源是心理因素。如果一个人经常处于焦虑、紧张、愤怒、忧虑状态时，会直接引起神经系统功能紊乱，甚至会引发精神疾病。轻者影响日常生活中的思维、行为、仪态和举止；重者会精神错乱，失去控制能力。如果一个人的心情长期不舒畅，就会导致脸色渐黄、灰暗、没有光泽。

当进行瑜伽练习时，伴随着悠扬、舒缓的音乐，身体进行舒适、柔软的运动，可以放松神经，使体内产生令人愉悦的化学物质，从而改善身体机能。通过瑜伽练习，帮助我们净化身心，祛除心理和身体的不适，恢复人体的协调状态，从而达到强身健体的功效。

瑜伽冥想练习，可使人镇静，排除消极情绪的影响，对失眠、记忆力减退、心绪混乱、抑郁、神经衰弱等症状等有明显的缓解作用。

瑜伽倒立类的体位练习，有助于人的智力和反应能力的提高。人的智力高低和反应能力的快慢，是由大脑来决定和支配的。倒立类（如"肩倒立式"）的体位能增加大脑血液供应，进而改善大脑的调节功能。

四、消化系统

1. 消化系统的组成

消化系统由消化管和消化腺两个部分组成。消化管是从口腔到肛门的迂曲管道，长度大约9米。包括口腔、咽、食管、胃、小肠（十二指肠、空肠、回肠）、大肠（盲肠、结肠、直肠）。消化腺是指分泌消化液的腺体，包括大消化腺和小消化腺两种。大消化腺是肉眼可见的、有膜包裹的独立存在的器官，如口腔周围的三对大唾液腺（腮腺、下颌下腺、舌下腺）、肝脏、胰脏等。小消化腺是指散布于消化管道各段管壁内的无数小腺体，如食管腺、胃腺、小肠腺、大肠腺等（图2-2-35）。

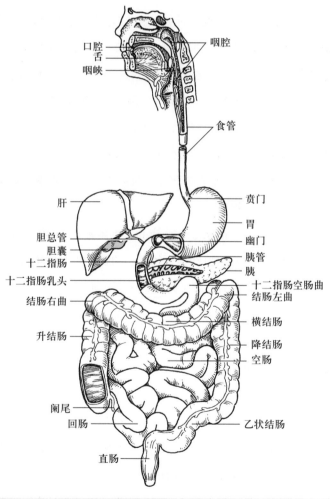

图 2-2-35 消化系统

2. 消化系统的功能

消化系统的主要功能是摄取食物、消化食物、吸收食物中的营养物质作为机体活动能量的来源和生长发育的原料、排出食物残渣。

通俗地讲，消化就是把来自食物中的能量转化并输送到人体细胞内。这是一个分解、吸收的复杂过程。在这一过程中，富含人体所需的各种营养素的食团将被逐渐分解为"小微粒"，"小微粒"可以在细胞之间传输。消化系统在这个过程中发挥了重要的作用。

每一天，我们要从外界摄取食物获得营养，也要把食物的残渣和毒素排出体外。胃、肠是人体最脆弱的排毒器官之一。胃肠道消化食物、吸收营养物质、排出食物残渣和废物。如果胃肠功能紊乱，毒素停留、积存在消化道，就会被人体吸收，给健康造成很大危害。医学研究证实，人体衰老与消化道内毒素的产生和积存密切相关。

肝脏位于右上腹部。肝脏分泌胆汁并贮存在胆囊，再经胆总管排到十二指肠，参与食物中脂肪的消化。此外，我们吃进来的食物中含有的蛋白质、脂肪、糖类、维生素和矿物质等多种营养物质，在消化道内消化吸收后经门静脉送到肝脏，在肝脏内合成为蛋白质、脂肪和肝糖原等贮存在肝脏。当身体需要时，肝脏可以再将它们分解为"小微粒"物质。如在安静时，肝脏将小肠吸收的葡萄糖以糖原的方式贮存在肝脏，当进行瑜伽体位练习时，骨骼肌的运动需要更多的能量，此时通过神经体液调节，肝脏将糖原分解成葡萄糖释放到血液中，再通过血液循环运送到骨骼肌，为骨骼肌运动提供能源物质。

肝脏也是维生素A、维生素B_{12}、维生素D、维生素E、维生素K和铁、铜等矿物质的储存和代谢器官。肝脏可以转化人体所需的氨基酸，将蛋白质分解代谢产物"氨"转换成尿素，并经血液循环运送到肾脏，再从尿道排出体外。肝脏还可以清除药物、酒精、激素和食物中的毒素。因此，肝脏也是非常重要的解毒器官，人体血液中和外界进入机体的各种毒素经肝脏的一系列化学反应后，变成无毒或低毒物质从体内排出，对机体起保护作用。

肝脏具有造血、储血和调节循环血量的功能。胎儿和新生儿的肝脏有造血功能，长大后逐渐失去造血功能。肝脏是一个重要的储血器官，它的血流量很大，血液容量相应也很大，就像一个血液"仓库"。在人体需要时，肝脏可以提供一部分储存血液为脑、心脏、肾脏等重要器官所用。

肝脏具有免疫防御功能。肝脏的毛细血管内有一种数量较多、体积较大、具有吞噬功能的细胞，它定居在毛细血管内，随时将进入血液的异己分子经过初步处理后交给其他免疫细胞进一步清除。它既是肝脏的忠诚卫士，也是全身的保护神，如果肝脏不能正常工作，就无法清除人体内的大部分毒素，人会感觉右上腹部不适，全身无力、疲劳、精神萎靡、嗜睡、注意力不集中；伴有口干舌燥、口臭、食欲不振、恶心、胃胀、消化不良、便秘、小便黄浊、体重减轻、免疫功能低下的症状；通常皮肤还会出现老化、黄褐斑、黑斑、青春痘、荨麻疹等。

胰脏位于胃的后方，横卧于腹后壁。胰脏分为头、体、尾三个部分，胰头被十二指肠包裹，它所分泌的消化酶经过胰腺导管开口，在十二指肠参与小肠内食物的消化。胰脏内有大大小小的细胞团被称为胰岛，其中主要有两种细胞，胰岛的甲细胞分泌"胰高血糖素"，乙细胞分泌"胰岛素"。两种细胞分工合作，共同调节和控制血糖浓度。其中任何一种细胞的功能过强或过弱，都会引起血糖浓度过高或过低。

3. 瑜伽对消化系统的益处

消化系统功能的正常运行对人体健康是非常重要的。如果人体内环境失衡而使身体受到损害，新陈代谢就会受到影响，未消化的食物会堵塞胃肠道，产生的毒素会引起机体功能紊乱，进而影响身体健康。印度医草学认为，疾病的根源是体内毒素的积聚，故消除胃肠道内的滞留物对保持身体健康非常有益。瑜伽中的"摩腹术"（"收束法"的一种）可以给胃肠增添活力，帮助驱除消化道内的垃圾，清除体内毒素，使人体保持健康状态。

瑜伽中的"前屈式""侧弯式""脊柱扭转式"和"坐姿简易脊柱扭转式"的体位练习，对内脏能起到缓和的按摩作用，使内脏得到更多的血液滋养，起到养护内脏、促进肝脏排毒等作用。同时，由腹部产生的挤压力，可促进胃肠蠕动，对排除体内浊气，消除口臭和便秘特别有效。"瑜伽净化术"可使全身放松，净化大脑。"仰卧屈膝扭转式"也是一种有助于消化、汇聚生命之气的体式。因此，通过循序渐进的瑜伽练习，能增强消化系统的功能，使生命充满活力。

五、呼吸系统

1. 呼吸系统的组成

呼吸系统由呼吸道和肺两部分组成。呼吸道包括鼻、咽、喉、气管和支气管。肺位于胸腔内，左右各一，由肺内各级支气管、肺泡与肺内的各级血管等构成。能够交换气体的部分是肺泡和其周围的毛细血管网（图2-2-36）。

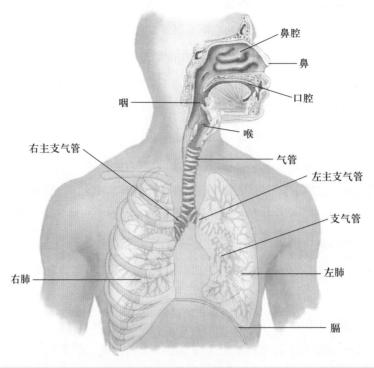

右主支气管

右肺

咽

图 2-2-36　呼吸系统模式图

鼻腔

鼻

口腔

喉

气管

左主支气管

支气管

左肺

膈

2. 呼吸系统的功能

呼吸系统的主要功能是交换气体，即从外界吸入氧气，经鼻、咽、喉、气管、支气管和肺，再经肺泡将氧气扩散到其周围的毛细血管内，经血液循环输送到全身；同时把全身各器官、组织、细胞在完成各自生理活动时所产生的二氧化碳经肺泡周围毛细血管扩散到肺泡，再经肺内各级支气管、呼吸道，最后从鼻排出，以保证人体生理活动的正常运行。

3. 瑜伽对呼吸系统的益处

呼吸涉及胸腔、腹腔两大体腔的活动。胸腔和腹腔之间共用一个重要的结构——横膈膜，它通过呼吸能改变胸、腹腔的形状。在一般情况下，呼气时，腹肌和膈肌收缩挤压腹部，横膈膜向上隆起，这个动作改变了腹腔的形状，但没有改变腹腔的体积，而胸腔的形状和体积会同步改变，如同手风琴的风箱，当我们挤压时，风箱体积减小，空气被挤出来；当我们把风箱拉开，体积增大，空气就会跑进去，这是因为手风琴具有伸缩性。当吸气时，胸廓上的吸气肌收缩，膈肌和腹肌放松，横膈膜下降，胸廓的前后径、左右径变大，胸腔内容积也变大。

瑜伽练习探索呼吸与体位的关系。要求初学者进行瑜伽练习时要完全吐气，尽力去收缩挤压自己的膈肌。传统瑜伽的基本训练法就是有意识地做深呼吸。练习瑜伽呼吸调控法，可以使吸气和呼气达到均衡。吸气给人补充精力，是扩展性、创造性的；呼气使人平静，是集中性、固定性的。掌握了正确的呼吸技巧，可以增强生命力，能更好地控制精神和生命的能量。

在强健肺脏的瑜伽体式中，有很多扩胸、开胸姿势，如"双角式""云雀式""骆驼式"。这些大开大合的姿势，不但是强化呼吸功能、恢复美丽容颜的重要手段，而且令人心胸更开阔豁达、思维更敏捷、思路更宽广。而瑜伽体位法通过各种体式的变化，结合瑜伽呼吸，不断为细胞乃至整个机体注入新的活力，使人的精神面貌从内到外显得清新和优雅。

六、泌尿系统

1. 泌尿系统的组成

泌尿系统包括肾、输尿管、膀胱（图2-2-37）。

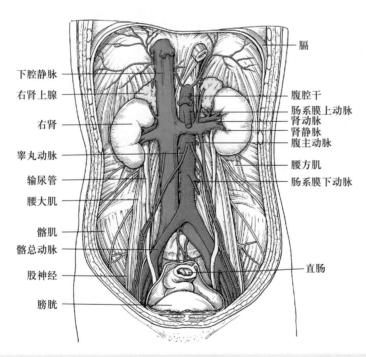

图 2-2-37 泌尿系统模式图

肾脏位于脊柱两侧、第十一胸椎到第三腰椎之间，是一对重要的泌尿和排毒器官。肾脏的血液供应丰富，每分钟有1/4的循环血量经肾脏过滤。

2. 泌尿系统的功能

泌尿系统的主要功能是排出机体中溶于水的代谢产物。机体在代谢过程中所产生的废物如尿素、尿酸等，通过血液循环到达肾脏，经肾脏过滤产生尿液，通过一系列管道汇集于肾盂，然后经输尿管输送到膀胱暂时储存。排尿时，膀胱收缩，尿液经尿道排出体外。

泌尿系统是人体最重要的代谢产物排泄系统之一。经它排泄的废物不仅数量大、种类多，而且尿的质和量经常随着机体内环境的变化而发生变化，所以肾脏不仅是排泄器官，也是调节体液，维持机体钠、钾、钙等电解质的稳定，调节酸碱平衡，维持内环境稳定的器官。此外，肾脏分泌"肾素"以调节血压；分泌"促红细胞生成素"，刺激骨髓造血；分泌活性维生素D_3，调节钙、磷代谢；分泌"肾外激素"如甲状旁腺素、降钙素等以维持和调节肾脏功能。

肾脏出现问题，多余的水分和代谢废物就会滞留在体内，最典型的体征是脸、眼睑、腿、足甚至全身浮肿；伴有头晕、头痛、浑身无力、易疲劳、腰膝酸软、周身不适。同时，尿液的质量也会发生改变，如小便清、次数多、夜尿多，或者尿量少、次数少。如果患有糖尿病、高血压和动脉硬化，肾脏的微动脉会首先受到影响，从而导致肾功能紊乱。精神压力是对泌尿系统有重大影响的另一个因素。压力会引起蛋白质和脂肪分解量增加，导致肾脏排泄废物的压力增大。

3. 瑜伽对泌尿系统的益处

瑜伽对泌尿系统的作用主要表现在对肾脏的影响上。可运用瑜伽呼吸、冥想方式来放松身心，并通过神经、体液调节来刺激肾脏，让能量汇聚到肾脏，加强其排毒和排尿的功能。瑜伽的多种体位，如躯干"扭转式"练习，通过躯干的扭转给肾脏等腹腔器官进行按摩，促进肾脏等器官的血液循环，调节肾脏的内分泌功能，保养肾脏，减少体内存留的水分，缓解面部或身体其他部位的水肿，帮助慢性肾病患者康复。

通过瑜伽练习排除体内毒素和多余的水分，最大的益处就在于它不需要借助药物或其他的外部力量，而是转眼于内，专注自身，通过调动身体的潜能和能量来实现。

七、生殖系统

男性和女性生殖系统均由生殖器官和生殖腺两部分组成。其中，生殖器官又分为外生殖器和内生殖器。

生殖系统的主要功能是产生生殖细胞，保证生殖细胞的结合，繁衍后代。

1. 男性生殖系统的组成与主要功能

（1）外生殖器：阴茎、阴囊。

（2）内生殖器：睾丸、附睾、输精管、射精管、尿道。

睾丸产生男性生殖细胞——精子，分泌雄性激素（图2-2-38）。

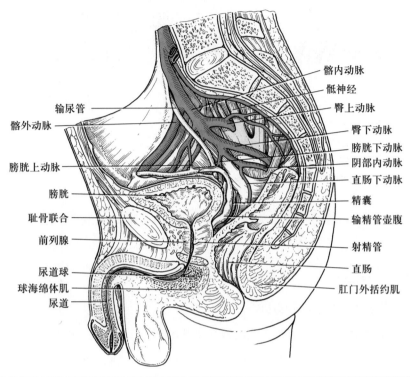

图 2-2-38　男性生殖系统模式图

2.　女性生殖系统的组成与主要功能

（1）外生殖器：阴蒂、大阴唇、小阴唇。

（2）内生殖器：卵巢、输卵管、子宫、阴道。

卵巢产生女性生殖细胞——卵子，分泌雌激素和孕激素（图2-2-39）。

3.　瑜伽对生殖系统的益处

传统瑜伽理论认为，"生殖轮"与人体生殖系统相关，它对于保持通往生殖器官的生命能量和精神能量的流动是极为重要的。通过瑜伽练习中的"收束法""契合法""调息法""冥想"与深度的放松相互结合，把"性能量契合法"运用到日常练习中。"性能量契合法"是一种用于增强生殖器官功能的瑜伽练习方式，练习者有意识地紧缩会阴肌（生殖器官与肛门周围的肌肉）和生殖器官，有助于改善自身的健康状况，提高夫妻性生活质量。

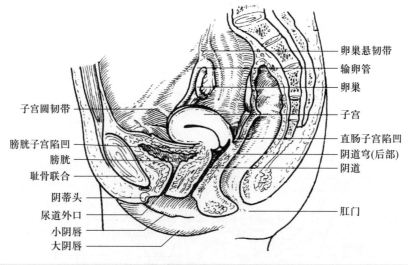

卵巢悬韧带
输卵管
卵巢

子宫圆韧带

子宫

膀胱子宫陷凹
膀胱
耻骨联合

直肠子宫陷凹
阴道穹(后部)
阴道

阴蒂头
尿道外口
小阴唇
大阴唇

肛门

图 2-2-39　女性生殖系统模式图

八、内分泌系统

1. 内分泌系统的组成与功能

内分泌系统由独立存在的内分泌器官如甲状腺、甲状旁腺、肾上腺、垂体和松果体等，以及散落分布在各器官内的内分泌细胞如胰脏内胰岛细胞，睾丸内的间质细胞组成（图2-2-40）。

（1）垂体。垂体位于颅底蝶鞍部，是人体内最主要的内分泌腺，分泌的多种激素通过血液循环到达甲状腺、甲状旁腺、肾上腺和性腺，调节它们的腺体分泌。垂体还可以将下丘脑分泌的激素释放进入血液，通过血液循环到达靶细胞或靶器官。

（2）甲状腺。甲状腺位于甲状软骨的中部、气管上段的前面和两侧，主要分泌甲状腺素。甲状腺素随血液循环几乎到达全身各个器官、组织和细胞，它的调节作用迟缓而持久。甲状腺素主要调节人体的新陈代谢、生长、发育等。

（3）甲状旁腺。甲状旁腺位于甲状腺两侧叶后缘，主要分泌甲状旁腺素，它同甲状腺一起共同调节血钙的平衡。甲状腺和甲状旁腺与"喉轮"有关联，它们除了调节身体的新陈代谢，还可以调节身体所产生的热量和能量。若甲状腺素或甲状旁腺素分泌不正常，身心健康会受到严重的影响。

（4）胰岛。胰岛是胰脏内的内分泌细胞团。胰脏中有25万～200万个胰岛，总重量约1克，占整个胰脏重量的1%～2%。胰岛中的乙细胞分泌胰岛素，甲细胞分泌胰高血糖素。胰岛素有降低血糖浓度的作用，胰高血糖素有升高血糖浓度的作

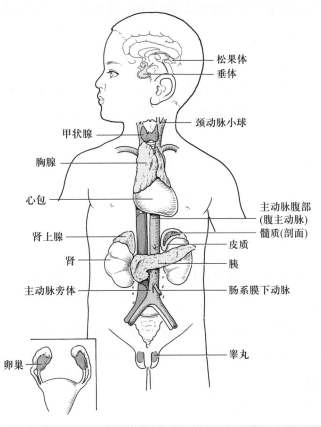

图 2-2-40　内分泌系统模式图

用。血糖浓度的高低变化又能促进胰岛素和胰高血糖素的分泌。当血糖浓度下降时，胰高血糖素分泌增加，胰岛素分泌减少，就会使血糖浓度回升；当血糖浓度升高时，胰岛素分泌增加，胰高血糖素分泌减少，使血糖浓度恢复到正常水平，以保持血糖浓度的相对稳定。有资料表明，胰岛素和胰高血糖素在调节体内糖类、脂肪、蛋白质代谢，维持正常的血糖水平方面，起着十分重要的作用。

（5）肾上腺。肾上腺位于肾脏的上端，左右各一。肾上腺分为内外两层，外层为皮质，内层为髓质。皮质分泌的激素有盐皮质激素、糖皮质激素和性激素。髓质分泌的激素有肾上腺素（量较多）和去甲肾上腺素（量较少），二者的主要作用是使心肌收缩力量加强、心跳加快、血压升高。精神压力大有可能使交感神经兴奋性升高，肾上腺素和去甲肾上腺素分泌过多，将对健康造成危害。

（6）性腺。男性性腺为睾丸，女性为卵巢。它们除产生生殖细胞外，还具有内分泌功能。睾丸在性成熟时开始分泌雄性激素。雄性激素有促进精子生成，促进男性生殖器官发育并维持其正常活动，激发和维持男性第二性征等作用。卵巢分泌雌性激素和孕激素。雌性激素能促进女性生殖器官、乳腺发育，激发并维持女性第二性征。孕激素能促进子宫内膜增厚和乳腺腺泡的发育，有利于胚胎的发育和产后哺乳。

2. 内分泌系统的功能

内分泌细胞所分泌的激素对机体的新陈代谢、生长发育和维持机体内环境的稳定起着重要的调节作用。这种调节是体液调节，内分泌系统是神经系统以外的另一种重要调节系统。

神经系统和内分泌系统都是人体生理功能的调节系统，二者关系密切。一方面，内分泌腺、内分泌细胞直接或间接受神经系统的影响；另一方面，内分泌腺、内分泌细胞也可以影响神经系统的功能。

内分泌系统与中枢神经系统在生理功能上紧密联系、密切配合、相互作用，以实现调节机体的各种功能，维持内环境的相对稳定，使机体对内、外环境的各种变化作出必要的反应。

此外，内分泌系统直接或间接地接受中枢神经系统的调节。因此，也可以把内分泌系统看成是中枢神经系统中的一个环节。内分泌系统也同样可以影响中枢神经系统的活动功能。

3. 瑜伽对内分泌系统的益处

瑜伽学说中的七个"脉轮"大都与内分泌腺相对应，直接影响人的身心健康。而内分泌腺分别受这七个"脉轮"的支配。人的疾病也是由于这些"脉轮"的衰退和功能失衡所致。

瑜伽体位法练习的作用就是通过躯干和肢体所进行的弯曲、伸展、挤压、扭转等动作，强化各个"脉轮"，使各个内分泌腺的分泌功能处于均衡状态，以维持身体的健康。

九、感觉器官

感觉器官由感受器及其附属装置构成。感受器是机体接受内、外环境各种刺激的结构。

1. 感受器的组成与功能

感受器种类众多，有的结构简单，如接受痛觉的感受器仅为游离神经末梢，有些感受器则极为复杂，称为特殊感受器。感受器的功能是接受刺激，并将刺激转换为神经冲动，经过感觉神经和中枢神经的传导通路，传导至大脑皮质，产生相应的感觉。

感受器分外感受器、内感受器和本体感受器三类。外感受器包括分布于皮肤的温度觉、触觉、压觉、痛觉感受器，如分布于鼻腔黏膜的嗅觉感受器，分布于舌的味觉感受器，分布于眼球壁的视觉感受器，分布于内耳的听觉感受器等。外感受器接受来自外界环境的刺激，如冷热温度、触摸、压痛、嗅、味、光、声音、位置觉等。内感受器分布在内脏和血管等处，接受来自内脏和血管的刺激，如压力、渗透压、温度和化合物浓度等。本体感受器分布在肌肉、肌腱、关节、内耳的前庭和半规管等处，接受运动和保持平衡时产生的刺激。

2. 感觉器官的组成与功能

感觉器官包括眼睛、耳、鼻、舌、皮肤。

眼睛是视觉器官，可感受光波的刺激，将视觉图像经视神经传到脑内。

耳是位听器官，可感受声波的刺激和身体的位置觉，将声波、身体位置的信号经位听神经传到脑内。

鼻是呼吸器官，也是嗅觉器官，可感受嗅觉刺激，并将嗅觉信号经嗅神经传到脑内。

舌是消化器官，也是味觉器官，可感受味觉刺激，并将味觉信号经味神经传到脑内。

皮肤覆盖在人体的外表面，参与构成机体抵御外来微生物侵害的第一道重要屏障。皮肤既是人体的保护器官，也是重要的感觉器官。皮肤内有丰富的感觉神经末梢，可感受温度、触、压和疼痛，并将感觉经感觉神经传入到脑和脊髓。

3. 瑜伽对感觉器官的益处

瑜伽能增强感觉器官的敏锐性和协调性，有益于提升器官感知力，改善视力与听力。保持正常的视力和听力，主要依赖于眼、耳良好的血液循环与神经信号的传送。分布于眼、耳的神经与血管大都经过颈部，随着年龄增长，脊柱颈段周围软组织失去弹性，颈部神经、血管受到挤压而不畅，眼、耳的神经调节和血液供应受到严重影响，故而听力和视力下降。瑜伽体位中的颈部拉伸运动能缓解颈部的僵硬，恢复软组织的弹性，改善颈部的血液循环和神经调节，进而改善听力和视力。

十、免疫系统

1. 免疫系统的组成

免疫系统包含三大类：第一类是淋巴器官，其形态结构独立存在，如胸腺、骨髓、淋巴结、脾脏、扁桃体、阑尾等。第二类是淋巴组织，它是由大量的淋巴细胞构成，主要分布于呼吸、消化管道的管壁内和其他器官内。第三类是免疫细胞，主要是淋巴细胞、巨噬细胞。免疫细胞分布广泛，从人体的皮肤、筋膜到内部器官、组织，几乎无处不在。此外，身体中还存在各种免疫因子，如超氧化物歧化酶（SOD），它能将过氧化物转化为无害物质。还有非酶类，如抗氧化营养素，其中维生素E是人体主要脂溶性抗氧化剂，维生素C是人体重要水溶性抗氧化剂，β-胡萝卜素也是一种强抗氧化剂。此外还有硒、铜、锌、锰等微量元素。

分布在皮肤、皮下组织、消化呼吸管道黏膜的免疫细胞参与构成了人体的第一道屏障，防止细菌等病原微生物对人体的侵袭。人体的第二道、第三道屏障是淋巴器官。下面介绍几种主要的淋巴器官。

胸腺：位于胸骨后面，胎儿时期功能最为活跃。胸腺是"T淋巴细胞"生长发育的场所，也可以分泌"胸腺素"来增强免疫系统。"T淋巴细胞"成熟后进入血液，并随血液循环到达淋巴结和脾脏等淋巴器官和淋巴组织，进行免疫活动，避免机体发生疾病。

骨髓（详见前文骨的构造）：胎儿时期，红骨髓广泛分布于各种骨的内部，被人体制造出后主要分布在长骨的两端，骨骺、短骨、扁骨和不规则骨的骨松质的网孔中。红骨髓可以制造各种血细胞，也是B淋巴细胞、NK淋巴细胞产生和生长发育的场所。血细胞、B淋巴细胞和NK淋巴细胞成熟后进入血液，并随血液循环到达淋巴结、脾脏等淋巴器官和淋巴组织，进行免疫活动。B淋巴细胞可以分泌抗体，抵御病原微生物的侵害，NK淋巴细胞可以直接杀伤被病毒感染的细胞和肿瘤细胞，避免机体受到伤害。

淋巴结可分为浅淋巴结和深淋巴结，数目多，沿血管成群分布。淋巴结的主要功能是过滤淋巴液，产生淋巴细胞和抗体，清除淋巴液中的细菌和病毒，是人体抵御外来微生物侵害的第二道重要屏障。

脾脏位于左上腹部，是血液循环路径上的重要器官。它的主要功能是过滤血液，产生淋巴细胞和抗体，清除血液中衰老、死亡的红细胞和外来微生物，构成人体抵御外来微生物侵害的第三道重要屏障。

2. 免疫系统的功能

免疫系统是人体最重要的保卫系统。它的功能体现在两个方面：第一，监视、处理、杀灭侵入人体的细菌、病毒并实施有效的防御，避免疾病的发生；第二，监视、处理、杀灭人体内部的肿瘤细胞和衰老死亡的细胞，清除体内产生的氧自由基等化学因子，保持身体内部的新陈代谢，保证正常的生理功能和生命活动。正常人体内随时会产生少量氧自由基，人体自身完全有能力清除。年龄的增长，或生活节奏加快、精神紧张等因素，都会促使体内氧自由基大量生成；与此同时，身体清除氧自由基的能力逐渐减弱，导致氧自由基对人体产生毒性攻击而引发疾病。

3. 瑜伽对免疫系统的益处

瑜伽练习有助于机体清除氧自由基，提高抗氧化能力。建议人们在日常生活中选择瑜伽提倡的绿色饮食，多食用悦性食物，培养良好的作息习惯，对提升人体免疫力有重要意义。

瑜伽的许多练习，使身体保持一定的体位，可使交感神经抑制，副交感神经兴奋，身体中对健康有利的化学物质分泌，对健康不利的化学物质逐渐被分解、排出。瑜伽练习还可以调节机体对外界刺激的反应活动，促进抗体的分泌，提高身体的免疫力和抗病能力。

思考题

1. *简述瑜伽练习对运动系统的锻炼作用。*

2. *简述瑜伽练习对肝脏的作用。*

3. *简述瑜伽体位练习时血流量重新分配的生理学意义。*

4. *为什么瑜伽练习能够改善人体各器官系统的功能、促进健康？*

3 第三章 瑜伽习练的原则与方法

【章前导言】

○ 本章主要阐述瑜伽的习练原则、习练方法，并结合瑜伽习练内容，帮助习练者增强练习效果。

第一节　瑜伽的习练原则

习练瑜伽技法的原则是指在瑜伽习练过程中必须遵循的一些基本要求，它反映了瑜伽习练的一般规律，是瑜伽理论的重要组成部分。它运用了运动医学、运动训练学、教育学、心理学、体育保健学等相关学科的理论知识，同时也是瑜伽实践经验的概括和总结。

一、正确入门原则

正确入门原则是指在初学瑜伽时，要正确地认识和选择适合自己的习练内容和习练方法，正确地学习瑜伽的呼吸方法。瑜伽流派众多，各瑜伽流派的指导思想也各有侧重。作为习练者，一定要树立正确的人生观、世界观，坚决反对迷信思想，正确选择实用性强的健康瑜伽内容进行习练，真正掌握一种修身养性的技能。

二、安全习练原则

安全习练原则是指在瑜伽习练的过程中，在掌握正确的入门和习练方法的基础上，合理地把握习练的过程、幅度和强度，依据习练前对自我身体状况的了解，有效避免习练时出现的肌肉、韧带拉伤等现象，通过循序渐进的习练使自我身心、觉知力得到提升，有效避免在长期的瑜伽习练过程中由于习练不当导致的脊柱和关节等部位的运动损伤，确保瑜伽习练的安全性。

三、重视放松原则

习练瑜伽一定要掌握放松的方法，注重适时调节，重视放松的重要性。放松包括身体放松和心理放松两部分。放松贯穿于瑜伽课程的始终，包括调整时的放松、疲劳时的放松、课程结束时的放松等，根据需要随时调整以进入人体的最佳状态。放松可以有效地帮助调节心理、恢复机体、积聚能量。因为身体的放松不仅有益于机体的恢复，也能促使习练者更好地把握习练的每个步骤，而心理的放松，不仅能使习练者克服习练时的紧张状态，放松心情，减轻压力，还能使习练者以良好的心理状态投入习练。学会放松有助于渐入佳境，提高习练水平，收获习练效果。

四、循序渐进原则

循序渐进原则是指瑜伽的习练要按照瑜伽技法的难易度和习练者的认识发展规律进行，使习练者逐步掌握正确习练方法，系统地掌握基本技能。瑜伽习练注重自身的感觉，讲究习练要按一定的顺序进行。在习练时必须要从自身的实际情况出发，合理安排运动负荷，遵循人体自然发展、机体适应的基本规律，在渐进的基础上逐步提高习练水平。

五、有效控制原则

有效控制原则是指对瑜伽的习练内容、量度及实施进行及时和必要的调整，使瑜伽习练能够按照预先设计的方式进行，保证习练目标和效果的实现。习练瑜伽时可以根据自身状况自行调控习练难度和习练强度，准确把握和控制瑜伽习练的各个方面或习练过程的各个阶段，在瑜伽习练过程中要缓慢有序、步骤分明，这样才能使习练者有效地进入瑜伽的状态中，最大限度地保障习练者的安全。

六、适宜负荷原则

适宜负荷原则是指根据瑜伽习练者的现实情况和人体机能的适应性规律，以及提高自身素质的需要，在习练中给予相应的运动负荷，以取得理想的习练效果。瑜伽习练的负荷主要表现在习练的幅度和习练的量及强度。幅度指身体能够接受的形态变化范围，主要是由身体先天水平和后天锻炼所决定的；习练的量和强度则是根据习练目的和任务来制定。习练者在习练中承受了一定的负荷后，必然会产生相应的身体效应，负荷的安排对习练效果的好坏有着重要的影响，机体对适宜的负荷会产生适应，过大或过小的负荷都不能达到预期的习练效果。

在瑜伽习练过程中，运动负荷的大小直接影响人体机能的变化，负荷是否适宜，对习练效果有很大的影响。瑜伽习练者应根据自己的身体状况，实际习练水平、心理状态及对瑜伽理论知识和习练方法掌握的情况，正确评价自己，选择适合自己的习练内容，制定相应的习练方案，设定可行目标，确定适宜的负荷。在瑜伽习练中，在自己能够承受的范围内习练即可，切忌过度用力或勉强做动作。

七、专注性原则

专注性原则是指在瑜伽习练过程中，调动全部的精力，集中于当下的呼吸过程，专注于身体精微的变化，以此提升知觉能力，净化心灵，挖掘身体潜力，也为更高级的习练做准备。

八、动息配合原则

呼吸是瑜伽习练的重要组成部分，是人体内在与外在以及精神的连接纽带，瑜伽的每一个技法习练都是与呼吸紧密配合完成的。动息配合原则要求掌握瑜伽呼吸法在运动中的运用规律，它们的执行与否是能否高效习练的关键所在。

九、全面发展原则

全面发展原则主要指瑜伽习练内容要全面，要考虑到发展身体的各个部位、各个器官的机能，平衡人体内外环境，综合提高身体素质，包括各种技法，如呼吸法、体位法、冥想术、休息术等的均衡安排；不但锻炼身体，也锻炼意识、平衡心态；全面发展身体素质，包括柔韧、力量等；另外还要根据习练者的自身情况，有针对性地选择或安排康复性的内容。

十、持之以恒原则

持之以恒原则是指在习练的过程中，运用科学的习练方法有目的、有计划地持续进行安全的习练。任何事物首先需要经过量的积累才能达到质的改变，瑜伽习练会给予机体和心灵连续不断的良性刺激，刺激累积到一定程度会促使身心素质慢慢得到提升。这种累积使机体逐步适应，能力增强，但如果中断习练，技能也会慢慢退化。因此，瑜伽爱好者必须不断地习练瑜伽。

十一、理论与实践相结合原则

在习练瑜伽时，不仅要学习瑜伽的各类技法，更要学习与瑜伽有关的基础理论知识，将学到的知识灵活运用到实践中，通过实践来检验和丰富理论，使理论在实践过程中不断地得到升华。由于瑜伽是一门内涵丰富的学科，习练技法与解剖生理学、心理学、运动训练学、教育学、美学等多学科相互交叉，在学习的过程中要运用相应的理论指导实践，在习练的过程中通过各种信息反馈，及时加以调整，再通过实践使瑜伽的技法更加科学实用。

上述原则是相互联系、相互补充、逐渐完善的，所以在瑜伽习练中应严格遵循以上各项原则，科学灵活地加以运用。

第二节 瑜伽的习练方法

瑜伽学习的各个阶段都会伴随着悄然进步的喜悦，也会出现技术水平提升停滞的烦躁，即我们所称的"瓶颈期"，两者交替呈现，属正常现象。它磨炼和考验着习练者的耐心和持久坚持的意志品质，有恒心者则豁然开朗，逐步进入更高水平，收获习练后的成果。

习练时要求习练者首先保持正确的姿态，屈、伸、扭、转、起、提、收等细微动作，力求一招一式、一举一动配合呼吸法尽量到位。瑜伽习练方法主要有以下几种。

一、分解习练法

分解习练法是指将完整的瑜伽技法（体式、呼吸、冥想）或者某个技法、组合等合理地分成若干个环节或部分，然后按环节或部分分别进行习练的方法。运用分解习练法，可以集中精力学习新的内容，如体位姿势，或者呼吸方式、冥想等，从而获得更好的习练效果。分解习练法尤为适用于学习的初级阶段，是变易习练法的理论基础。

二、完整习练法

完整习练法是指瑜伽的某个具体技法，如某个体式与呼吸的配合从开始到结束的整个环节，都严格按照规定的习练步骤完整地进行习练的方法。运用完整习练法便于瑜伽爱好者完整地掌握技法或组合，保持技法与各个部分之间的内在联系，实现瑜伽习练的功效。

三、综合习练法

这里讲的综合习练法有两种情况：第一种是指习练的全面性，在做瑜伽习练时要全面考虑身体的每个部分、每个器官，静态和动态习练的内容要适量分配，尽量能包含瑜伽各系列的体位，遵循平衡原则；第二种是课程中的综合习练，指课程结构的全面性，从课程开始时的入静到体位法的习练以及放松术、冥想术的综合运用等。

四、变易习练法

变易习练法是一种降低强度、难度的习练，指在正确动作的基础上借助一定的辅助器材或者动作分解习练，降低习练的完成质量、习练密度、动作强度、心理负荷、技法难度的习练方法。此习练方法经常与分解习练法结合使用，多由初学者或身体素质较差的学生使用，能使不同身体素质的健身人群更安全、准确地习练。如三角伸展式，很多习练者由于全身柔韧性较差，手达不到要求位置，这时就可以降低要求，使用辅助工具如瑜伽砖进行正确习练，让习练者手触瑜伽砖即可，或扶在大腿、膝关节外侧，以降低习练强度和难度，确保技法的正确性和功效。

五、加难习练法

加难习练法是在原有技法要求的基础上提高对习练质量、习练时间、组数、强度等方面的要求，还可通过对原具体技法的进阶习练完成，即加大习练难度。此方法多在复习或者锻炼身体素质时使用，使习练者能够更大程度地提高身体素质和各大系统的功能，适用于身体素质已经很好或技法水平需要更大提升的健身人群。

六、重复习练法

重复习练法是指多次重复同一习练内容，并在两次（组）习练之间安排相对充分的休息时间的习练方法。通过同一技法或同组技法的多次重复习练，不断强化瑜伽爱好者生理、心理、精神意志的条件反射过程，有利于学生掌握和巩固所学技法，提升功效。

七、专门习练法

专门习练法是指针对特定的习练技法或身体部位，为收获不同功效或者学习不同技法（如呼吸调控、冥想术等）设计的个性化习练内容；或为提高习练水平，学习难度较高的技法所做的一些辅助性的习练；或为达到某一习练目的，专门采用的习练手段。由于是有针对性的习练，习练所达到的效果也比较明显。

八、诱导习练法

诱导习练法是指通过对其他的习练方法、手段（例如语音引导）或者辅助工具的合理运用，间接达到目的的方法。瑜伽教学中实施诱导性习练，是为了帮助学生更快地、正确地掌握技法技术，放松身心，进入习练的更高境界。运用这个方法可以促使修炼者更快地进入意境，领悟到瑜伽的真谛。

九、意境习练法

有道是"心境由人造"，意境习练法是指通过环境的变换或者自我意识的调整，在心里创造适合瑜伽习练的美好场景，以期在习练的过程中达到愉悦身心的目的。

十、心随身释习练法

瑜伽不仅仅改善身体表面和人体内在环境，更具有提升心灵境界的功效。心随身释习练法就是习练者在专注的习练过程中，感知身体和情绪的精微变化，聆听来自体内的声音，逐步做到心随身释，身随心动，有效调节内分泌，缓解机体的酸胀不适，收获全新自我，收获好心情。

思考题

1. 简述瑜伽技法的习练原则。

2. 在瑜伽技法习练原则中，怎样实施专注性原则？

3. 简述瑜伽技法的习练方法。

4. 试述有效控制原则和适宜负荷原则的区别。

4 第四章 瑜伽呼吸调控法

【章前导言】

◎ 本章介绍瑜伽呼吸的运用法则和练习中的注意事项，引导习练者掌握实用的瑜伽呼吸调控法，享受收束法和契合法带来的健康和快乐。

由于发现了呼吸同健康之间的关系，瑜伽修炼者便创造了各种瑜伽呼吸法。整个瑜伽呼吸过程，由吸气、呼气和悬息三个部分构成。

吸气、呼气和悬息是一个统一的不可分割的整体过程，有着一定的内在规律。呼气的时间应该总是比吸气时间长，正常的吸气和呼气之间的比例最好是1：2，并且，在头一轮的呼气与下一轮的吸气之间，应有缓慢过渡。进行瑜伽呼吸要遵循一定的方法和要求，在练习之前，应按照如下要求做好充分准备：

（1）练习环境应当清新幽雅。

（2）练习瑜伽呼吸前最好还要清空肠胃和膀胱，并清洗鼻腔、牙齿和舌头，以保持呼吸的顺畅。

（3）尽量在空腹状态下练习。

（4）选择适当的瑜伽冥想坐姿。

（5）用鼻子呼吸。

（6）掌握练习的阶段和规律。

（7）初学时要有专业教师的指导。

（8）一定要在专业教师的指导下，循序渐进地进入高级呼吸调控练习阶段。

第一节　瑜伽呼吸法

按照不同的分类标准，瑜伽呼吸法可分为很多种。最常见的是根据呼吸的不同部位，划分的胸式呼吸法、腹式呼吸法、完全呼吸法和喉呼吸法这四种最基本的瑜伽呼吸方法。

一、胸式呼吸法

胸式呼吸法又称肋式呼吸法，是通过肋间肌的收缩或舒张，使肋骨随之提升或下移，胸部亦随之扩张或平复的一种调养呼吸的方法（图4-1-1）。

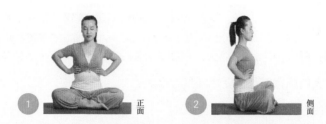

图 4-1-1 胸式呼吸法

肋间肌分为肋间外肌和肋间内肌。肋间外肌位于各肋间隙的浅层，具有提肋的功能，用于辅助吸气。肋间内肌位于肋间外肌深层，肌束方向与之相反，具有降肋的功能，用于辅助呼气。吸气时，肋间外肌收缩、肋间内肌舒张，肋骨沿肋脊关节旋转轴上提并向外侧翻转，使得胸廓扩大，肺也随之扩张，肺容积的增大使肺内压下降，空气便进入肺泡；呼气时，肋间外肌舒张、肋间内肌收缩，肋骨下降归位，扩大的胸廓也随之平复，使肺容积缩小、肺内压增大，气体被排出肺部。

其实，每个人在日常生活中的呼吸基本上都是胸式呼吸，它是一种无意识的、浅而短的呼吸方式。而在瑜伽呼吸练习中的胸式呼吸，则是一种有意识调控、深而长的呼吸方式。

1. 胸式呼吸法的做法

（1）选择任一舒适坐姿（亦可仰卧），两手放在胸部两侧的肋骨上，以帮助自己感受呼吸时胸部的隆起和收缩。

（2）深深吸气，胸部扩张，腹部保持平坦，以便把空气直接吸入胸腔。延长吸气时，腹部向内朝脊柱方向收缩，促使胸肋继续向外、向上扩张。

（3）呼气，放松身体，肋骨向下并向内收，腹部放松。

2. 胸式呼吸法的健身效果

胸式呼吸法有助于将体内的废气、浊气、淤气排出体外；在情绪不稳定的时候，多做几组深而长的胸式呼吸，可以使心态逐渐平和稳定下来。

二、腹式呼吸法

腹式呼吸法又称膈式呼吸法，是通过膈肌的收缩下降或舒张上升，使腹腔器官随之下移或提升，腹部亦随之鼓起或平复的一种调养呼吸的方法（图4-1-2）。

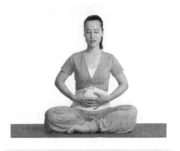
图 4-1-2　腹式呼吸法

膈肌是把肺和腹腔器官分开的强有力的膜状肌，圆顶状，形似钟罩，向上的隆起形成穹隆。吸气时，膈肌收缩，穹隆顶下移，推挤腹腔脏器也向下移，腹部亦随之鼓起，此时胸廓增大，完成吸气过程；呼气时，膈肌舒张，穹隆顶升起，腹腔脏器也向上回移，腹部亦随之平复，使扩大的胸廓回位，完成呼气过程。

1. 腹式呼吸法的做法

（1）选择任一舒适坐姿（亦可仰卧），腰背挺直，脊柱向上挺拔，双手轻轻地放在肚脐上方，帮助感受呼吸时腹部的起伏，感受气体的吸入与呼出。

（2）吸气，膈肌收缩下降，使腹部隆起，吸气越深，腹部隆起就越高。

（3）呼气，膈肌舒张回升，使腹部平复，并继续向内朝脊柱方向收缩，腹部的收缩促使肌膜进一步升起，促使气体从肺部呼出来。

2. 腹式呼吸法的健身效果及注意事项

健身效果：

（1）腹部是人体气血交汇之处，经常做腹式呼吸可以促进全身的气血循环，因为在一般情况下，人们的呼吸都不能到达肺底，而腹式呼吸可通过按摩腹部内脏，帮助把肺底的废气、浊气和淤气排出。

（2）由于人体腹腔内汇聚着胃、脾、肝、胆、大肠、小肠等主要消化器官，采用腹式呼吸时，随着腹肌的起伏运动，胃肠的活动量就会增大，消化功能也将得到加强，从而使人体对养分的吸收更加充分。

（3）腹肌是排便的动力肌之一，有规律的腹式呼吸还有助于防治便秘。

（4）很多人年老时容易出现疝气，主要是因为他们的腹肌长期得不到有效锻炼，变得十分薄弱，腹内小肠就很容易在腹股沟突出，或坠入阴囊，形成疝气。腹式呼吸可有效锻炼腹部肌肉，减少疝气的发生。

（5）我们平常走路或站立时，经常用力收紧和鼓起小腹做腹式呼吸，会使小腹肌肉变得紧缩而结实，达到减肥瘦身效果。

注意事项：

（1）练习腹式呼吸时，尽量不要活动胸廓和肩膀，要使身体的起伏主要集中在腹部，吸气时腹部鼓起，呼气时腹部缩紧。

（2）无论是吸还是呼，都要尽量达到极限，也就是以吸到不能再吸、呼到不能再呼为止。

（3）练习腹式呼吸时不能穿紧身内衣，过度紧身的内衣会妨碍腹部的收缩和舒张，影响腹式呼吸的正常进行，甚至使人感到呼吸困难。

三、完全呼吸法

完全呼吸法又称胸腹式呼吸法，是将胸式呼吸和腹式呼吸结合在一起完成的呼吸方法（图4-1-3）。

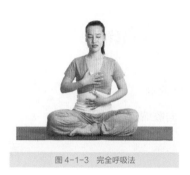

图4-1-3 完全呼吸法

在胸腹式呼吸法的完全呼吸过程中，由于肋间外肌和膈肌都参与呼吸运动，这样就大大增加了肺部的氧气供应，血液循环也得到增强，非常有利于身体健康。

1. 完全呼吸法的做法

（1）选择任一舒适坐姿（亦可仰卧、站立），脊柱和头颈保持在同一平面内，右手放于胸前，左手放于肚脐上方，全身放松。

（2）轻轻吸气，从小腹区域慢慢向整个腹部区域延伸，当腹部区域隆起的时候，气体上移开始充满胸部区域的下半部分，接着充满胸部区域的上半部分，尽量将胸部扩张到最大程度，此时双肩会略微升起，腹部也将向外隆起，直至吸气吸到双肺的最大容量。

（3）吸气吸到最大限度时，开始按相反的顺序呼气，首先放松胸部，然后放松腹部，最后用收缩腹部肌肉的方法结束呼气，这将确保从肺部呼出最大量的空气。

（4）再次轻轻吸气，从小腹开始充满腹部区域……如前所述，循环下去。

2. 完全呼吸法的健身效果及注意事项

健身效果：

（1）运用完全呼吸法，排出的二氧化碳量是普通呼吸方式的3倍以上，这种瑜伽呼吸法可以大大增加氧气供应，使血液得到彻底净化。

（2）完全呼吸法还可以使膈肌和胸腔得到有效锻炼，从而提高胸腹组织的活力和耐力，增强人体对感冒、支气管炎、哮喘和其他呼吸系统疾病的抵抗能力。

注意事项：完全呼吸应是轻柔而顺畅的，整个呼吸过程的各阶段不应该被截然分开，应当连绵不断，就好像一个波浪轻轻地从腹部涌起，逐渐波及胸腔中部之后再涌向胸腔上半部，然后波浪逐渐减弱消失。开始要想完全做到这种柔和连续的波浪式呼吸，是比较困难的，然而经过一段时间的练习后，这一波浪式呼吸动作就会自然形成。只要有耐心并坚持不懈，就会达到期望的结果。

四、喉呼吸法

喉呼吸法又被称为胜利呼吸法、成功呼吸法、征服呼吸法等。喉式呼吸其实是通过两个鼻孔来呼吸，只不过做起来时感觉是在用喉呼吸。正确的喉式呼吸，每次吸气时喉头会发出"萨"（sa）的声音，每次呼气时喉头会发出"哈"（ha）的声音。这种声音与婴儿睡眠时的呼吸声或轻微的鼾声较为相似。

1. 喉呼吸法的做法

（1）以任意一种使身体感到舒适的姿势（如至善式、莲花式或英雄式等）坐下，保持后背挺直，头部向躯干放低，收颌，把下颌放在锁骨之间的凹陷处，然后锁定下颌。

（2）双臂伸展，双手腕背部分别放在两膝上，拇指和食指指尖相靠，其他手指保持伸展（即智慧手印），闭目内视。

（3）双唇闭合，通过鼻子呼吸，呼吸时感觉大量空气通过气管进出，同时轻微控制咽喉后部的气管，吸气时发出"萨"（sa）的声音，呼气时发出"哈"（ha）的声音，然后注意体会咽喉后部空气流动的感觉。

（4）呼吸时，还可以把舌头向上向后折叠翻转，以使舌头的底部顶住口腔上腭的后部，以增强喉部发出声音的效果。

（5）喉式呼吸还可以在没有收下颌的情况下练习，即使在走路或躺下时也可以练习。

2. 喉呼吸法的健身效果及注意事项

健身效果：

（1）喉式呼吸方法虽然简单，但效果却很直接、明显，它能使心灵和神经系统很快地宁静、安详下来。

（2）当人们感到疲倦时，可以用仰卧放松的姿势躺下，以喉式呼吸的方式做休息性的呼吸，这样很快就能使精力恢复过来。

（3）失眠症患者可以在睡前以仰卧放松的姿势练习喉式呼吸，以调节神经系统，缓解失眠。

（4）由于喉式呼吸能够减缓心率，所以对高血压患者具有辅助治疗作用。

（5）在增强冥想意识方面，由于喉式呼吸有助于安静心灵，因此喉式呼吸也是冥想练习最有用的功法之一。

注意事项：

（1）喉式呼吸法的主要特点是关闭部分咽喉后部声门的气管，也就是呼吸时紧缩咽喉根部位于锁骨附近的肌肉。控制声门的气管能使你更好地控制呼吸。因此，在喉式呼吸的整个练习过程中，注意力要集中在咽喉后部，而不是鼻孔。

（2）喉式呼吸做起来比较简单，任何人都可以练习，完全不受功法深浅程度的限制，并且任何时候、以任何姿势都可以练习。

第二节　瑜伽调息法

所谓瑜伽调息（pranayama），就是在掌握正确的瑜伽呼吸法的基础上，在瑜伽练习过程中有意识地控制呼吸、调节气息。一呼一吸为一调息。"prana"（汉文音译为"普拉那"）既指呼吸的气息，也指生命之气（即生命能量），它像一条纽带，连着心灵和呼吸。"yama"（汉文音译为"雅玛"）的意思就是控制。

瑜伽理论认为，人之所以生病，是因为体内流动的生命之气受到了阻碍，发生紊乱。通过练习瑜伽调息法，有规律地吸气、呼气和有意识地悬息，可以刺激和按摩所有的内脏器官，进而唤醒潜藏在体内的生命之气，使之得以保存、调理和提升，以保证人体的健康。在瑜伽体位练习中，通过调控呼吸，可以提高身体的平衡感和精神的专注度，从而将身体和精神统一起来。当处于紧张、焦虑、愤怒等不良状态时，人们可以通过调息把瑜伽姿势和控制呼吸很好地配合起来，使身体和精神完全放松下来，找回一个平和宁静的自我。

瑜伽调息的方法有很多，这里只介绍比较常用的风箱调息、经络调息、清凉调息、蜂鸣调息、圣光调息等五种调息方法。

一、风箱调息法

风箱调息（bhastrika pranayama），"bhastrika"是指风箱。做这种调息时，要让肺部的呼吸动作像铁匠的风箱那样，使空气快速而有力地从肺脏吸进和呼出。

1. 风箱调息法的做法

（1）以任意一种舒适的坐姿坐好，最好是莲花坐，两手放在膝关节处，保持头部和脊柱的正直，放松整个身体。

（2）右手放在脸部前面，用大拇指盖住右鼻处，食指和中指自然弯曲，无名指和小指放在左鼻孔旁，自然伸直，做腹式呼吸，急速、有节奏、有力地连续吸气和呼气，让腹部扩张和收缩，做20次完整呼吸。

（3）用无名指盖住左鼻处，重复做腹式呼吸20次。

2. 风箱调息法的健身效果及注意事项

健身效果：

尽管风箱调息对练习人群有着很严格的要求，但它的效益还是非常明显的。风箱调息有助于净化肺脏，对洁净鼻窦、消除喉部炎症、缓解哮喘及肺结核、胸膜炎等疾病症状也有一定效果，还可以使人的腹肌、脾脏、肝脏、胰脏等部位充满活力，改进消化系统。

注意事项：

（1）进行上述练习时，呼吸应相应加快，动作可略微夸张，但用力不要过于猛烈，以免呼吸时面部歪曲或身体强烈震颤。每做完一次循环，都应充分休息，使身体保持放松状态。当习惯于这种呼吸方式后，可逐渐地加快速度，同时还要始终保持呼吸的韵律和节奏。如果练习中感到头脑发晕，这表明练习方法有误，应当加以调整，试着减少空气量的吸入，或减慢呼吸的速度和力度。如果发现练习时总是出现上述不良现象，那就应当停止练习风箱调息。

（2）即使是身体非常健康的人，进行风箱调息也要适度。任何超出人体承受限度的锻炼方式都会对身体产生危害，因此人人都应当有节制地、小心谨慎地练习。

二、经络调息法

经络调息，又称纳地调息（nadi shodan pranayama）。nadi是指体内能量运行所通过的管状通道，近似于中医所讲的经络。shodan的意思是净化。因此，纳地调息法往往被译为经络调息法或经络净化功（图4-2-1）。

在练习经络调息前，要选择一种适宜的、舒适的瑜伽冥想坐姿，如至善坐、莲花坐或简易坐，以能够舒适地坐足15分钟为宜。坐好后，背部挺直，双手放在双膝上，全身放松，闭上眼睛，意识集中于呼吸上。在整个练习过程中呼吸要自然，并尽量深长，但以不感到呼吸急促为限。

经络调息练习分为四个循序渐进的阶段：

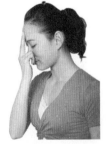

图4-2-1 经络调息法

（一）练习的第一阶段

1. 经络调息法的第一阶段做法

（1）右手的食指和中指并拢，放在前额的中央，大拇指放在右边鼻孔旁边，无名指放在左鼻孔旁边，准备用大拇指和无名指来控制鼻孔气流的进出。

（2）用大拇指轻轻地按住右鼻孔，只用左鼻孔缓慢而深长地呼吸，每次吸气要尽量使空气充满肺部（但不能吸得过于深长而导致呼气时有急促的感觉），呼气时应尽量呼出空气（注意不要过于用力），共做5次这样完整的呼吸（即5次吸气和5次呼气）。

（3）移开按住右鼻孔的大拇指，用无名指按住左鼻孔，只用右鼻孔缓慢而深长地呼吸，要领同前，也是做5次完整的呼吸。

（4）以上就是一个回合，接下来继续练习，共做25个回合。

2. 注意事项

要学会控制吸气和呼气过程，两者持续的时间应大致相同。我们可以通过吸气和呼气时数数来控制时间，如吸气时由1数到5，那么呼气时也应由1数到5。

（二）练习的第二阶段

1. 经络调息法的第二阶段做法

（1）右手的位置与第一阶段相同，即右手的食指和中指并拢，放在前额的中央，大拇指放在右边鼻孔旁边，无名指放在左鼻孔旁边，准备用大拇指和无名指来控制鼻孔气流的进出。

（2）用大拇指按住右鼻孔，通过左鼻孔吸气，然后按住左鼻孔，通过右鼻孔呼气，接下来继续按住左鼻孔，用右鼻孔吸气，然后再按住右鼻孔，通过左鼻孔呼气，就这样左吸→右呼→右吸→左呼，两个鼻孔交替呼吸，形成一个回合。

（3）第二个回合再次从左鼻孔吸气开始，然后通过右鼻孔呼气，如此循环下去，每次做25个回合。

2. 注意事项

当第一阶段练习15～20天之后，如果没有出现什么问题和困难，才可以接下来做第二阶段的练习。

（三）练习的第三阶段

1. 经络调息法的第三阶段做法

第三阶段的调息与前两个阶段做法相同，唯一不同的是，每次吸气之后都要悬息，即：左吸→悬息→右呼→右吸→悬息→左呼。这是一个回合，共做25个回合，要尽你所能去做，但不要过于勉强。每个回合，吸气、悬息和呼气的时间应该是相等的，可以通过心中默念数字来把握准确的时长。如果感到有难度，可以稍加变化，改为每两次吸气悬息一次。

2. 注意事项

（1）在这一阶段中增加了悬息的内容，但只有当你在吸气和呼气时能轻松地做到两者的时长一致时（如吸气和呼气都能控制在5秒左右），才可以开始这一高级阶段的调息练习。

（2）当你能够轻松自如地做完25个回合之后，继续做两个星期的练习，之后就可以开始第四阶段的练习。

（四）练习的第四阶段

在第四阶段，吸气和呼气之后都需要悬息。

1. 经络调息法的第四阶段做法

左吸—悬息—右呼—悬息—右吸—悬息—左呼—悬息。如此形成一个回合，要循序渐进地做25个回合。如同第三阶段的要求，每个回合吸气、悬息和呼气的时间应该是相等的。

已经熟练掌握经络调息的练习者，如果能在经络调息过程中配合以若干收束法（详见下一节），如在内悬息（即吸气后的悬息）和外悬息（即呼气后的悬息）的同时兼做收束下颌或会阴的动作，则会增强练习的效果。

2. 健身效果

经络调息是瑜伽练习中极为重要的呼吸术。这一功法能够清除二氧化碳和肺部的废气，清除血液毒素，供给身体更多的氧气，同时还能帮助清理人体经络系统，扫除生命之气在经络中通行的障碍，使人感到精神焕发、体力充沛。此外，经络调息还可以帮助人们控制感官，使心灵变得明澈，为冥想练习做好准备。

三、清凉调息法

清凉调息（sheetali pranayama），词根"sheet"是清凉或冷的意思，"Sheetali"的意思就是指那些平静的事物。清凉调息法是一种能够使全身清凉平静的调息法，其主要特点是用口腔缓缓吸气，再通过鼻腔徐徐呼气，从而逐渐使全身清凉平静下来（图4-2-2）。

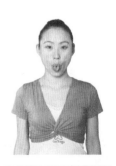

图4-2-2 清凉调息法

1. 清凉调息法的做法

（1）选择任一舒适瑜伽坐姿，脊柱、头部、颈部始终在同一垂直线上，身体自然放松。

（2）舌头前伸，触及牙齿内侧，嘴唇微微张开，上下齿间留有缝隙，使空气能够从缝隙中进入口腔。

（3）用嘴吸气，感觉外界空气通过上下齿的缝隙被吸进来，并流经整个舌体，此时发出"嘶"的声音，在不过于用力的情况下，尽可能多地吸入空气。

（4）吸气结束时，将舌头恢复到口中的正常位置，并闭合双唇，稍做悬息，还可以辅以收束法练习。

（5）用两个鼻孔慢慢呼气，直至呼完所有吸入的空气，至此完成一个回合的练习，至少练习10个回合。

（6）做完10个回合的调息后，进入冥想状态（时间以不超过3分钟为宜），闭上嘴巴，正常呼吸，此时你会感到口腔、喉咙、头部、脊柱神经及全身上下都因练习完这种调息而变得清凉平静。

2. 清凉调息法的健身效果及注意事项

健身效果：清凉调息法可以使肌肉放松，血液净化，对整个人体神经系统具有镇定和放松的作用，还可以促进周身元气运行流畅，抑制心情忧郁和精神紧张。

注意事项：

清凉调息由于具有给全身降温的作用，因此在冬季时请谨慎练习，身体怕冷或有心脏病的人最好也不要练习此种调息法。如果在练习过程中感到寒冷和喉咙疼痛，可以用温盐水漱口，以消除练习所带来的寒意。此外，高血压患者在做清凉调息练习时，不要同时练习悬息和收颌收束法，且每次练习不要超过10个回合，血压降到一定程度就可以停止，要防止血压降得过低过快。

四、蜂鸣调息法

蜂鸣调息（bhramari pranayama），"bhramari"指的是蜜蜂嗡嗡叫的样子。顾名思义，用这个名字来命名是因为练习这种瑜伽调息时，口中要发出像蜜蜂一样的"嗡嗡"声。具体说来，就是快速用力吸气时，上腭发出高亢的类似雄蜂的"嗡嗡"声，而缓慢呼气时，上腭则发出低沉的类似雌蜂的"嗡嗡"声（图4-2-3）。

1. 蜂鸣调息法的做法

（1）选择一种舒适的瑜伽坐姿，挺直脊柱，闭上双眼，放松全身。

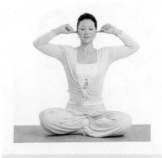

图4-2-3 蜂鸣调息法

（2）紧闭双唇（在整个练习过程中双唇都是紧闭的，只通过两个鼻孔来呼吸），上下齿微分。

（3）深吸气，同时上提软腭并将其拉向鼻咽部位。

（4）蓄气不呼，进行悬息，还可以辅以收下颌收束法和会阴收束法。

（5）双唇继续紧闭，用鼻腔缓缓呼气，此时同样要上提软腭并将其拉向鼻咽部位，你将听到呼出的空气流经时发出的摩擦声和软腭边缘的振动声，但由于呼气比吸气要柔和缓慢，所以声音低沉类似雌蜂发出的"嗡嗡"声。至此完成一个回合的练习。

2. 蜂鸣调息法的健身效果及注意事项

健身效果：蜂鸣调息可以缓解紧张、焦虑和易怒的情绪，有助于降低血压，维持平和的心态，还能消除咽喉不适，经常练习对嗓子非常有益。

注意事项：练习蜂鸣调息时，应注意仅仅发出鼻音是不够的，鼻音在没有软腭振动的情况下就可以发出，但蜂鸣调息不仅要有鼻音，而且要有软腭的运动，要将注意力更多地放到观察软腭的运动方面来。在调息过程中还可以用两手的食指或中指堵住双耳，这样可以清楚地听到呼吸时发出的蜂鸣声。刚开始练习时，鼻音和软腭的振动声可能较刺耳和不规律，但经过多次练习，蜂鸣声就会变得悦耳和有规律，并给人体带来愉悦的感觉。

五、圣光调息法

圣光调息（kapalbhati pranayama），"kapal"是指头盖骨、前额，引申为智慧；"bhati"是指发光，引申为出众。"kapalbhati pranayama"的意思就是使前额发光、智慧出众的一种瑜伽调息法。

圣光调息可以说是风箱调息的更为温和的一种形式。风箱呼吸会产生充足的气息并使之一直活跃于体内，但长时间的风箱调息练习也会由于呼吸过程非常激烈而让身体吃不消。如果风箱调息对你来说过于吃力，那么就可以选择练习圣光调息。

1. 圣光调息法的做法

（1）任选一种舒适的瑜伽坐姿打坐，最好是莲花坐，合上双眼，放松全身。

（2）圣光调息要求像风箱调息那样依靠腹肌和膈肌的快速有力运动做腹式呼吸，同样要求用力做呼的过程，但吸气非常缓慢自然；而且每次呼气之后，都有几秒钟的悬息，然后再慢慢吸气。

（3）练习呼吸50次，然后再做一次深深地呼气，尽量呼出肺部的空气，这就完成了一轮，每次练习共做5轮。

2. 圣光调息法的健身效果及注意事项

健身效果：圣光调息可以给大脑带来充分的休息，有助于抑制脑血栓的形成。它虽然可以在任何时间练习，但特别适合在冥想前练习。

注意事项：

（1）在圣光调息中如果适当增加悬息时间，效果会更好，但也不宜时间太长，应以身体感到舒适为限。

（2）虽然圣光调息法比风箱调息法更为温和，但体质较弱、肺活量不大以及患有耳疾、眼疾或高血压、低血压的人最好不要选择练习圣光调息。

第三节　瑜伽收束法

收束法（bandha），"bandha"汉文音译为"班达"，在瑜伽呼吸控制练习中占有非常重要的地位。收束法的主要目的是束缚、控制住体内能量的流动，防止能量在体内运行过程中出现散失，确保能量能够按照我们的要求到达目的地。不受束缚、控制的气息和能量会对人体造成伤害。

在瑜伽练习中，控制呼吸的收束法主要有收颌收束法、收腹收束法、会阴收束法、大收束法四种。

一、收颌收束法

收颌收束法（jalandhara bandha），"jalan"的意思是网，"dhara"的意思是流，合起来就是网住气流。这种收束法是通过收颌来网住气流的，因此人们将其译为收颌收束法（图4-3-1）。

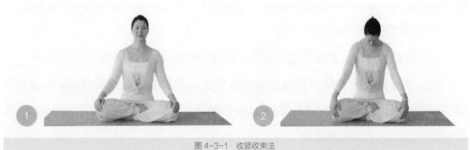

图4-3-1　收颌收束法

1. 收额收束法的做法

（1）选取任一舒适坐姿（最好是至善坐或莲花坐），如有困难，也可以坐在一块垫枕上，这样能使你的身体略向前倾，从而使两膝更稳固地靠落在地板上。

（2）双手放在两膝上，上体正直，全身放松。

（3）深深吸气（也可以开始时先呼气，最后以吸气结束）。

（4）闭气悬息，然后头部向前方低下，使下巴尽量靠近锁骨，同时两肩稍向前耸，向前向下伸直两臂，两手掌紧握或紧压两膝。

（5）放松双臂和双肩，停止下颌向下抵的动作，慢慢抬起头部，头部伸直后再呼气（如果是以呼气开始的，则为吸气），从而完成一个完整的回合。

2. 收额收束法的健身效果及注意事项

健身效果：

（1）在做收额收束法时，颈部和喉咙收缩，把下巴靠近两锁骨之间的凹陷处，这样就可控制住通往心脏、颈部腺体及头部的血液和气息流动，否则，不受控制的血液和气息流动会使你感到心脏、眼球后部和耳洞内的压力，导致头昏脑涨。

（2）收额收束法可以使心搏减缓，消除愤怒和紧张忧伤的心情。

（3）这一功法对甲状腺和甲状旁腺也有按摩作用，使整个身心都因为甲状腺功能的增强而获益。

注意事项：

（1）在头部低下或抬起而构成收束姿势的过程中，最好不要呼吸，要等下巴保持静止状态后或者头部抬起伸直后，才能呼吸。

（2）在练习收额收束法时，如条件不允许，也可以选取站姿来做，要求双脚分开，宽度略小于肩，双膝稍微弯曲，身体微向前倾，伸开手指抓住大腿中部，用双臂支撑躯干，其余一切动作均与坐姿状态下的收额收束完全一样。

（3）患有颅内压增高症状和心脏疾病的人，只有经医生同意之后才可以做这个动作，而且还要非常小心。

二、收腹收束法

收腹收束法（uddiyana bandha），"uddiyana"的意思是跃起、提升。练习这种收束法时，膈肌放松而腹肌收缩，这样就把横膈膜从下部腹腔挤压提升到了胸腔。也正因此，收腹收束法又被称为横膈膜上升法。经常练习收腹收束法，可以为胸腹式完全呼吸奠定基础。

1. 收腹收束法的做法

（1）可选取站姿双脚分开，宽度略大于肩，双膝稍微弯曲，身体微向前倾，伸开手指扶住大腿中部，用双臂支撑躯干；也可选取一种舒适的冥想坐姿最好是至善坐或莲花坐，双膝落靠在地板上，手掌压紧膝盖，肘部挺直。闭上眼睛，放松全身，特别是腹部要放松。

（2）先深深吸入一口气，再慢慢彻底呼出。

（3）尽力将肺部空气呼出，再通过鼻孔迅速喷气两三次。

（4）闭气悬息，也可以配合收颌，此时将腹部吸向脊柱方向，腹腔向内收缩，然后向上提升，同时提升肋骨、扩张胸腔，并尽量长久地保持这个姿势。

（5）当感受到了压力时就放松腹部肌肉，将腹部坚定有力地向下、向外推放，借此迅速将腹部恢复原状，如果前一动作配合了收颌，此时要抬起头部（在站姿情况下还要立腰站直），然后慢而深地吸气。

2. 收腹收束法的健身效果及注意事项

健身效果：

（1）在收腹收束法练习中，由于腹部脏器特别是肠受到反复挤压和提升，从而刺激了储存在肠道中的废物，使它开始移动起来。因此，这种收缩腹部的练习对于预防便秘和不规则的肠运动很有效果。

（2）这项功法还能使腹腔内所有的器官如肾脏、脾脏、胰脏和肝脏等都得到按摩和刺激，坚持不懈地锻炼下去，能够促进消化能力、减轻消化不良的症状，调整肾上腺功能，增强体能和活力，防治糖尿病。

（3）腹部肌肉的反复收放升降，可以减少腹部脂肪，塑造健美的身材。

（4）收腹收束运动可以刺激和兴奋腹腔神经丛的交感神经，使生命之气向上运行。

注意事项：

（1）孕妇和患有心脏病、胃溃疡、十二指肠溃疡的人不应练习收腹收束法。

（2）人在饱腹时也不要练习这种收束法，最好是在胃肠都空着时做。

三、会阴收束法

会阴收束法（moola bandha），"moola" 的意思是根基、根源、基础、源泉，此处指人体脊柱的根底部，也就是肛门和生殖器之间的部位，即中医所讲的会阴穴，因此汉译为会阴收束法，也称根底收束法。

1. 会阴收束法的做法

（1）选取任一舒适坐姿（最好是至善坐或莲花坐），让脚跟紧紧顶住会阴部位，挺直头部和脊柱，闭上双眼，放松全身。

（2）通过鼻子慢慢吸气，辅以收颌动作。

（3）尽力收缩会阴，同时悬息，并尽可能长地保持收缩会阴和悬息的时间。

（4）依次放松会阴，抬起下巴，同时呼气。

2. 会阴收束法的健身效果及注意事项

健身效果：收束会阴的目的，是通过刺激肛门括约肌的神经末梢，使之作用于人体的交感神经系统。因此，正确而适当的会阴收束法练习，可以防治便秘，也有助于控制或预防痔疮。

注意事项：如果练习不当或过度，收束会阴将导致严重的便秘和消化系统的不适。

四、大收束法

大收束法（maha bandha），"maha"有巨大之意，意指这种收束法全面综合了收颌收束法、会阴收束法和收腹收束法的作用，集三种收束法功效于一体。

1. 大收束法的做法

选择一种舒适的冥想坐姿（最好是至善坐或莲花坐），挺直头部和脊骨，通过鼻子慢慢吸气和用力呼气，然后依次做收颌、收腹和会阴三种收束法。

2. 大收束法的健身效果及注意事项

健身效果：

（1）大收束法对于帮助练习者更好更快地进入瑜伽冥想状态作用极大。

（2）大收束法综合了三种收束法的功效，特别有助于调节内分泌系统，可以使细胞活跃，从而延缓人体衰老过程。

注意事项：

（1）大收束法一般要求以坐姿练习，但在没有打坐条件的情况下，也可以选择站立姿势，站立时两膝微弯，两脚分开，略大于肩宽，上身从腰部微向前倾，双手放在两膝的上方，尽量用双臂来支撑躯干，以便能够以放松的状态练习收束，收束时的要领与坐姿情况下的收束要领完全一致。

（2）大收束法虽然汇集了三种收束法的好处，但练习时不可操之过急，应在熟练掌握了前述三种收束法之后，再练习大收束法。

第四节 瑜伽契合法

瑜伽契合法（mudra），汉文音译为"木德拉"或"目达"。"mudra"本来的意思是"印""印契"，引申为"契合"。单从字面的含义来看，它最接近瑜伽（Yoga）的本义（一致、结合）。实际也是如此，契合法作为一种古老的瑜伽练习方法，是用手指（或脚趾）的各种变化，配合瑜伽的体位、呼吸、冥想练习，刺激手（脚）部的反射区，达到促进身心健康的效果。

瑜伽契合法（印）包含手指契合法（手印）和身体契合法（身印），即用手或身体做出各种姿势，每种姿势都具有一定的象征意义，因而其中的很多姿势也多被显宗和密宗佛教所采用。

一、手指契合法

手指契合法不仅用于瑜伽冥想术，也用于传统的印度舞蹈之中，作用在于帮助心灵变得更加内向和安定。常见的手印有以下几种：

1. 月亮手印，也称启蒙目达法

做法：取入定瑜伽姿势。弯起两手食指，使之接触相对方向的大拇指指尖。伸展其他三指，并稍稍分开。将双手放在膝上，手掌向下，没有弯曲的三指和拇指指向足前的地面（图4-4-1）。

2. 太阳手印，也称意识目达法或智慧手印

做法：用启蒙目达法同样的方法做，只是手放在膝上时，手掌向上（图4-4-2）。

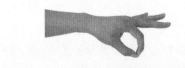
图 4-4-1 月亮手印

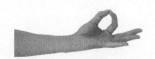
图 4-4-2 太阳手印

3. 月亮手印、太阳手印的效益

月亮手印和太阳手印是简单实用的瑜伽指锁入定瑜伽姿势，使莲花式、造诣式、简易式、霹雳式及其他姿势更加完善而有力量，帮助练习者长时间维持一个放松和稳定的体位。

二、身体契合法

与手指契合法相对应的是身体契合法。身印是与瑜伽调息法、收束法、体位法乃至心理观想相结合的一些特定组合，它可以进一步活化体内的气血和能量，使之达到新的平衡，从而为进一步冥想做好准备。

下面介绍几种分别与调息法、收束法和体位法相结合的身印，即舌抵后腭契合法、凝视眉心契合法、鸟啄契合法、提肛契合法和大契合法。

（一）舌抵后腭契合法

舌抵后腭契合法是与调息法相结合的一种身印。

1. 舌抵后腭契合法的做法

（1）选任一舒适坐姿坐好。

（2）尽量把舌头向后翻卷，舌头底面应抵着口腔上腭后方。

（3）保持这一姿势，或者做呼吸练习，或者做内悬息和外悬息（或只做其中一种悬息），也可同时做喉呼吸。

（4）疲倦时，可使舌头恢复常态，休息之后，再翻卷过来，继续做这种练习。

2. 舌抵后腭契合法的健身效果及注意事项

健身效果：镇定身心，使心灵变得平和宁静；刺激内分泌，例如增加唾液的分泌，达到消渴解饥的效果。

注意事项：最好是在放松的状态下练习这种契合法，尤其不要在剧烈运动之后马上做此练习。

（二）凝视眉心契合法

凝视眉心契合法是与调息法相结合的一种身印。眉心位于两眉之间的中点后方，也称"慧眼""第三眼"。在瑜伽理论中，正如脐轮是身体元气的中心那样，眉心轮（又称慧眼轮）是智力和直觉的中心。印度或其他亚洲国家的人们有时在两眉之间点上一个装饰圆点，这个圆点就象征着眉心气轮。

1. 凝视眉心契合法的做法

（1）选取任一舒适坐姿坐好，双手呈智慧手印置于双膝上，自然呼吸。

（2）不要抬头，两眼尽量向上方凝视，双眼以及注意力集中到眉心部位。

（3）做舌抵后腭契合法，头脑里默念瑜伽语音。

2. 凝视眉心契合法的健身效果及注意事项

健身效果：锻炼眼部肌肉，达到明目健视的效果；有助于使内心平静，消除紧张、忧虑和愤怒情绪；有助于刺激强化眉心轮，增强直觉，提升智力。

注意事项：刚开始练习时，时间可掌握在1~4分钟内，之后可以逐步延长练习时间。

（三）鸟喙契合法

鸟喙契合法，又称乌鸦契合法，它是与调息法相结合的一种身印。在练习这种契合法时，需要撅起嘴唇，就好像一只鸟的喙一样。之所以又称乌鸦契合法，是因为古印度人认为乌鸦是一种不容易生病的鸟类，模仿它可以获得健康。

1. 鸟喙契合法的做法

（1）选取一种舒服的冥想姿势打坐（也可以站立），保持脊柱挺直，全身放松。

（2）撅起嘴来，使双唇收缩成一个狭窄的圆形小孔。

（3）两眼聚焦于鼻尖，通过双唇构成的小孔缓慢、均匀而深长地吸气，能感觉到空气依次进入口部、喉部、胸腔等部位，进而感觉到这些部位变得清凉。

（4）合拢嘴唇，悬息片刻。

（5）通过鼻子缓缓呼气，尽量将胸腔内的空气排出。如此，构成一个回合。

2. 鸟喙契合法的健身效果及注意事项

健身效果：通过鸟喙契合法，使吸入的空气进入口腔，可以使身体清凉，刺激消化液的分泌，还有助于防治和消除多种相关疾病。

注意事项：这种契合法的练习时间可自行决定，并应该尽可能多做几个回合，但不宜在寒冷、多风的条件下练习。

（四）提肛契合法

提肛契合法，是与收束法相结合的一种契合法。

1. 提肛契合法的做法

（1）以任一种瑜伽姿势打坐，放松，合上双眼。

（2）正常呼吸，逐渐放松后加入悬息，可以在呼气后或吸气后悬息，也可以分别在呼气、吸气之后都悬息。

（3）试着在吸气时收缩幽门括约肌，并在其后的悬息中保持提肛，心中由1数至3。

（4）徐徐呼气并放松肛门周围的肌肉。

（5）心中由1数至3或5之后，再次收缩肛门。

2. 提肛契合法的健身效果及注意事项

健身效果：

（1）人体肛门区域的生命之气在通常状况下是向下运行的，瑜伽练习的目的就是将它转为向上运行，而提肛契合法的肛门收缩练习会帮助我们实现这一目的。

（2）如果把提肛和诸如头倒立或肩倒立等某个倒转的姿势结合起来做，对治疗痔疮特别有效。

注意事项：

（1）可以在呼气的同时提肛并在其后的悬息中保持住，而在吸气时放松肛门。

（2）上述两种方式的练习熟练之后，可以随时、长久地做提肛练习，而不必在时间上与呼吸同步。

（3）这可能是最安全、最方便也是最广泛有效的契合法练习，无论坐、卧、立、行，我们都可以随时随地练习提肛契合法，想练多久都可以，有利而无害。

（五）大契合法

大契合法是与体位法相结合的一种契合法。

1. 大契合法的做法

（1）取坐位，双腿自然伸直，全身放松。

（2）右腿保持不动，左脚收起，收缩肛门，左脚跟放在肛门下，紧紧地顶住肛门，并将全身重量落在左脚跟上，右腿向前平伸。

（3）坐好后，稍稍屈身向前，用双手手指握住右脚的大脚趾，两手臂与右腿保持伸直，全身放松。

（4）深深吸气，同时收缩肛门，悬息蓄气不呼，也可默念瑜伽语音或观想眉心轮，或自下而上观想体内各气轮，意守从海底轮到眉心轮的各个气轮，尽量长久地悬息，以感到舒适为限。

（5）接下来保持体位不变，慢慢呼气，身体保持前倾，完成一个回合。

（6）两条腿交换位置，按照上述要领继续在另一边做这个练习。

2. 大契合法的健身效果及注意事项

健身效果：

（1）大契合法有助于使身心安定，从而使瑜伽冥想更易实现。

（2）辅助治疗各种腹部疾病，改善消化机能，减轻便秘和痔疮的症状。

（3）在一些瑜伽修行者看来，这个契合法能封住生命之气向下运行的通道，迫使它转而向上运行，从而使能量得到升华。

注意事项：

（1）这种契合法可以在任何时候练习，在冥想之前练习效果最佳。

（2）对于那些身体柔韧性不太好、感觉伸腿和屈身有困难的人，可以不把一条腿向前伸或把身体向前弯，代之以盘腿而坐，轮流让两个脚后跟顶住肛门，其他要求不变。

（3）在练习过程中对于度的把握，要以舒适为宜，不要使呼吸急促和感觉疲累，尤其是悬息时以感觉身心稳定为根本要求，不可用力强为，要循序渐进，随着练习次数的增多，悬息的时间自然会逐渐延长。

（4）在这个练习中，体位是基础，坐姿就是这项契合法练习的关键，对于初学者来说，可能需要先将这个单腿跪伸展的体位练熟、练好之后，再进行完整的大契合法练习。

以上是几种分别与调息法、收束法和体位法相结合的契合法。实际上，流传下来的契合法还有其他十多种，而对于瑜伽初学者或一般的练习者来说，每次选取以上契合法中的一种，专心练习就可以了，不宜贪多。

在瑜伽呼吸调控练习的高级阶段，常常把呼吸法、调息法、收束法与契合法等功法结合在一起，效果也十分明显。但要想进入这一高级阶段，一定要循序渐进并持之以恒地练习，欲速则不达，切勿操之过急。

思考题

1. 简述呼吸的生理机能。

2. 简述瑜伽的呼吸在瑜伽练习中的运用规律。

3. 瑜伽呼吸调控练习时的注意事项有哪些？

4. 常用的瑜伽调息法有哪些？

第五章 瑜伽体位法

【章前导言】
○ 本章主要介绍了常见瑜伽体位的技法要领、健身效果及习练时的注意事项。

第一节 瑜伽体位法概述

一、瑜伽体位法的定义和由来

瑜伽体位法又称体式、调身法、姿势功法。而谈起瑜伽,许多人立刻把瑜伽想象成柔体表演的姿势,这是错误的。瑜伽姿势应当被认为是身体姿态保持或运动的阶段,是供习练者自己练习而不是为了娱乐别人的,这一点很重要。瑜伽姿势涉及对一系列体质和生理特性的协调运用。

《哈达瑜伽之光》中描述的体位是现今瑜伽体位练习的鼻祖。据说数千年前,古代的瑜伽修行者在喜马拉雅山一带的森林中,通过观察自然界的动物,发现它们的活动规律,如自我放松、拉伸、盘屈、睡眠等本能功夫,模仿它们的一些对人体有益的动作,从而创立了各种体位。数千年来,瑜伽行者创立的体位法共有8 000种之多,包含了弯、叠、折、俯、扭、仰、屈、伸、提、压等各种动作。其中大部分是参照动物的形态而创,并以动物命名,如虎式、狮子式、猫伸展式、眼镜蛇式等;也有一些是人们根据人体自身的特性而编创,如脊柱扭动式、肩倒立式等。如今较流行的体位还有数百种,这些体位分别能对肌肉、消化器官、腺体、神经系统和其他组织起到良好的保健作用,可提高身体素质,改善精神状态,保持身体健康和身心和谐。

二、瑜伽体位法的习练表现形式

瑜伽体位法的习练表现形式可分为动态练习和静态练习。

动态练习是指涉及身体动作的姿势的练习,当然,所涉及的瑜伽体位首先得符合"稳定舒适"的要求。它不是为了发展肌肉或教人做体操,而是放松身体,消除身体各部位的淤血,汇聚体内新能量。动态练习使皮肤肌肉紧绷,增强肺功能,促进消化和排泄系统的功能,对初学者尤为有效。

静态练习是指很少甚至没有发生身体活动的运动,常常是一种体位保持几十秒甚至是几分钟或更长时间的练习。这些练习意在柔和地按摩内脏,调节腺体分泌,锻炼肌肉以及放松全身神经,给内心带来宁静,为练习者做瑜伽高级体位做准备。有些静态练习能使身体稳定坚实,对促进思绪稳定尤为有用。

三、瑜伽体位法的习练目的和益处

练习瑜伽体位式的目的在于促进身体、精神和心灵的和谐。它强调呼吸方法,用意念来控制和配合动作,具有深刻的意义和价值。很多体育健身活动并不适合所有人,瑜伽体位式则完全不同,它是慢慢地做,伴随着放松和意守,结合呼吸调控,通过一些伸展、挤压、扭转、弯曲、平衡等动作,配合深长的呼吸,使血液携带大量氧气并运送至身体各个组织器官,能柔和地按摩内脏、刺激内分泌;松弛神经、放松紧张情绪、提升精神状态、伸展肌肉、强健身体、镇定心灵等。因此,这些瑜伽姿势对治愈疾病大有裨益,健康人和病人、年轻人和老人都可以做。

对于普通练习者来说,体位法有以下几种更为实际和实用的益处:

1. 排毒、减肥、延缓衰老

身体由于各种原因可引发自身中毒,如身体长年积存大量毒素,导致肥胖、面色晦暗、加速衰老等。坚持练习体位法,可以控制和调节内分泌系统,促进腺体分泌出适量激素,病变的器官可以得到修复,重新发挥正常功能;肌肉、骨骼、神经系统、消化系统、呼吸系统和循环系统更容易调节,适应外环境的变化,身体健康和精神状态得到改善,人自然更青春,更有活力。

2. 醒脑提神

每一个体位都有使人身心舒畅、提升元气的作用。而且体位练习始终强调呼吸的配合,在充分锻炼呼吸机能的同时,也为脑部提供更多氧气,令精神状态变得平静,保持头脑冷静,精力集中。

3. 平和身心

腺体分泌的激素对身心有巨大影响,生长发育、消化能力、精力、情绪等都受激素影响。体位法通过挤压、扭转、伸拉等动作,配合呼吸,挤压和按摩腺体,使内分泌系统恢复平衡,起到调节神经系统的作用,以往那些不好的内在习性、倾向也因此而改变，心灵变得宁静，使人处在安静平和的状态中。

4. 健康理疗，治病强身

瑜伽对于降低血压、减轻背痛和关节痛等效果显著。通过柔和地伸展肌肉、按摩内脏、调节神经与内分泌系统，练习者的身体状况能够得到惊人的改善。有资料显示，瑜伽练习对糖尿病、高血压、关节炎、动脉硬化、静脉曲张、哮喘等慢性疾病辅助治疗效果显著。长期练习瑜伽的人比普通人更懂得控制自身的体温、心跳和血压。

5. 使人坚强，获得精神力量

练习瑜伽体位法可以调整腺体的分泌，增进心理的平衡，挖掘人体自身潜力，挑战自我，增强人们的自信心。使人在面对痛苦和不幸时，表现得更为坚忍，能平静地面对悲伤、焦虑等情绪，处理问题更加专注，生活变得轻松，使困难成为塑造坚强意志的垫脚石。

6. 唤醒心灵潜能

瑜伽体位练习是王瑜伽的第三步，作用是提升知觉能力，使思绪内收、意念集中，保持身体平稳。在哈他瑜伽中，体位法是为达到高级的心灵技法做准备，旨在用体位法来净化身体，平衡身心。瑜伽认为，虽然体位法本身不能使心灵彻悟，却是通向心灵之路的一个阶段。有些人误认为体位法只是对身体有益，这是片面的。因为体位法对所有的心灵追求者几乎是一种需要，以唤起心灵潜能，因为健康的心理存在于健康的生理中。

四、瑜伽体位法的习练注意事项

对于瑜伽爱好者而言，动作的正确与否，可经由老师的指导或身体的反应来确认，至于练习观念是否正确却很难予以指导。在不正确的练习观念下勉强练习，想要不受伤或坚持练习，恐怕很难。因此，在开始学习瑜伽姿势前要仔细阅读以下注意事项：

（1）认清目标，持之以恒：只有持之以恒地练习，才能收到预期的健身效果。现代人生活紧张、杂务缠身，常因意外的牵绊而中断练习。其实练习的时间不在于长而在于专注，每日进行15分钟的专注练习，即使时间较短也比每周一次长时间的练习有效得多。

（2）不要勉强，切勿急躁：瑜伽体位法只是瑜伽修炼的入门砖，虽然很重要，但不是目标，所以做任何姿势都应该按部就班，顺其自然。特别是初学者，千万不要贪图进步勉强习练某种姿势，这样会适得其反，造成伤害。我们提倡尽力就好。

（3）增强信心，不要灰心：瑜伽练习是为了养生、健身，切勿与人比较和较劲，只要自己感觉到今天比昨天有进步就是成功。刚开始练习可能感到肌肉僵硬，身体的柔软度及平衡能力不如自己想象的好，给自己多一点时间适应，不要轻易灰心，同时可以借助其他辅助支撑物或请求瑜伽老师的帮助。

（4）空腹练习：在练习姿势前，膀胱和大肠最好排空。为了保证空腹练习，应该在进食至少3小时后再练习。练习的最佳时间是在清晨和傍晚。当然，也可以在一天中的其他时间练习瑜伽。

（5）注意用鼻腔呼吸：除非老师有特别要求，否则练习时尽量用鼻腔呼吸。因为鼻黏膜和鼻毛会过滤空气中的尘土及细菌，保证吸入体内的空气质量。

（6）注重对感觉和意识的培养：开始与结束时都要学会放松，练习过程中要注意老师对感觉和意识的引导，特别关注呼吸在运动中的规律，培养专注的习惯，收获事半功倍的效果。

（7）带着心灵意识去练习：一旦感觉不舒服就应立即停止练习，并静躺几分钟。静躺时，全身放松，眼睛闭合，双脚张开，人呈"大"字形休息，手心向上，配合缓慢的呼吸，直到感觉恢复正常再继续练习，或经瑜伽老师确认后再开始练习。

（8）练习时最好备一条折叠的毛毯或大毛巾，避免使用非棉质地的瑜伽垫。

（9）练习后可以多喝水，至少半小时后再进食，并注重营养均衡。

（10）女性经期应视个人情况决定是否练习。一般而言，只要自己感觉身体状况良好，瑜伽练习并无太多限制，避免做倒立类或相对强度较大的动作练习即可。

（11）对于患有心脏病、高血压、糖尿病、椎间盘突出及其他慢性病的习练者，应当在开始练习瑜伽前征求医生的意见和建议。

（12）饮食：现代瑜伽推荐绿色食品以保证营养健康。对练习者没有特别严格的饮食规定，但提倡素食，素食有利于净化身心。同时，应注意在练习前不要吃东西，以免在体内产生气体。

五、瑜伽体位法的分类

在现代生活中，人们生活节奏快、压力大，在日常生活中或工作的间隙，在有限的时间和空间内练习几个瑜伽姿势，可以帮助缓解压力，减轻身体和精神疲劳，因而瑜伽越来越受到工作繁忙的上班族的欢迎。现代流行的瑜伽体位法有依功效分类的，比如强腰健肾类、排毒类、养颜类、瘦身类（还可根据身体部位再细分）；有按动物名称分类的，如虎式、猫式、兔式、蛇式、鹰式、犬式、鱼式、孔雀式、神猴式等；有按身体动作分类的，如前屈、后弯、扭转、平衡、倒立等；还可根据形态分为站立、坐位、仰卧、俯卧、蹲位和跪立体位法。瑜伽练习者通过组合这些不同的体位，配合其他功法的练习，创造了很多新兴的瑜伽流派，比如艾扬格瑜伽、热瑜伽等。在此，我们依照瑜伽体位法的起始动作如站立、坐姿、跪姿、俯卧、仰卧及其衍变的姿势进行了分类，其中尽量包括以上各类体位法。

第二节　站姿及其衍变的姿势

1. 山式站立

（1）体位法分类：平衡。

（2）山式站立的做法：

山式站立

❶　双脚并拢或与肩同宽，目视前方。

❷　重心均匀分布于脚掌上，脚趾扒地，双腿向内收紧，髋骨上提，略收尾骨，梳理脊柱向上延展（图5-2-1正面、侧面）。

❸　颈部伸直，微收下颌，头顶向上顶；肩胛骨略内收，肩部下沉，手臂沿体侧自然下沉。

❹　挺胸抬头，调整稳定身心，在静止状态下保持2次以上深呼吸。

❺　重复练习。

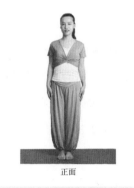
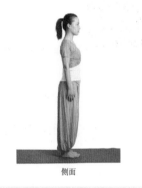

正面　　　　　　　侧面

图 5-2-1　山式站立

（3）山式站立的健身效果和注意事项。

健身效果：这个简单的练习有助于锻炼并强健脊柱，有效改善不良体态，消除臀部多余脂肪，紧实腰腿部肌肉，使内心更加坚强，提升气质。

注意事项：做此动作时，下半身要用力，尤其是尾骨要适度收缩。这样的站姿叫"上虚下实"。平衡能力较差的练习者，可选择两脚与肩同宽练习，以降低练习难度。

2. 祈祷式

（1）体位法分类：平衡。

（2）祈祷式的做法：

① 山式站立，双脚并拢，目视前方（图5-2-2①）。

② 吸气，双手由体侧抬起至胸前合十，大拇指对准胸口，双眼注视前方或闭上双眼，呼气放松。做几次深呼吸进行调整（图5-2-2②）。

③ 呼气，双手打开，经侧方放回，回复到山式站立。

（3）祈祷式的健身效果和注意事项。

健身效果：帮助收摄心神，提高注意力，平静心绪，更好地进入瑜伽状态。

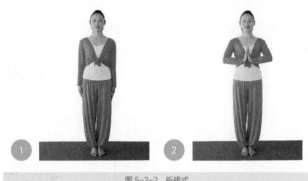

图 5-2-2 祈祷式

注意事项：平衡能力较差的练习者，可选择两脚与肩同宽的姿势进行练习以降低练习难度；也可以闭上眼睛练习，帮助精神内敛。

3. 擎天式

（1）体位法分类：平衡。

（2）擎天式的做法：

① 山式站立，双脚并拢，目视前方（图5-2-3①）。

② 吸气，双手收于腹前十指交叉，翻转手腕，双臂经前向上举起过头顶，往上提拉全身（图5-2-3②③）。

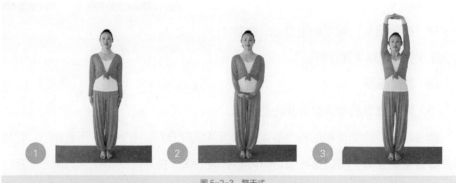

图 5-2-3 擎天式

③ 在静止状态下保持2次以上深呼吸。

④ 呼气，翻掌朝下，双手打开，双臂经前回复到山式站立。

（3）擎天式的健身效果和注意事项。

健身效果：伸展腹直肌，并舒展内脏器官；引领气血上行，可促进脊神经健康，强健全身；对于不良体态的矫正也有很大益处。

注意事项：在练习过程中将注意力集中在呼吸及两眉中间的位置，也可向上看自己的双手，保持直立状态，身体不要前倾或后仰。练习中若有不适，请放松休息。可在保持静止的过程中踮起脚后跟，以增加练习强度。

4. 风吹树干式

（1）体位法分类：侧展。

（2）风吹树干式的做法：

① 山式站立，双脚并拢，目视前方（图5-2-4①）。

② 吸气，呈擎天式（图5-2-4②）。

③ 呼气，上体向左侧展（图5-2-4③）。

风吹树干式

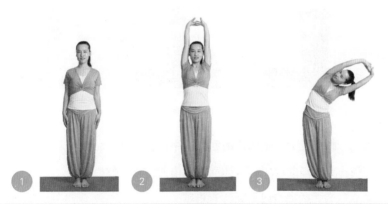

图5-2-4 风吹树干式

④ 吸气，上体收回至正中位置。

⑤ 呼气，上体向右侧展。

⑥ 吸气，上体收回至正中位置。

⑦ 重复练习。

（3）风吹树干式的健身效果和注意事项。

健身效果：增强平衡感，增强下肢尤其是脚踝的力量，在侧屈的过程中，腰部肌肉得到充分伸展，从而更好地消除腰部赘肉，减少两腰侧多余的脂肪，促进新陈代谢。

注意事项：保持下肢稳定，侧屈动作应由腰侧发力，也可用脚尖站立。有些练习者平衡有困难，这时两脚可分开与肩同宽进行练习。练习过程中始终收臀。

站立后弯式

5. 站立后弯式

（1）体位法分类：后弯。

（2）站立后弯式的做法：

❶ 山式站立，双脚并拢，目视前方（图5-2-5❶）。

❷ 双脚分开与肩同宽，吸气，双臂经前向上举过头顶，双上臂尽量贴耳，掌心相对（图5-2-5❷）。

❸ 呼气，向前推胯，臀部肌肉收紧，脊柱缓慢向后弯曲，颈部适度舒展（图5-2-5❸）。

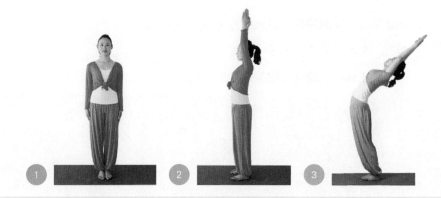

图 5-2-5　站立后弯式

❹ 吸气，腰部发力，上体逐渐回到正中位置。

❺ 呼气，双手经前放回，身体回复到山式站立，放松全身。

（3）站立后弯式的健身效果和注意事项。

健身效果：矫正驼背；强化背部肌肉和腹部肌肉；拉伸脊背和手臂，达到舒经活络的效果；使人坚强有毅力。

注意事项：尽量调整好呼吸与体位法过程的配合，动作舒缓，臀部肌肉必须用力，尤其是向后弯腰时，盆骨与大腿要用力前推。收紧大腿和臀部肌肉，这样才不会受伤。初学者练习应注意循序渐进，勿操之过急。

树式

6. 树式

（1）体位法分类：平衡。

（2）树式的做法：

❶ 山式站立，双脚并拢，目视前方（图5-2-6❶）。

❷ 身体重心转移到左腿上，屈右腿，右脚底板贴近左大腿内侧，双手胸前合十（图5-2-6❷）。

③　吸气，将双臂向上伸展过头顶，挺胸，肩部放松，收紧腹部，目视前方（图5-2-6③）。在静止状态下保持2次以上深呼吸。

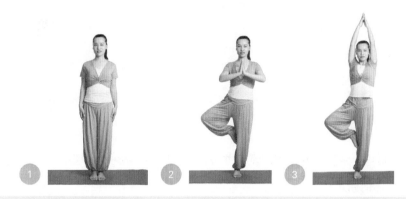

图 5-2-6 树式

④　呼气，身体逐渐收回至山式站立，放松全身。

⑤　换另一侧练习。

（3）树式的健身效果和注意事项。

健身效果：增加身体稳定性，促进身心平衡，锻炼大脑对身体的控制力，增强踝关节、膝关节的支持力量。

注意事项：平衡能力差的人开始练习时可降低抬起脚的高度。在练习过程中注意身体调整，保持身体稳定。

7. 直角式

（1）体位法分类：前屈。

（2）直角式的做法：

①　山式站立，双脚并拢，目视前方（图5-2-7①）。

②　吸气，呈擎天式（图5-2-7②）。

③　呼气，尾骨向后运动，保持背部线条平直，上体前屈与地面成直角，双眼望向地面（图5-2-7③）。在静止状态下保持2次以上深呼吸。

④　吸气，保持背部线条平直，慢慢地抬起躯干。

⑤　呼气，松开双手，回复至山式站立。

⑥　重复练习。

（3）直角式的健身效果和注意事项。

健身效果：增强腰背部力量，矫正脊柱弯度，增强脊柱健康。对于腰肌劳损的康复特别有效。

直角式

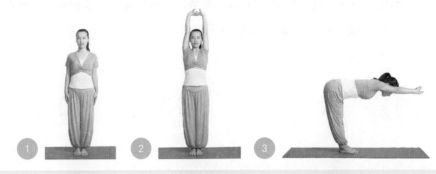

图 5-2-7　直角式

注意事项：双脚分开与肩同宽，并可微屈双膝，以减小练习强度。

8. 上体前屈式

（1）体位法分类：前屈。

（2）上体前屈式的做法：

❶ 山式站立，双脚并拢，目视前方（图5-2-8❶）。

❷ 吸气，双臂经前向上举过头顶，双上臂贴耳，全身伸展，目视前方（图5-2-8❷）。

❸ 呼气，尾骨向后运动，前屈上体，直至双手抱住双脚脚踝，试用前额触到两膝以下部位（图5-2-8❸）。在静止状态下保持2次以上深呼吸。

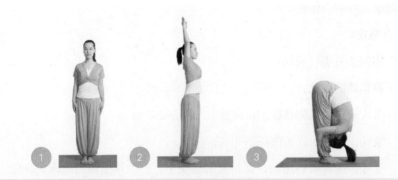

图 5-2-8　上体前屈式

❹ 吸气，双臂向前伸直，双上臂贴耳，抬头引领脊柱回复到步骤❷。

❺ 呼气，双手慢慢由前回落到体侧，回复到山式站立。

（3）上体前屈式的健身效果和注意事项。

健身效果：有助于消除腰背部疲劳，预防胃部或腹部疾病，减少腹部多余的脂肪；促进血液循环，缓解头痛及头部缺氧；锻炼脊背肌肉，加强脊神经健康；增加腿后肌群柔韧度；促进消化。

注意事项：尽量蹬直双腿，柔韧性差的人可屈膝练习，保持下肢稳定，调整好呼吸与体式过程的配合，动作尽量舒缓；血压异常、患有心脏病的人，不要尝试此练习；在减轻动作强度时可弯腰弓背起身。

9. 身躯转动式

（1）体位法分类：侧展。

（2）身躯转动式的做法：

❶ 山式站立，双脚并拢，目视前方（图5-2-9❶）。

❷ 吸气，双臂向上举过头顶，十指交叉翻转手腕向上推（图5-2-9❷）。

❸ 呼气，弯腰，上体向前倾，成直角式（图5-2-9❸）。

❹ 吸气，在保持步骤❸的基础上拉伸背部肌肉。

❺ 呼气，腰部带动身体向左侧转动（图5-2-9❹）。在静止状态下保持2次以上深呼吸。

身躯转动式

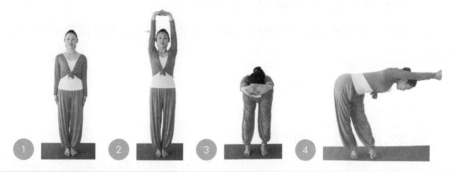

图 5-2-9　身躯转动式

❻ 吸气，回复到步骤❶。

❼ 换另一侧练习。

（3）身躯转动式的健身效果和注意事项。

健身效果：锻炼下肢的稳定性；促进身心平衡；促进体内新陈代谢。

注意事项：练习过程应舒缓均匀，转腰过程尽量保持腰背部线条平直；有基础的练习者，双脚可并拢，以增加练习难度。

10. 鸵鸟式

（1）体位法分类：前屈、倒立。

（2）鸵鸟式的做法：

❶ 山式站立，双脚并拢，目视前方（图5-2-10❶）。

鸵鸟式

② 吸气，双臂由前向上举起，双大臂贴近双耳（图5-2-10②）。

③ 呼气，上体尽量前屈，双手放于双脚两侧（图5-2-10③）。

④ 吸气，向前拉伸背部肌肉，略抬头，目视前方，双臂自然下垂，指尖触地（图5-2-10④）。在静止状态下保持2次以上深呼吸。

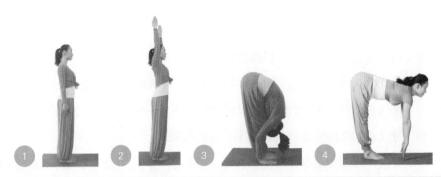

图5-2-10 鸵鸟式

⑤ 呼气，双手自然放于脚两侧，放松全身。

⑥ 吸气，手肘伸直，双大臂贴近耳，腰背部发力使身体回到步骤②所示姿势。

⑦ 呼气，双臂经前向下回到山式站立。

⑧ 重复练习。

（3）鸵鸟式的健身效果和注意事项。

健身效果：刺激脊神经，促进全身血液循环，加强脊神经健康；使颈部和背部肌群更加有力；增强腿后韧带柔韧性；缓解头痛，有振奋精神的作用；利于疏解身心压力。

注意事项：动作舒缓，尽量调整好呼吸与体位法练习过程的配合；有血压异常或患有眩晕症、心脏病的人，不要尝试此练习。在静止的过程中也可双手放于双脚下，以增加练习强度。

双角二式

11. 双角二式

（1）体位法分类：前屈、倒立。

（2）双角二式的做法：

① 山式站立。双手于背后十指交叉（图5-2-11①）。

② 吸气，收紧肩胛骨，抬高双臂，伸直手肘（图5-2-11②）。

③ 呼气，保持步骤②的姿势，上体前屈（图5-2-11③）。在静止状态下保持2次以上深呼吸。

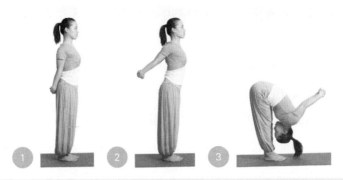

图 5-2-11 双角二式

④ 吸气，腰背部发力使身体回到步骤②所示姿势。

⑤ 呼气，松开双手，回到山式站立。重复练习。

（3）双角二式的健身效果和注意事项。

健身效果：矫正驼背；有利于缓解腰背部和头部的疼痛，消除身体疲劳；有效减少颈部皱纹。

注意事项：运动过程中保持腰背平直。

12. 半莲花前屈式

（1）体位法分类：前屈、倒立。

（2）半莲花前屈式的做法：

① 山式站立，双腿并拢，目视前方（图 5-2-12①）。

② 重心逐渐转移到右腿，屈左腿，将左脚背放于右大腿根处（图 5-2-12②）。

③ 吸气，双臂经前向上举过头顶，双大臂贴耳，伸展全身，保持身体稳定，目视前方（图 5-2-12③）。

④ 呼气，弯腰，上体前屈，顺势将双手放于垫子上（图 5-2-12④⑤）。在静止状态下保持2次以上深呼吸，每次呼气时试用前额触到右膝以下部位。

半莲花前屈式

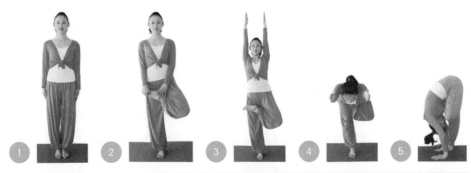

图 5-2-12 半莲花前屈式

⑤ 吸气，双臂向前伸直，双大臂贴耳，下肢稳定，腰背部发力带动上体回复到步骤❸的姿势。

⑥ 呼气，双臂回到体侧，同时左脚回落，身体回复到山式站立。

⑦ 换另一侧练习。

（3）半莲花前屈式的健身效果和注意事项。

健身效果：有助于发展平衡意识和注意力；消除腰背部疲劳，预防胃部或腹部疾病，减少腹部多余的脂肪；促进血液循环，缓解头痛及头部缺氧现象；增强腿后肌群柔韧度；促进消化，消除便秘。

注意事项：支撑腿尽量伸直，柔韧性差的人可屈膝进行；保持下肢稳定；调整好呼吸与体位法练习过程的配合，动作舒缓；有血压异常、患有心脏病的人，不要尝试此练习；动作中减轻强度时可弓腰弓背起身。

屈膝飞翔扭转式

13. 屈膝飞翔扭转式

（1）体位法分类：平衡。

（2）屈膝飞翔扭转式的做法：

① 山式站立，双腿并拢，目视前方（图5-2-13①）。

② 吸气，双臂由侧打开至侧平举，掌心朝下（图5-2-13②）。

③ 呼气，弯曲双膝，保持背部平直脊柱向左扭转，双臂顺势环抱身体两侧，眼睛看向斜上方（图5-2-13③④）。在静止状态下保持2次以上深呼吸。

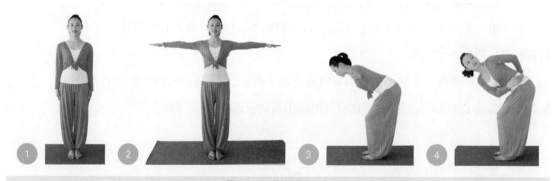

图 5-2-13　屈膝飞翔扭转式

④ 吸气，保持屈膝状态上体收回至正中位置，双臂收回至体侧平举。

⑤ 呼气，身体向另一侧扭转。在静止状态下保持2次以上深呼吸。

⑥ 吸气，上体收回至正中位置，延长吸气，身体逐渐回复到山式站立。

（3）屈膝飞翔扭转式的健身效果和注意事项。

健身效果：增加踝关节、膝关节力量，增强腰背部肌肉力量，减少腰部两侧赘肉；按摩腹腔内脏器，有效增加肠胃蠕动，助消化，排出体内毒素；充分活动肩颈，增加肩颈部血液循环，有效预防肩周炎、颈椎病。

注意事项：腰椎错位患者慎做此练习；在做两侧的扭转练习时，注意后腰背要保持平直且由后腰背发力，保持胸廓舒张。

14. 舞王式

（1）体位法分类：平衡。

（2）舞王式的做法：

① 山式站立，双腿并拢，目视前方（图5-2-14①）。

② 重心逐渐转移到左腿，向后弯曲右腿，右手从后抓住右脚脚踝（图5-2-14②）。

③ 吸气，左手臂经前向上抬起，左大臂贴耳，掌心朝内，向上舒展身体（图5-2-14③）。

④ 呼气，向上充分抬起右大腿至最高点，左手臂放低与地面平行，尽量保持身体躯干与地面平行（图5-2-14④）。在静止状态下保持2次以上深呼吸。

舞王式

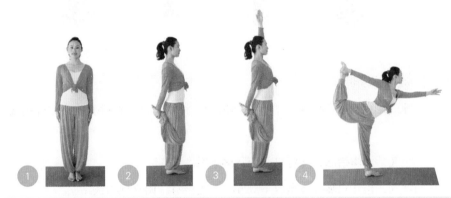

图 5-2-14 舞王式

⑤ 吸气，身体回复至正中位置。

⑥ 呼气，手臂放回体侧，身体还原至步骤①的姿势。

⑦ 换另一侧练习。

（3）舞王式的健身效果和注意事项。

健身效果：这一难度较高的平衡动作可以提升身体平衡力；充分调动腰、腹和臀部力量来维持平衡，可减少这些部位的脂肪堆积；促进肠蠕动，有助于消化。

注意事项：尽量使动作保持的时间越来越长，两侧练习时间要相同；尽量保持好呼吸；动作缓慢；初学者若平衡感不好，可逐渐降低伸展手臂的高度，反复练习效果会更好。

鹰式

15. 鹰式

（1）体位法分类：平衡。

（2）鹰式的做法：

❶ 山式站立，双腿并拢，目视前方（图5-2-15❶）。

❷ 调整身体重心转移到左腿上，右腿抬离地面，屈右腿，右腿环绕左腿，右脚面勾住左小腿内侧，重心下沉（图5-2-15❷）。

❸ 双臂经侧平举，向前于胸前交叉，左臂在上右臂在下，屈肘使小臂环绕（图5-2-15❸正、侧）。

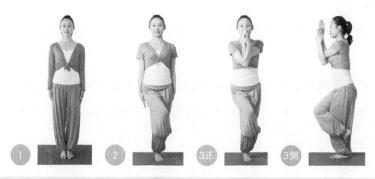

图 5-2-15 鹰式

❹ 吸气，挺胸。

❺ 呼气，保持背部线条平直，上体前倾，目视前方。在静止状态下保持2次以上深呼吸。

❻ 吸气，上体抬起，双臂打开至身侧平举。

❼ 呼气，松开双腿并缓慢放下双臂，放松全身，回复到山式站立。

❽ 换另一侧练习。

（3）鹰式的健身效果和注意事项。

健身效果：锻炼身体的控制力，增强身体稳定性，促进身心平衡，增加踝关节、膝关节的支撑力量。

注意事项：平衡能力差的人开始练习时可降低抬起脚的高度。练习过程中注意调整身体重心，以保持身体稳定。

幻椅式

16. 幻椅式

（1）体位法分类：平衡。

（2）幻椅式的做法：

❶ 山式站立，双腿并拢或与肩同宽（图5-2-16❶）。

❷ 吸气，双臂由前向上举起，双手食指相触，其余手指交叉相握，双大臂尽量贴耳，收腹提臀，目视前方（图5-2-16❷）。

❸ 呼气，弯曲膝盖，重心下沉，同时上体自然前倾，拉伸背部，目视前方（图5-2-16❸）。在静止状态下保持2次以上深呼吸。

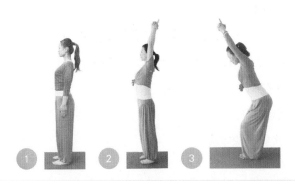

图5-2-16　幻椅式

❹ 吸气，蹬直膝盖，身体慢慢回复至山式站立。

（3）幻椅式的健身效果和注意事项。

健身效果：使两腿更强健，锻炼平衡感，并矫正不良体态。增强双踝力量，强壮腹部及背部肌肉。

注意事项：在步骤❸保持静止的过程中，大腿腿面可尽量向下与地面平行，以增加练习强度。

17. 幻椅扭转式

（1）体位法分类：平衡、扭转。

（2）幻椅扭转式的做法：

幻椅扭转式

❶ 以幻椅式步骤❸为起始动作。

❷ 吸气，调整身体状态。

❸ 呼气，向左侧扭转脊柱，同时屈双肘，右肘抵于左膝外侧，双小臂在同一直线上，目视斜上方（图5-2-17）。在静止状态下保持2次以上深呼吸。

❹ 吸气，身体回复至幻椅式步骤❶的姿势。

❺ 换另一侧练习。

（3）幻椅扭转式的健身效果和注意事项。

健身效果：锻炼腰背部肌肉力量，有效增加肠胃蠕动，助消

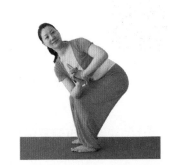

图5-2-17　幻椅扭转式

化，排出体内毒素。

注意事项：腰椎错位者禁止做此练习；在进行扭转练习时，注意由后腰背发力。

金字塔式

18. 金字塔式

（1）体位法分类：前屈、倒立。

（2）金字塔式的做法：

❶ 山式站立，双腿并拢或与肩同宽（图5-2-18❶）。

❷ 吸气，双腿分开略大于2倍肩宽，使双脚在同一直线上，双臂于背后合十，肩胛骨内收，目视前方（图5-2-18❷正、背）。

❸ 呼气，弯腰俯身，达到自己的最大限度，伸展颈部（图5-2-18❸❹）。在静止状态下保持2次以上深呼吸。

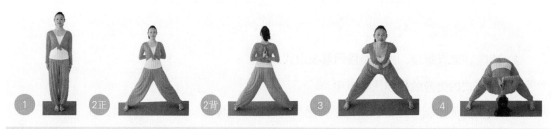

图5-2-18 金字塔式

❹ 吸气，腰背部发力，使身体回复至正中位置。

❺ 呼气，双臂放回体侧，双腿收回至山式站立。重复练习。

（3）金字塔式的健身效果和注意事项。

健身效果：增加头部血流量，伸展骨盆和腿后肌群。

注意事项：患有高血压或低血压的病人、晕眩症患者、经期女性勿做此练习；头部受过伤的人在征得医生同意后方可做此练习。

三角伸展式

19. 三角伸展式

（1）体位分类：侧展。

（2）三角伸展式的做法：

❶ 山式站立，双脚并拢，目视前方（图5-2-19❶）。

❷ 吸气，双腿侧分开略大于2倍肩宽，使双脚在同一条直线上；同时双臂打开至侧平举，掌心朝下；右脚外展90°，左脚略微内扣，髋部朝正前方，目视前方（图5-2-19❷）。

③ 呼气，腰部带动上体向右侧平移，延长呼气，上体向下，保持手臂在一条直线上，转头，目视上举手指尖的方向（图5-2-19③④）。在静止状态下保持2次以上深呼吸。

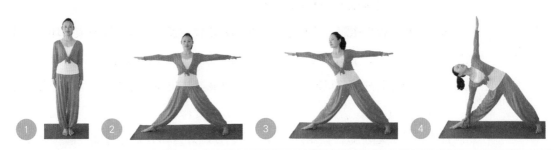

图 5-2-19 三角伸展式

④ 吸气，手臂引领身体，腰侧发力拉动上体回复到正中位置，右脚转回。

⑤ 呼气，双臂放回体侧，双脚收回至山式站立。

⑥ 换另一侧练习。

（3）三角伸展式的健身效果和注意事项。

健身效果：减少腰部脂肪，美化腰部线条；增加下肢力量和稳定性；同时促进肠胃蠕动，增强身体新陈代谢机能，有利于缓解便秘；还可减轻关节疼痛、坐骨神经痛。

注意事项：集中注意力伸展脊柱；在动作过程中始终保持双臂、上身、双腿在同一平面内。

20. 三角伸展扭转式

（1）体位法分类：侧展。

（2）三角伸展扭转式的做法：

① 以右侧三角伸展式为起势（图5-2-20①）。

② 吸气，调整背部形态。

③ 呼气，左臂经前向下放于右脚外侧，右臂经侧上举，双臂在同一直线上，转头目视右手（图5-2-20②）。在静止状态下保持2次以上深呼吸。

④ 呼气，右臂收回，左臂上举回复至右侧三角伸展式。

三角伸展扭转式

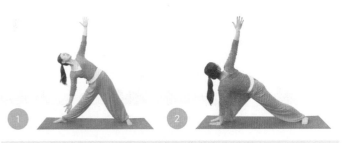

图 5-2-20 三角伸展扭转式

⑤ 吸气，左臂引领身体，腰侧部发力拉动上体回到正中位置，右脚转回。

⑥ 呼气，双臂放回体侧，双脚收回至山式站立。

⑦ 换另一侧练习。

（3）三角伸展扭转式的健身效果和注意事项。

健身效果：伸展跟腱，增加下肢力量和稳定性；促进脊柱下部血液循环，充分锻炼了全身的力量、平衡、协调性；减少腰部脂肪，美化腰部线条；同时促进肠胃蠕动，增强身体新陈代谢机能，有利于缓解便秘，排出体内毒素。还可减轻关节疼痛、坐骨神经痛。

注意事项：逐步做，控制好呼吸节奏，控制好身体并避免摔倒。静止时充分舒展身体，保持稳定；集中注意力伸展背部肌肉；在动作过程中始终保持双臂、上体、双腿在同一平面内。

三角侧伸展式

21. 三角侧伸展式

（1）体位法分类：侧展。

（2）三角侧伸展式的做法：

① 山式站立，双脚并拢，目视前方（图5-2-21①）。

② 吸气，双腿侧打开略大于2倍肩宽，使双脚在同一条直线上；同时双臂打开至侧平举，掌心朝下；右脚外转90°，左脚略微内扣，髋部朝正前方，目视前方（图5-2-21②）。

③ 呼气，弯曲右膝，直至大腿和小腿呈90°，同时腰部带动上体向右侧平移，延长呼气，向右侧弯腰，保持手臂在一条直线上，转头，目视向上举起的左手的指尖（图5-2-21③④）。在静止状态下保持2次以上深呼吸。

④ 吸气，腰侧发力拉动上体回复到正中位置，然后蹬直右膝。

⑤ 呼气，双臂放回体侧，双腿收回至山式站立。

⑥ 换另一侧练习。

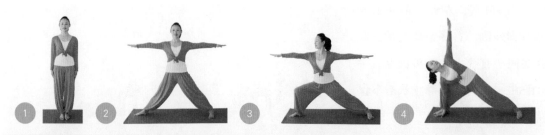

图 5-2-21 三角侧伸展式

（3）三角侧伸展式的健身效果和注意事项。

健身效果：减少腰部脂肪，美化腰部线条；增加下肢力量和稳定性；促进腹部和脊椎的血液循环，增强活力；还可减轻关节疼痛和坐骨神经痛。

注意事项：集中注意力伸展背部肌肉；在动作过程中始终保持双臂、上体、双腿在同一平面内。待习练者能力加强后，可将上举手臂与后蹬腿形成一条直线并拉伸，并可进一步练习三角侧伸展扭转式。

22. 骑马式

（1）体位法分类：后弯。

（2）骑马式的做法：

① 山式站立，双脚并拢，站立于垫子前端（图5-2-22①）。

② 吸气，向上展臂（图5-2-22②）。

③ 呼气，上体前屈，左腿向后蹬直，膝盖、脚背着垫（图5-2-22③④）。

④ 吸气，挺胸，延展颈部肌肉，头向上顶，双手指尖触垫，目视前方（图5-2-22⑤）。在静止状态下保持2次以上深呼吸。

⑤ 呼气，俯身向下。向前收回左腿。

⑥ 换另一侧练习。

进阶式：

在练习步骤④动作时，延长吸气，上体向上直立，重心在双腿之间，双臂自然垂放于身体两侧，目视前方（图5-2-22⑥）。

骑马式

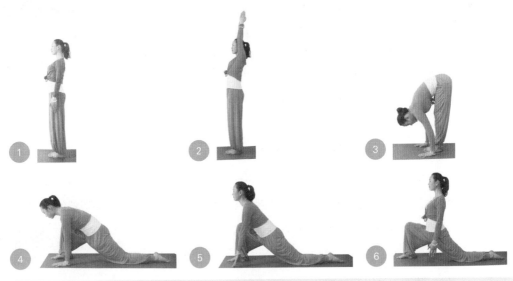

图 5-2-22 骑马式

（3）骑马式的健身效果和注意事项。

健身效果：增加膝关节、髋关节灵活性；增加手腕关节、肩关节的支撑力量；改善背部柔韧性与线条。

注意事项：在练习步骤❸动作时，前支撑腿膝盖不应超过脚尖，后支撑腿尽量伸展，重心在双腿之间。

战士一式

23. 战士一式

（1）体位法分类：平衡。

（2）战上一式的做法：

❶ 山式站立，双脚并拢，目视前方（图5-2-23❶）。

❷ 双腿分开略大于2倍肩宽，使两脚跟在一条直线上，右脚外展90°，左脚略微内扣，同时上体向右转90°，吸气，双臂经体侧向上于头顶食指相触，其余手指交叉相握，目视前方（图5-2-23❷❸）。

❸ 呼气，屈右腿，右大腿尽量与地面平行，保持左腿蹬直，目视前方（图5-2-23❹）。在静止状态下保持2次以上深呼吸。

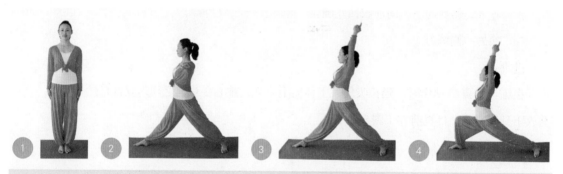

图5-2-23 战士一式

❹ 吸气，蹬直右膝，同时转体面向正前方。

❺ 呼气，双臂放回体侧，收回双腿回复至山式站立。

❻ 换另一侧练习。

（3）战士一式的健身效果和注意事项。

健身效果：调节身体的机能；加强关节如肩膀、髋部、脚踝力量，提高身体稳定性；经常练习这个姿势可以稳定呼吸，提升自信心，提高集中精神的能力。

注意事项：心脏病患者或身体虚弱的人要小心练习；初学者应该循序渐进地练习，刚开始时可以根据身体的情况来调整弯曲的角度，但一定要注意，腿部弯曲时，膝盖不可以超过脚趾。

24. 战士二式

（1）体位法分类：平衡。

（2）战士二式的做法：

① 山式站立，双脚并拢，目视前方（图5-2-24①）。

② 双腿分开略大于2倍肩宽，使双脚脚跟在同一条直线上。右脚脚尖向外转动90°，左腿略微内扣。吸气，双臂体侧平举，掌心朝下（图5-2-24②）。

③ 呼气，弯曲右膝至右大腿与地面平行，左腿蹬直，转头目视右手指尖的方向（图5-2-24③④）。在静止状态下保持2次以上深呼吸。

战士二式

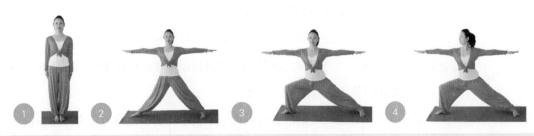

图5-2-24 战士二式

④ 吸气，慢慢蹬直右膝。

⑤ 呼气，双臂放回体侧，双腿收回至山式站立。

⑥ 换另一侧练习。

（3）战士二式的健身效果和注意事项。

健身效果：加强大腿内侧柔韧性与腿部力量，有益于双腿、背部和腹部健康。

注意事项：运动过程中指尖尽量向两端延展，保持肩关节的舒展。

25. 战士三式

（1）体位法分类：平衡。

（2）战士三式的做法：

① 山式站立，双脚并拢，目视前方（图5-2-25①）。

② 吸气，双臂举过头顶，食指相对，其余手指交叉相握，双大臂贴耳，将重心转移至左腿（图5-2-25②）。

③ 呼气，身体逐渐前倾，手臂、躯干与同时抬起的右腿保持在同一直线上（图5-2-25③④）。在静止状态下保持2次以上深呼吸。

④ 吸气，逐渐收回身体至山式站立。

⑤ 换另一侧练习。

战士三式

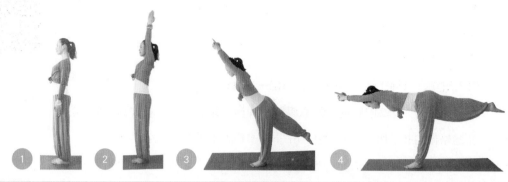

图 5-2-25　战士三式

（3）战士三式的健身效果和注意事项。

健身效果：优秀的战士是一个双腿强壮、站姿雄健、意志坚定的战士。该体式通过此平衡性的练习，将机体的神经系统和肌肉系统更精确地衔接；促使练习者坚定意志力，集中注意力，促使专注力提高。

注意事项：缓慢进行，初学者可以将双手放在胸前，注意力集中，在保持静止的过程中，尽量使上体与双臂保持在一个平面内。

26. 半月式

（1）体位法分类：平衡。

（2）半月式的做法：

① 先按步骤完成右侧三角侧伸展式（图5-2-26①）。

② 视线转向右脚脚尖前方约30厘米位置，收回左手放于同侧髋部（图5-2-26②）。

③ 右手往前面视线焦点移去，使重心前移至右脚，左脚离地，右膝盖慢慢蹬直，保持身体稳定，右手指尖触地，向左侧转动身体。吸气，打开左臂向上伸展，与右臂呈一条直线。保持平衡，转头目视左手（图5-2-26③④）。在静止状态下保持2次以上深长而平稳的呼吸。

④ 呼气，依次退回至山式站立。

⑤ 换另一侧练习。

（3）半月式的健身效果和注意事项。

健身效果：提升平衡感和专注力，增强身体的控制力；增加脊椎柔韧性，缓解背痛；增强脊柱的下段、双髋部以及腿部肌肉力量；消除腰侧、臀部外侧及大腿外侧多余的脂肪；舒缓坐骨神经痛，强壮神经系统；促进消化和排泄。

半月式

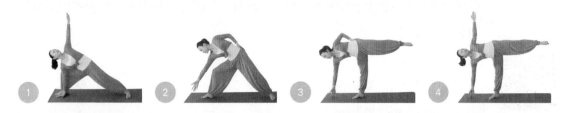

图 5-2-26　半月式

注意事项：手若难以按着地面，可垫上一块瑜伽砖以降低练习难度；头痛、眼疾、腹泻、静脉曲张、失眠等患者，请暂时不要做此姿势；高血压患者，在练习步骤❹时不要转头向上看。

27. 铲斗式

（1）体位法分类：前屈。

（2）铲斗式的做法：

铲斗式

❶　山式站立，双脚并拢，目视前方（图 5-2-27❶）。

❷　两脚分开与肩同宽，吸气，两臂上举，手腕放松，双手自然垂落（图 5-2-27❷）。

❸　呼气，以髋为轴，上体前屈向下，两手臂随着上体自然在两腿间来回摆动（图 5-2-27❸❹）。

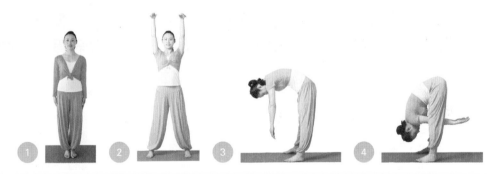

图 5-2-27　铲斗式

❹　吸气，腰背发力，双臂引领上体向上伸展。

❺　呼气，手臂收回至体侧，呈山式站立。

（3）铲斗式的健身效果和注意事项。

健身效果：有效调理各内脏器官功能，使血液流向大脑，消除神经的紧张，迅速缓解脑部疲劳；充分伸展全身肌肉，可放松腰部、肩背部、腹部、腿部。

注意事项：尽量让每一个步骤中的动作和呼吸过程配合好；患有高血压或低血

压的病人、晕眩患者、经期女士勿做此练习，头部受过伤者须在征得医生同意后方可做此练习。

侧斜板式

28. 侧斜板式

（1）体位法分类：平衡。

（2）侧斜板式的做法：

① 山式站立，位于垫子前端，双脚分开与肩同宽，目视前方（图5-2-28①）。

② 吸气，挺胸抬头。

③ 呼气，上体前屈，双手撑地向后蹬直双腿，呈斜板式（图5-2-28②③④）。

④ 整个身体向右倾斜，仅靠右手和右脚支撑。左脚叠放在右脚上，右脚外侧应该牢牢地蹬在垫子上，左手放于体侧，身体挺直，保持平衡（图5-2-28⑤）。

⑤ 吸气，左臂由侧向上伸展，转头目视左手指尖（图5-2-28⑥⑦）。在静止状态下保持2次以上深呼吸。

⑥ 换另一侧练习。

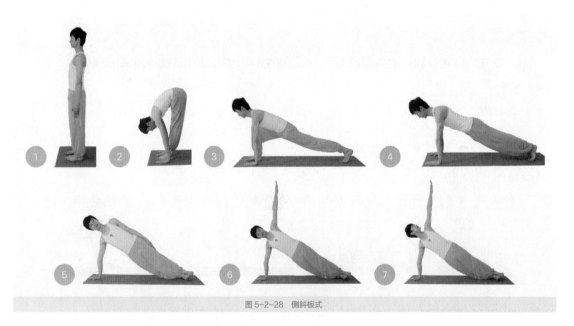

图 5-2-28 侧斜板式

（3）侧斜板式的健身效果和注意事项。

健身效果：此式可增强手腕力量，锻炼肩部、背部、臀部、腿部肌肉控制力；调节神经系统，增强身心控制力，增强自信心。

注意事项：在步骤⑤保持静止时如果感到困难，可先将叠放在上方的腿放在下方支撑腿的前面；初学者也可靠近墙壁练习，使脚内侧抵住墙，帮助保持身体平衡。

29. 鹤禅式

鹤禅式

（1）体位法分类：平衡。

（2）鹤禅式的做法：

❶ 山式站立，双脚与肩同宽（图5-2-29❶）。

❷ 吸气，向上展臂。

❸ 呼气，上体前屈，双掌落于脚趾前方（图5-2-29❷）。

❹ 吸气，身体重心前移落于前脚掌上（图5-2-29❸）。

❺ 呼气，屈双膝抵向腋下，微屈双肘，贴向双膝，重心前移至双掌上直至双脚尖逐渐离地，控制整个身体，尾骨向上提，保持平衡与稳定（图5-2-29❹），在静止状态下保持2次以上深长呼吸。

❻ 呼气，依次回复到山式站立。

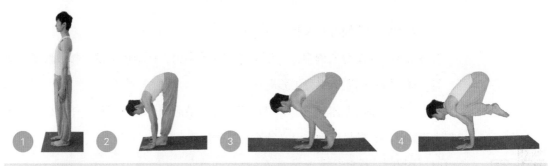

图 5-2-29 鹤禅式

（3）鹤禅式的健身效果和注意事项。

健身效果：改善血液循环，增加平衡力；强壮双臂、双腕和腿部肌肉力量；有助于协调神经系统平衡发展，增强神经系统的稳定性。

注意事项：此式具有一定危险性，初学者或者是旁边没有人保护的练习者最好不要练习。高血压、脑血栓、心脏病、严重背痛患者，经期女性不宜练习此式。在步骤❺的支撑时间以自己的感觉为准，切记不要勉强。

30. 双手蛇式

双手蛇式

（1）体位法分类：平衡。

（2）双手蛇式的做法：

❶ 山式站立（图5-2-30❶）。

❷ 两腿分开约半米宽，屈膝下蹲，双手放于双膝之间，手掌撑地屈双肘，左腿放在左上臂上端外侧，同样把右腿放在右上臂上端外侧（图5-2-30❷）。

③ 呼吸调整，臀部上提，只用双手撑地，重心向前，双脚逐渐抬离地面，双腿伸直，控制全身（图5-2-30③④）。在静止状态下保持2次以上深呼吸。

④ 呼气，屈双膝，臀部回落至垫面，慢慢放下双脚，身体逐渐回复到步骤①的姿势。

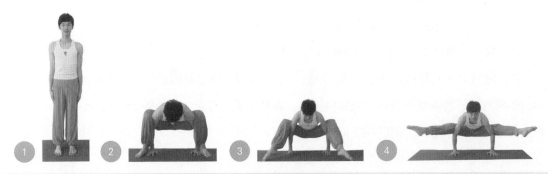

图 5-2-30　双手蛇式

（3）双手蛇式的健身效果和注意事项。

健身效果：使全身肌肉强健，增强身体的控制力；调节内分泌；按摩腹部、骶部、胃、肾、脾；刺激胰腺分泌胰岛素。

注意事项：练习基本体位时正常呼吸，练习最后动作时可以屏气于体内；练习过程中颈部舒展，做最后动作时必须小心，避免失去平衡。

手拉脚单腿直立式

31. 手拉脚单腿直立式

（1）体位法分类：平衡。

（2）手拉脚单腿直立式的做法：

① 山式站立，双脚分开与肩同宽，目视前方（图5-2-31①）。

② 重心转移到左腿上，屈右腿，右手抓住右脚脚趾，目视前方（图5-2-31②）。

③ 吸气，放松双肩。

④ 调整呼吸，向前伸直右腿，目视前方（图5-2-31③）。在静止状态下保持2次以上深呼吸。

⑤ 调整呼吸，放松右腿，返回至山式站立。

⑥ 换另一侧练习。

（3）手拉脚单腿直立式的健身效果和注意事项。

健身效果：有效加强身体的稳定性与控制力，增强腿后韧带柔韧性，提升意识的专注性与集中性，增强毅力。

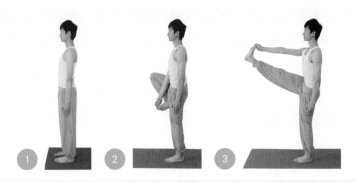

图 5-2-31　手拉脚单腿直立式

注意事项：在步骤❹保持静止的过程中，注意支撑腿膝盖不要弯曲。

32. 神猴哈努曼式

（1）体位法分类：后弯。

（2）神猴哈努曼式的做法：

❶　山式站立，双脚分开与肩同宽，目视前方（图5-2-32❶）。

❷　呼气，向下弯曲上身，手掌撑地，用双手支撑身体的重量，屈膝同时左脚向后伸展，双腿慢慢地前后分开，使双腿和臀部压向地面，把身体的重量放在双手上（图5-2-32❷❸）。

❸　双腿伸直，坐在垫子上，双手抬起胸前合十，保持此姿势以舒适为准（图5-2-32❹）。在静止状态下保持2次以上深呼吸。

❹　收回左腿，身体逐渐回复至山式站立。

❺　换另一方向练习。

（3）神猴哈努曼式的健身效果和注意事项。

健身效果：使腿、髋部的柔韧性和血液循环得以加强，按摩腹腔器官，加强生殖系统功能。

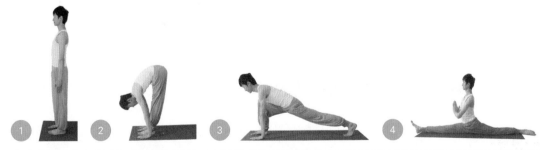

图 5-2-32　神猴哈努曼式

注意事项：掌握此式需要一些时间，练习时使臀部尽量贴近垫面，前腿的膝关节后部和后腿的膝关节都应该贴靠垫面；坐骨神经痛、疝气、髋关节错位患者禁止做此练习。

33. 天鹅式

（1）体位法分类：平衡。

（2）天鹅式的做法：

❶ 山式站立，双脚分开与肩同宽，目视前方。

❷ 呼气，屈膝并向下弯曲上身，手掌撑地，指尖朝向脚后跟方向（图5-2-33❶）。

❸ 屈双肘，双肘抵住胃部，上体向前倾斜，双腿依次向后伸展，并逐渐抬离垫面，抬头，保持平衡（图5-2-33❷❸）。在静止状态下保持2次以上深呼吸。

❹ 呼气，头和双脚回落垫面，双膝在双手旁，身体重心从双肘移开，抬起双手和头，身体逐渐回复至山式站立，放松。

❺ 重复练习。

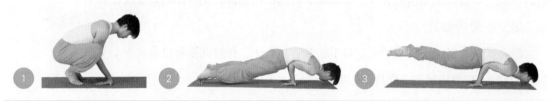

图5-2-33 天鹅式

（3）天鹅式的健身效果及注意事项。

健身效果：改善腹部的血液循环，促进消化，防止毒素在体内堆积；还可使肘部、前臂和手腕强健。

注意事项：胃溃疡、十二指肠溃疡、高血压、疝气或服用抗生素后血管过度扩张的患者不应练习此式。此式为孔雀式的良好准备式，如果感觉不舒服时要停止练习。

第三节 坐姿及其衍变的姿势

坐柱式

1. 坐柱式

（1）坐柱式的做法：

❶ 坐在垫子的一端，双腿并拢向前伸直，双手放于身体两侧或双大腿上侧

（图5-3-1）。

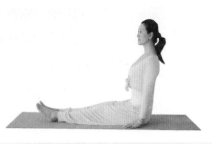

❷　腰背立直，挺胸，双肩下沉，下颌略收，头向上顶，目视前方。

（2）坐柱式的健身效果和注意事项。

健身效果：结合呼吸法，增强背部与腿部力量，有助于促进人体新陈代谢，排出体内毒素。

图5-3-1　坐柱式

注意事项：初学者可以在臀下垫上小坐垫，便于保持身体的稳定与舒适。

2. 向上展臂式

（1）体位法分类：平衡。

（2）向上展臂式的做法：

向上展臂式

❶　以盘腿坐姿坐于垫子上，双手置于双膝上，立腰、挺胸抬头，伸展颈部、下颌收起，双肩下沉，目视前方（图5-3-2❶）。

❷　吸气，双臂经前至上平行举起，掌心相对，大臂贴耳，手指指向天空，过程中腰背立直，脊柱向上延展，略微抬头仰下颌（图5-3-2❷~❹）。

❸　呼气，双臂放松回落至双膝上。

❹　重复练习。

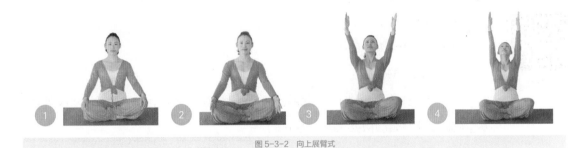

图5-3-2　向上展臂式

（3）向上展臂式的健身效果和注意事项。

健身效果：充分地伸展双臂和背部，有助于保持身体的良好姿态；增加自信心。

注意事项：在练习步骤❷时注意背部要始终保持立直状态。

3. 安神式

（1）体位法分类：平衡。

（2）安神式的做法：

安神式

❶ 以任意坐姿坐于垫子上（图5-3-3❶）。

❷ 吸气，双臂经侧向上举起，于头顶十指交叉翻转手腕向上推，大臂贴耳，目视前方（图5-3-3❷）。

❸ 呼气，低头，下巴尽量贴近锁骨，放松颈部后侧和背部肌肉（图5-3-3❸）。在静止状态下保持2次以上深呼吸。

❹ 吸气，抬头，目视前方。

❺ 呼气，松开双手，回复至坐柱式。

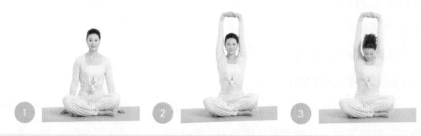

图5-3-3 安神式

（3）安神式的健身效果和注意事项。

健身效果：帮助安定神经系统，净化心灵；滋养脊神经，使头脑保持清醒状态。

注意事项：在步骤❸静止时保持时间应根据练习者自身情况而定。

4. 全蝶式

（1）体位法分类：前屈。

（2）全蝶式的做法：

全蝶式

❶ 以坐柱式坐于垫上，屈膝将两脚底板相对。双手十指交叉抱住双脚脚背，尽量将脚后跟靠近会阴处（图5-3-4❶）。

❷ 吸气，向上伸直脊柱，挺胸，沉肩，下颌微收。膝盖压向垫面。

❸ 呼气，腰部发力身体向前向下屈曲，尽量用前额触及垫子（或鼻尖触及脚尖）（图5-3-4❷❸）。在静止状态下保持2次以上深呼吸。

❹ 吸气，腰背发力，抬头仰下颌引领身体逐渐回到坐柱式。

❺ 重复练习。

（3）全蝶式的健身效果和注意事项。

健身效果：美化腰、背、颈、肩等部位；按摩腹部内脏器官，排出体内毒素，对于经期妇女可以起到活血调经的作用；预防和缓解坐骨神经痛，预防腿部静脉曲张；美肤健体，改善肤色萎靡暗淡的状况。

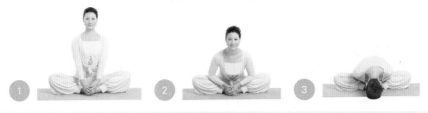

图 5-3-4 全蝶式

注意事项：双腿打开幅度依据髋关节的开度为准，上体前屈，抵住大腿借力，可以帮助展开髋部。

5. 坐姿侧展式

（1）体位法分类：前屈。

（2）坐姿侧展式的做法：

① 坐柱式坐于垫上（图5-3-5①）。

② 左腿向左侧打开，向内屈右腿，右脚掌底置于左大腿内侧（图5-3-5②）。

③ 吸气，双臂于体侧平举，掌心朝下（图5-3-5③）。

④ 呼气，上体向左侧伸展，左肘弯曲下沉，尽量将左肩靠近左膝，翻转右臂至大臂贴耳，右手触碰左脚脚尖，目视斜上方（图5-3-5④⑤）。在静止状态下保持2次以上深呼吸。

坐姿侧展式

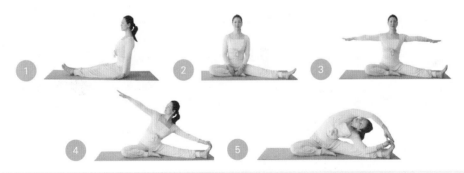

图 5-3-5 坐姿侧展式

⑤ 吸气，腰侧发力，右臂伸直引领身体逐渐回复到步骤③姿势。

⑥ 呼气，手臂回落，双腿收回至坐柱式。

⑦ 换另一侧练习。

（3）坐姿侧展式的健身效果和注意事项。

健身效果：减除腰部两侧及大腿区域多余脂肪，使腿形更加健美修长；增强全身的柔韧性。

注意事项：在步骤❹每次呼气时尽量向上翻转上体。

6. 坐广角伸背式

坐广角伸背式

（1）体位法分类：前屈。

（2）坐广角伸背式的做法：

❶ 坐柱式坐于垫上（图5-3-6❶）。

❷ 据身体的柔韧度向侧打开双腿，双膝朝上（图5-3-6❷）。

❸ 吸气，双臂经前至上平行举起，大臂贴耳，掌心相对，同时腰背立直，目视前方（图5-3-6❸）。

❹ 呼气，腰背发力，上体向前向下伸展，双手置于体前（图5-3-6❹）。

❺ 吸气，立腰、挺胸，脊背向上延展（图5-3-6❺）。

❻ 呼气，双手伸向身体的最远端，腹部、胸部、下巴依次贴在地板上（图5-3-6❻）。在静止状态下保持2次以上深呼吸。

❼ 吸气，抬头，腰背发力，双臂上举引领身体回到正中位置。

❽ 呼气，手臂回落，同时双腿收回至坐柱式。

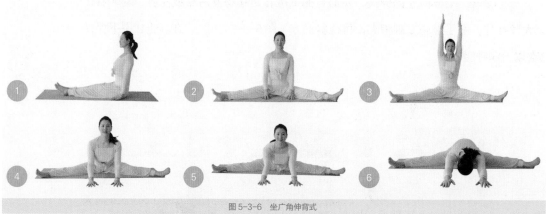

图5-3-6　坐广角伸背式

（3）坐广角伸背式的健身效果和注意事项。

健身效果：充分打开髋部的关节；充分伸展大腿内侧及背后的肌肉韧带，增强其柔韧性。

注意事项：勉强打开双腿会拉伤肌肉，应量力而为；在动作过程中尽量蹬直脚跟，以免膝盖内侧疼痛。

7. 半鱼王一式

半鱼王一式

（1）体位法分类：扭转。

（2）半鱼王一式的做法：

① 以坐柱式坐于垫上（图5-3-7①）。

② 弯曲双膝，将右脚置于左腿下，右膝朝前方（图5-3-7②）。

③ 将左腿跨过右腿，左脚放于右膝外侧（图5-3-7③）。

④ 吸气，右臂经前向上伸展，大臂贴耳，同时脊柱立直，挺胸，目视前方（图5-3-7④）。

⑤ 呼气，右肘抵于左膝外侧，立掌，掌心朝内（图5-3-7⑤）。

⑥ 吸气，左臂放于身体后侧，指尖触地，右小臂放于左大腿外侧，同时上体向左扭转，立腰、挺胸，转头目视斜后方（图5-3-7⑥⑦）。在静止状态下保持2次以上深呼吸。

⑦ 吸气，手臂收回，身体转回，双腿伸直回到坐柱式。

⑧ 换另一侧练习。

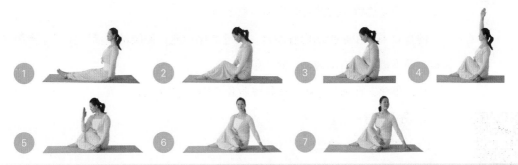

图5-3-7 半鱼王一式

（3）半鱼王一式的健身效果和注意事项。

健身效果：缓解背部疼痛；平衡神经系统，帮助调节内分泌；增加全身血液循环，使精力充沛；按摩腹腔中的内脏器官，增强内脏器官功能，利于消化，缓解便秘；此式可以很好地消耗颈部、腰部、背部、腹部、臀部和腿部的脂肪。

注意事项：对初学者而言，也可伸直两腿或只弯曲一条腿，脚踩在膝盖外侧进行简单的扭转练习；背部或脊柱有损伤者，要在有经验的瑜伽老师的指导下方可尝试练习。

8. 坐姿摆臀功

（1）体位法分类：扭转。

（2）坐姿摆臀功的做法：

① 以坐柱式坐于垫上（图5-3-8①）。

坐姿摆臀功

② 双手放于臀后，掌心贴地，指尖朝前，屈双膝至舒适位置，双脚底着地（图5-3-8②③）。

③ 吸气，腰背立直向上伸展。

④ 呼气，向右翻臀，膝盖右侧着地，脚心向左，眼睛看向脚后跟方向（图5-3-8④）。在静止状态下保持2次以上深呼吸。

⑤ 吸气，双腿还原至正中位置。

⑥ 呼气，换方向进行练习。

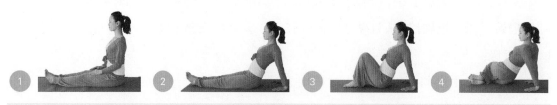

图5-3-8　坐姿摆臀功

（3）坐姿摆臀功的健身效果和注意事项。

健身效果：按摩腹部内脏器官，促进消化功能；使腰部灵活，并消除腰部多余脂肪；锻炼腰椎，美化胸、背部线条。

注意事项：在练习过程中要始终收腹挺胸，略抬下颌。

9. 动式扭脊式

动式扭脊式

（1）体位分类：侧展、扭转。

（2）动式扭脊式的做法：

① 以坐柱式坐于垫上（图5-3-9①）。

② 根据身体的柔韧度尽量向两侧打开双腿，双膝朝上（图5-3-9②）。

③ 吸气，双臂体侧平举（图5-3-9③），伸直指尖。

④ 呼气，向左侧扭转躯干，同时右手伸到左脚大脚趾上，左手臂向背后伸展，使两手臂尽量在同一直线上。转头目视左手指尖方向（图5-3-9④）。在静止状态下保持2次以上深呼吸。

⑤ 吸气，腰侧发力，手臂引领身体回到正中位置。

⑥ 呼气，躯干向另外一侧扭转。

⑦ 吸气，身体逐渐回复到正中位置。

⑧ 呼气，手臂回落，双腿收回至坐柱式。重复练习。

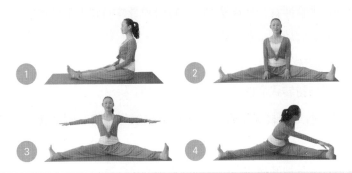

图 5-3-9 动式扭脊式

（3）动式扭脊式的健身效果和注意事项。

健身效果：锻炼全身的肌肉和韧带，对脊神经起到了刺激、调整、兴奋的作用；锻炼肩关节、颈椎，使背部肌肉群更富有活力及弹性。

注意事项：在刚开始练习这个体位时，练习者应慢慢地做，应量力而为，避免打开双腿时拉伤肌肉；同时把脚跟尽量蹬直，否则会令膝盖内侧疼痛；上体扭转时，不要缩颈部、端肩膀，尽量保持颈、肩、耳之间的距离不变。

10. 坐姿脊柱扭转式

（1）体位法分类：扭转。

（2）坐姿脊柱扭转式的做法：

① 以坐柱式坐于垫上（图5-3-10 ①）。

② 吸气，双臂胸前平举，掌心朝下，目视前方（图5-3-10 ②）。

③ 呼气，上体向左侧扭转，双臂顺势放于身体左侧，指尖触地（图5-3-10 ③）。

④ 吸气，立腰挺胸，梳理脊背向上延展。

⑤ 呼气，屈左肘，上体继续向左侧扭转（图5-3-10 ④）。在静止状态下保持2次以上深呼吸。

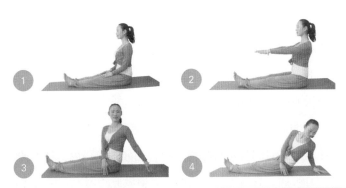

图 5-3-10 坐姿脊柱扭转式

⑥ 吸气，手臂伸直，腰背发力，手臂引领身体回到正中位置。

⑦ 呼气，双臂放回，呈坐柱式。

⑧ 换另一侧练习。

（3）坐姿脊柱扭转式的健身效果和注意事项。

健身效果：增加脊柱灵活性及柔韧性，缓解脊、肩、背部疲劳；排出体内毒素，美容养颜。

注意事项：坐骨神经痛与腰椎有问题者须遵医嘱进行练习。

单腿头碰膝前屈
伸展坐式

11. 单腿头碰膝前屈伸展坐式

（1）体位法分类：前屈。

（2）单腿头碰膝前屈伸展坐式的做法：

① 以坐柱式坐于垫上（图5-3-11❶）。

② 向内屈叠左腿，左脚底贴靠右大腿内侧。双手放于右腿上（图5-3-11❷）。

③ 吸气，腰背部立直，梳理脊柱向上延展。

④ 呼气，腰背发力，脊背保持平直同时向前向下推移，尝试额头及胸部触膝以下部位，尽可能用双手抓住右脚脚踝（图5-3-11❸❹）。在静止状态下保持2次以上深呼吸。

⑤ 吸气，腰背发力，上体回复至正中位置。

⑥ 呼气，左腿向前伸直，回复到坐柱式。

⑦ 换另一侧练习。

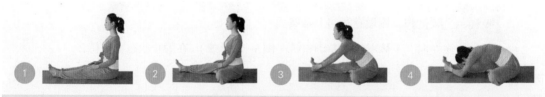

图5-3-11 单腿头碰膝前屈伸展坐式

（3）单腿头碰膝前屈伸展坐式的健身效果和注意事项。

健身效果：伸展腿后韧带，舒展腰背部肌肉；有助于消除背痛、腰痛、腿痛，驱除体内废气与淤血；挤压腹腔，刺激肠胃蠕动，帮助消化与吸收。

注意事项：尽量调整好呼吸与体式过程的配合，动作舒缓，尽量保持膝盖伸直，保证身体正直，并且尽量延长呼气时间，充分感受腿后韧带的伸展；椎间盘突出、腰椎错位、心脏病、高血压、背痛的患者慎做此练习；在进行步骤❹练习时动作应尽量缓慢柔和，不要用力过猛，以免扭伤身体。

12. 坐姿上体前屈式

（1）体位法分类：前屈。

（2）坐姿上体前屈式的做法：

❶ 以坐柱式坐于垫上（图5-3-12❶）。

❷ 吸气，立腰、挺胸、颈部伸展、双肩下沉、头向上顶，目视前方。

❸ 呼气，腰背发力，上体向前向下弯曲，双手顺着腿面向前推移，尝试双手抱住双脚脚底或脚踝，试用前额触到两膝以下部位（图5-3-12❷❸❹）。在静止状态下保持2次以上深呼吸。

❹ 吸气，腰部向前推，抬头伸展背部、挺胸，目视前方。

❺ 呼气，弯曲双肘向外，牵引上体尽量贴向腿面，膝盖蹬直。

❻ 吸气，腰背发力，身体回到正中位置。

❼ 呼气，放松身心。重复练习。

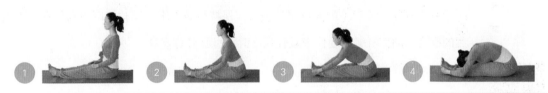

图5-3-12 坐姿上体前屈式

（3）坐姿上体前屈式的健身效果和注意事项。

健身效果：伸展腿后肌群与后背部，消除背痛、腰痛、腿痛，按摩腹部内脏器官，增强内脏器官功能，利于消化与吸收；缓解身心压力，放松全身。

注意事项：尽量调整好呼吸与运动过程的配合，动作舒缓，全过程尽量保持腿部伸直，并且尽量延长动作时间，充分感受腿后韧带和肌群的伸展。

13. 坐姿前屈伸背式

（1）体位法分类：前屈。

（2）坐姿前屈伸背式的做法：

❶ 以坐柱式坐于垫上（图5-3-13❶）。

❷ 吸气，双臂平行上举，大臂贴耳，掌心相对，同时梳理脊柱向上，目视前方（图5-3-13❷）。

❸ 呼气，腰背发力，上体向前向下屈曲，直至双手抱住双脚脚底板，试用前额触到两膝以下（图5-3-13❸❹）。在静止状态下保持2次以上深呼吸。

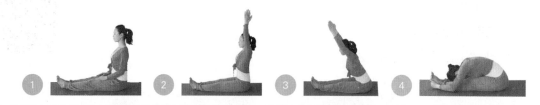

图 5-3-13 坐姿前屈伸背式

④ 吸气，腰背发力，双臂伸直，抬头引领脊柱回复到正中位置。

⑤ 呼气，双手回落呈坐柱式，重复练习。

（3）坐姿前屈伸背式的健身效果和注意事项。

健身效果：伸展腿后韧带，舒展腰背，放松背部肌肉，使上体后肌群得到锻炼，有助于消除背痛、腰痛、腿痛；有效消除多余的腹部脂肪，排除肠胃胀气，防止便秘，帮助消化与吸收；加强骨盆器官功能，因此对祛除妇科病十分有效。

注意事项：在步骤 ③ 静止保持时，初练者应尽量向前屈，在保证舒适的前提下尽量蹬直双腿，柔韧差的人可屈膝进行，保持下肢稳定，调整好呼吸与体式练习过程的配合，动作舒缓；动作中减轻强度时可弓腰弓背起身。

坐姿脊柱前屈
扭转式

14. 坐姿脊柱前屈扭转式

（1）体位法分类：扭转。

（2）坐姿脊柱前屈扭转式的做法：

① 以坐柱式坐于垫上（图5-3-14①）。

② 吸气，双臂平行上举，大臂贴耳，掌心相对，挺胸抬头，目视前方（图5-3-14②）。

③ 呼气，腰背发力，上体向前向左扭转，右手抓住左脚外侧，左手抓住右脚外侧（图5-3-14③④）。在静止状态下保持2次以上深呼吸。

④ 吸气，双臂伸直，身体转回，腰背发力，上体回到正中位置。

⑤ 呼气，手臂回落呈坐柱式。

⑥ 换另一侧练习。

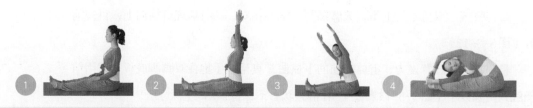

图 5-3-14 坐姿脊柱前屈扭转式

（3）坐姿脊柱前屈扭转式的健身效果和注意事项。

健身效果：伸展背部、腰部与双臂肌肉；对内脏器官的健康有益，加强肠胃蠕动，预防胃胀气和便秘；控制身体及感觉器官；平衡神经系统，帮助调节内分泌；伸展腿后肌群与后背；有利于排出体内毒素。

注意事项：对初学者而言，在步骤❸保持静止时可适当屈膝，以降低练习难度；椎间盘突出、腰椎错位、心脏病、高血压、背痛的患者慎做此练习。

15. 圣哲玛里琪一式

（1）体位法分类：扭转。

（2）圣哲玛里琪一式的做法：

圣哲玛里琪一式

❶ 以坐柱式坐于垫上（图5-3-15❶）。

❷ 弯曲右膝，右脚平放，小腿与地面成直角，脚后跟靠近会阴处（图5-3-15❷）。

❸ 右肩向前，腋部抵住右小腿，右臂环绕右腿，弯曲右肘，使左臂摆到后腰处，左手在背后握住右手手腕，上体同时向左转（图5-3-15❸）。

❹ 呼气，屈体向前，依次把前额、鼻子、嘴唇、下巴尽量贴近左膝。双肩和地面保持平行（图5-3-15❹）。在静止状态下保持2次以上深呼吸。

❺ 吸气，松开双手，伸直右腿，身体逐步回复到坐柱式。

❻ 换另一侧练习。

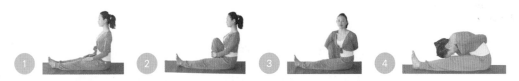

图 5-3-15 圣哲玛里琪一式

（3）圣哲玛里琪一式的健身效果和注意事项。

健身效果：手指可获得力量；腹部器官可得到很好的挤压和收缩，促使腹部器官附近的血液循环活跃，保持健康。

注意事项：最初，两手很难在背后相握，但在不断练习后会渐渐变得容易；在整个练习过程中伸直腿，尽量不要屈膝，腿后侧尽量贴靠垫面。

16. 半莲花坐脊柱扭转式

（1）体位法分类：前屈、扭转。

（2）半莲花坐脊柱扭转式的做法：

① 以坐柱式坐于垫上（图5-3-16①）。

② 弯曲左腿放在右腿上，脚心朝上，双手放于左脚上，目视前方（图5-3-16②）。

③ 吸气，腰背部立直，梳理脊柱向上延展。

④ 呼气，左手向前抓住右脚脚趾，上体向右转，手臂环绕腰后。同时头部和上体尽量向右转（图5-3-16③④）。在静止状态下保持2次以上深呼吸。

⑤ 吸气，身体逐步收回至坐柱式。

⑥ 换另一侧练习。

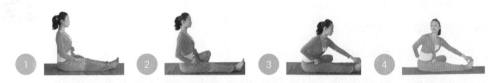

图 5-3-16　半莲花坐脊柱扭转式

（3）半莲花坐脊柱扭转式的健身效果和注意事项。

健身效果：可以使颈、肩、腰部肌肉得到很好的按摩和放松，挤压按摩内脏，促进血液循环。

注意事项：练习过程中要保持脊柱向上伸展，转动的角度不要太大，动作应舒缓柔和。

苍鹭式

17. 苍鹭式

（1）体位法分类：平衡。

（2）苍鹭式的做法：

① 以坐柱式坐于垫上（图5-3-17①）。

② 向内屈叠左腿，左膝触地，左脚跟贴近会阴部，脚底板触及右大腿内侧，双手放于左脚脚踝处（图5-3-17②）。

③ 屈身向前，双手抱住右脚脚踝（图5-3-17③）。

④ 吸气，只用双臂的力量向上抬起右腿，背部挺直。

⑤ 呼气，试着把右腿向身体靠近（图5-3-17④⑤）。在静止状态下保持2次以上深呼吸。

⑥ 呼气，身体逐渐回复到坐柱式，放松身心。

⑦ 换另一侧练习。

（3）苍鹭式的健身效果和注意事项。

健身效果：腿部肌肉得到很好的伸展和锻炼。

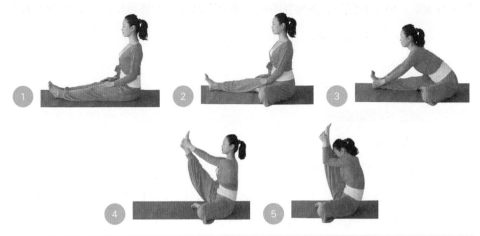

图 5-3-17　苍鹭式

注意事项：练习步骤❹时可适时结束，在抬起腿时也可屈膝进行，以降低练习难度。

18. 八字扭转式

（1）体位法分类：扭转、平衡。

（2）八字扭转式的做法：

❶　以坐柱式坐于垫上，弯曲双膝，双手手掌放于大腿两侧（图5-3-18❶）。

❷　上体向左侧扭转，双臂放于身体左侧（图5-3-18❷）。

❸　用双臂支撑，臀部逐渐抬离垫面，控制身体重心，双腿抬离地面，肘部弯曲支撑身体的重量，保持平衡（图5-3-18❸❹）。在静止状态下保持2次以上深呼吸。

❹　身体缓慢落回地面，身体转回，双臂回到体侧呈坐柱式，放松身体。

❺　换另一侧练习。

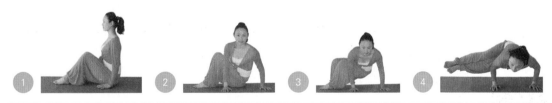

图 5-3-18　八字扭转式

（3）八字扭转式的健身效果和注意事项。

健身效果：加强手臂力量，提高注意力，锻炼手臂和肩部肌肉。

注意事项：首先进行暖身练习，舒展四肢，以减少运动伤害；初学者有可能掌

八字扭转式

握不好重心，请注意保护，最好在有同伴协助下练习；在练习步骤 ❸ 动作时尽量放低躯干与头部，直到与地面平行。

划船式

19. 划船式

（1）体位法分类：前屈。

（2）划船式的做法：

❶ 以坐柱式坐于垫上（图5-3-19 ❶）。

❷ 吸气，双臂于胸前平举，握拳。

❸ 呼气，腰背发力，上体尽量向前、向后，同时屈肘划动双臂，做划船的动作（图5-3-19 ❷~❹）。正常呼吸。

❹ 吸气，身体回到正中位置。

❺ 呼气，手臂落回呈坐柱式。重复练习。

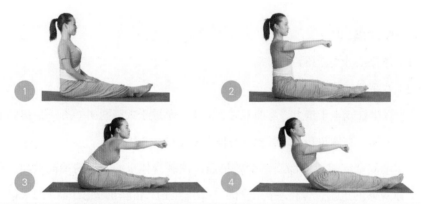

图5-3-19 划船式

（3）划船式的健身效果和注意事项。

健身效果：增强腰部和腹部肌肉力量以及腰部灵活性，按摩所有腹腔器官，强健腰肾。

注意事项：动作要缓慢均匀，紧密结合呼吸，动作幅度尽量做大；在整个动作过程中注意腰背立直。

龟式

20. 龟式

（1）体位法分类：前屈。

（2）龟式的做法：

❶ 以坐柱式坐于垫上（图5-3-20 ❶）。

❷ 双腿打开45厘米左右，弯曲膝盖并使膝盖尽量靠近躯干，双手放于双腿内

侧，吸气时向上伸展背部（图5-3-20②）。

③ 呼气，躯干向前向下，双手顺势向两侧伸展，同时双掌放在地面上（图5-3-20③）。

④ 延长呼气，伸展躯干和颈部，逐步把前额、下巴、胸部贴到地面上。双腿尽量伸直，膝盖后窝尽量贴在上臂后部（图5-3-20④）。在静止状态下保持2次以上深呼吸。

⑤ 吸气，收回双膝和躯干。回复呈坐柱式。重复练习。

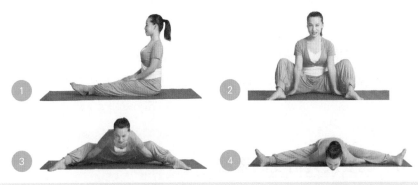

图 5-3-20 龟式

（3）龟式的健身效果和注意事项。

健身效果：促进面部血液循环，去除腹部多余脂肪，缓解背颈部疼痛。

注意事项：患有椎间盘突出、坐骨神经痛及关节炎者不适宜练习；在步骤③时可逐渐加大伸展幅度直到下颌和胸部放于地面上；双腿完全伸直，脚后跟按压地面。

21. 坐姿脊柱式

（1）体位法分类：平衡。

（2）坐姿脊柱式的做法：

① 以坐柱式坐于垫上（图5-3-21①）。

② 弯曲双腿，双手从外侧抓住足心或两手抓住两脚大脚趾，脚后跟着地（图5-3-21②）。

③ 吸气，保持竖直脊柱，背部舒展，双脚离地，并慢慢向上蹬直双腿（图5-3-21③）。

④ 呼气，双臂和双腿慢慢打开至最大幅度（图5-3-21④）挺直腰背，立颈。在静止状态下保持2次以上深呼吸。

坐姿脊柱式

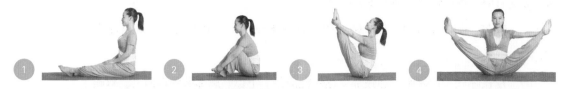

图 5-3-21 坐姿脊柱式

⑤ 呼气，慢慢收拢双腿放下，呈坐柱式，重复练习。

（3）坐姿脊柱式的健身效果和注意事项。

健身效果：增强腹部器官功能，尤其是肝脏功能；增强控制力、平衡能力和专注力。

注意事项：要保持自然的呼吸，在整个动作过程中，脊柱立直、挺胸，保持背部的平直，控制平衡；椎间盘滑出和坐骨神经痛患者不可做此练习。

第四节　跪姿及其衍变的姿势

霹雳坐

1. 霹雳坐

（1）霹雳坐的做法：

① 双膝并拢跪在垫子上，两脚跟分开，两脚的脚趾微微接触。

② 臀部坐于两脚内侧，两脚跟应在臀部两旁，双手放于双腿上，掌心向下（图 5-4-1 正、侧）。

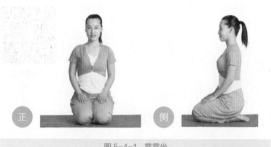

图 5-4-1 霹雳坐

（2）霹雳坐的健身效果和注意事项。

健身效果：此式对消化不良的人非常有益；可加强骨盆肌，预防疝气；缓解胃痛；强腰健体，改善背部线条；尤其是在饭后练习可提高消化功能；放松、平衡身心。

注意事项：初学者在练习时可能出现两脚发痛发麻的现象，此时应立即伸直双腿放松。随着练习的逐步深入，练习霹雳坐的时间越多越好。

月亮一式

2. 月亮一式

（1）体位法分类：前屈。

（2）月亮一式的做法：

① 以霹雳坐姿势坐于垫子后端，双手放在大腿面上（图5-4-2①）。

② 吸气，双手手掌前后交叠，举起双臂，垂直伸展过头顶，掌心朝前（图5-4-2②）。

③ 呼气，腰背部发力带动身体向前向下屈曲，逐步弯曲脊柱，直至双手和额头着地（图5-4-2③）。在静止状态下保持2次以上深呼吸。

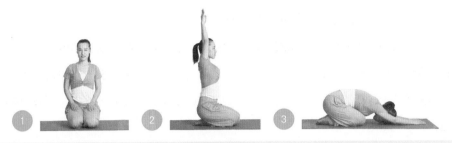

图5-4-2 月亮一式

④ 吸气，逐步将身体和手臂拉回，上体直立。

⑤ 呼气，手臂慢慢回落双腿上，回复到霹雳坐。

（3）月亮一式的健身效果和注意事项。

健身效果：此练习增强骨盆肌，刺激坐骨神经，调节肾上腺的功能；强化消化系统功能，有助于消除便秘，治疗坐骨神经痛；有利于平和心态，抑制愤怒情绪。

注意事项：在步骤③静止时保持深缓的腹式呼吸，不要憋气或出现呼吸不畅的现象。

3. 月亮二式

（1）体位法分类：前屈。

（2）月亮二式的做法：

月亮二式

① 以霹雳坐姿势坐于垫子后端，双手放在大腿面上（图5-4-3①）。

② 在背后用右手握住左手腕，肩胛骨内收，胸廓打开（图5-4-3②）。

③ 吸气，竖直脊柱。

④ 呼气，腰部开始发力，上体向前向下屈曲，直至前额着地（图5-4-3③）。在静止状态下保持2次以上深呼吸。

⑤ 吸气，慢慢将身体拉回到上体直立。

⑥ 呼气，松开双手，回复到霹雳坐。

⑦ 换左手握右手腕进行练习。

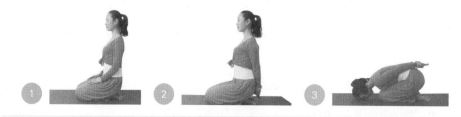

图 5-4-3　月亮二式

（3）月亮二式的健身效果和注意事项。

健身效果：此练习增强骨盆肌，刺激坐骨神经，调节肾上腺的功能；强化消化系统功能，有助于消除便秘，治疗坐骨神经痛；有利于平和心态，抑制愤怒情绪。

注意事项：在步骤❸静止时保持深缓的腹式呼吸，不要憋气或出现呼吸不畅的现象。

霹雳坐牛面式

4. 霹雳坐牛面式

（1）体位法分类：前屈。

（2）霹雳坐牛面式的做法：

❶ 以霹雳坐姿势坐下，双手放在大腿面上（图5-4-4❶）。

❷ 吸气，双臂体侧平举，掌心朝下（图5-4-4❷）。

❸ 呼气，左臂向上抬起，大臂贴耳，掌心朝内，右臂向下。弯曲双肘，双手于背后相扣，挺胸收腹，目视前方（图5-4-4❸❹）。在静止状态下保持2次以上深呼吸。

❹ 松开双手，打开双臂，逐步回复至霹雳坐。

❺ 换异侧手臂练习。

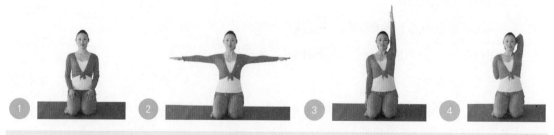

图 5-4-4　霹雳坐牛面式

（3）霹雳坐牛面式的健身效果和注意事项。

健身效果：活动了四肢各大小关节，关节内部的废物被排出，肌肉、神经得到锻炼，血液循环得到改善；有助于恢复关节内部的滑液，治愈关节抽筋和疼痛症；

使关节柔韧，骨骼坚硬，胸围增大，改善心、肺功能。

注意事项：在步骤❸时保持上身的对称和平衡，避免向任何一边倾斜，颈部立直，不要歪向任一侧；有困难者可手拿瑜伽伸展带或毛巾辅助练习。

5. 霹雳坐双角式

（1）体位法分类：前屈。

（2）霹雳坐双角式的做法：

霹雳坐双角式

❶ 以霹雳坐姿势坐于垫子后端，双手于背后十指交叉（图5-4-5❶）。

❷ 吸气，肩胛骨内收，向上抬起双臂同时保持手肘伸直（图5-4-5❷）。

❸ 呼气，腰部发力，上体尽量平直向前向下推移直至额头触垫（图5-4-5❸❹）。在静止状态下保持2次以上深呼吸。

❹ 吸气，抬头，腰部发力，上体收回至直立。

❺ 呼气，双手打开，回到霹雳坐，放松身心，重复练习。

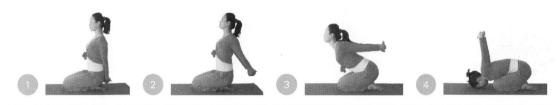

图5-4-5　霹雳坐双角式

（3）霹雳坐双角式的健身效果和注意事项。

健身效果：加强腰背部肌肉力量，增加脊柱柔韧度和灵活性，引领气血上行，滋养脊神经和大脑，保持头脑清醒；有助于治疗和预防肩周炎、腰背痛；预防驼背，美化胸部线条。

注意事项：膝关节、髋关节受损者禁止做此练习。

6. 猫弓背式

（1）体位法分类：前屈、后弯。

（2）猫弓背式的做法：

猫弓背式

❶ 以霹雳坐姿势坐于垫子后端（图5-4-6❶）。

❷ 抬起臀部，俯身向前，双手置于肩下的垫子上，指尖朝前，两手臂和双大腿与地面垂直，呈四肢着地状（图5-4-6❷）。

❸ 吸气，尾骨上翘、塌腰沉腹、抬头、扬下颌，腹部放松（图5-4-6❸）。

❹ 呼气，收尾骨，弓腰弓背，低头放松颈椎，眼睛尽量看向耻骨的方向，将

体内废气呼尽（图5-4-6④）。

⑤ 身体逐步向后推回至霹雳坐。

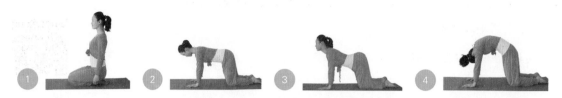

图5-4-6 猫弓背式

（3）猫弓背式的健身效果和注意事项。

健身效果：拉长、舒展颈部及美化脊背部线条，使脊柱柔软、灵活，强健肩臂。有效放松脊神经，疏通气血；愉悦身心，有效缓解压力。

注意事项：过程中配合深缓呼吸重复练习步骤③和④，动作不要太快，也不要用猛力使颈部前后晃动或把臀部移动向后；呼气时收缩挤压胃和小腹，益处会大大增加；整个动作的过程中保持双腿和双臂与地面的垂直。

虎式

7. 虎式

（1）体位法分类：后弯。

（2）虎式的做法：

① 以霹雳坐姿势坐于垫子后端（图5-4-7①）。

② 抬起臀部，双手置于肩下的垫子上，指尖朝前，两手臂和双大腿与地面垂直，呈四肢着地状（图5-4-7②）。

③ 吸气，右腿向后伸展，尽可能将右腿腿面抬至最高处，颈部舒展，目视前方（图5-4-7③④）。在静止状态下保持2次以上深呼吸。

④ 呼气，收回右腿，臀部逐渐向后，身体回复至霹雳坐。

⑤ 换异侧腿进行练习。

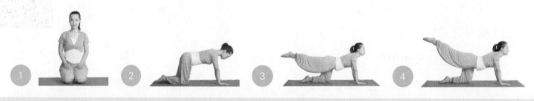

图5-4-7 虎式

（3）虎式的健身效果和注意事项。

健身效果：此式能锻炼双腿并美化腿部线条；提臀，减缓坐骨神经痛，有助于消减腰、背、臀、腿部过多的脂肪，平衡身心。

注意事项：将身体全部舒展，大腿腿面抬高时禁止翻髋；下颌和脚尖向两端无限延展，整个动作过程中可保持脚尖自然绷直，膝盖不要弯曲。

8. 虎平衡式

虎平衡式

（1）体位法分类：平衡。

（2）虎平衡式的做法：

① 以霹雳坐姿势坐于垫子后端（图5-4-8 ❶）。

② 抬起臀部，双手置于肩下的垫子上，指尖朝前，两手臂和双大腿与地面垂直呈四肢着地状（图5-4-8 ❷）。

③ 吸气，右腿向后伸展，抬高腿面与地面平行，稳定重心。同时左臂向前伸展，手肘伸直，颈部舒展，目视前方（图5-4-8 ❸❹）。静止保持2次以上深呼吸。

④ 呼气，慢慢收回左臂、右腿，臀部向后，身体回复至霹雳坐。

⑤ 换异侧进行练习。

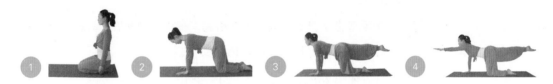

图 5-4-8　虎平衡式

（3）虎平衡式的健身效果和注意事项。

健身效果：有助于增强大脑对身体的控制力，增加专注意识；有效伸展全身肌肉，美化手臂及腿部线条。

注意事项：膝关节受损者尽量少做或不做此式。

9. 叩首式

叩首式

（1）体位法分类：前屈、倒立。

（2）叩首式的做法：

① 以霹雳坐姿势坐于垫子后端（图5-4-9 ❶）。吸气调整。

② 呼气，俯身向下，肘关节着地，双手向前伸展，前额放在垫上，臀部不要离开脚后跟（图5-4-9 ❷）。

③ 吸气，抬起臀部，向前按摩头顶，尽量达到大腿与地面垂直（图5-4-9 ❸）。

④ 呼气，坐回。

⑤ 吸气，再次向前按摩头顶。

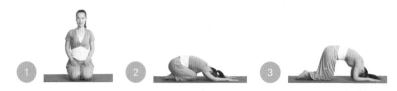

图 5-4-9 叩首式

⑥ 吸气，身体逐步回复直立呈霹雳坐。

（3）叩首式的健身效果和注意事项。

健身效果：促进脑部的血液循环，活跃脑细胞，迅速缓解脑部疲劳，镇定神经；改善眼睑松弛、消除双下巴。

注意事项：注意呼吸的调整与体位的配合，要把体内的废气呼净。有高血压及眩晕症的人禁做此式；在步骤③时可双唇抿起，嘴角上扬，能起到美容的作用。

10. 门阀式

（1）体位法分类：侧展。

（2）门阀式的做法：

① 以霹雳坐姿势坐于垫子左端。臀部抬起，右腿向侧伸展，右脚踩地、右膝伸直，脚尖与身体在同一直线上（图 5-4-10 ①）。

② 吸气，双臂体侧平举，掌心向下（图 5-4-10 ②）。

③ 呼气，手臂引领上体向右侧伸展，延长呼气，左臂贴耳，上体继续侧展，右前臂和手腕分别放在右腿前，右手掌心贴地，尽量伸展达到自己的最大限度（图 5-4-10 ③）。静止状态下保持 2 次以上深呼吸。

门阀式

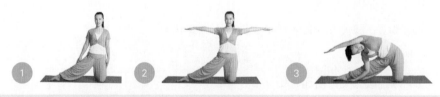

图 5-4-10 门阀式

④ 吸气，腰侧发力，拉动躯干和手臂逐渐回复到正中。

⑤ 呼气，手臂、右腿收回，臀部坐回呈霹雳坐。

⑥ 换异侧肢体进行练习。

（3）门阀式的健身效果和注意事项。

健身效果：使侧腰得到最大限度的伸展，消除侧腰部脂肪，刺激骨盆区域器官和肢体的肌肉韧带，使其保持良好健康状态；脊椎侧弯有助于缓解腰背部僵硬，舒展腿部内侧韧带，舒展身心。

注意事项：在两侧保持体式法的时间要相同，尽力而行。

11. 扬帆式

扬帆式

（1）体位法分类：后弯。

（2）扬帆式的做法：

❶ 以霹雳坐姿势坐于垫子左端（图5-4-11❶）。右腿向体侧伸展，膝盖伸直，脚底板贴地，脚尖与身体侧面在同一直线上。

❷ 吸气，双臂体侧平举，掌心朝下（图5-4-11❷）。

❸ 呼气，上体向左侧扭转，用左手按压住左脚脚后跟，右臂经下向体后画一个大圈，至大臂贴耳，掌心朝上，过程中臀部肌肉收紧，推髋向前，挺胸（图5-4-11❸❹❺）。静止状态下保持2次以上深呼吸。

❹ 吸气，屈髋，身体逐渐回复直立。

❺ 呼气，手臂、右腿收回，臀部坐回呈霹雳坐。

❻ 换异侧肢体进行练习。

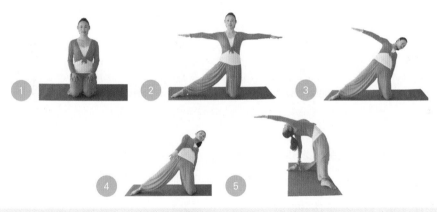

图5-4-11 扬帆式

（3）扬帆式的健身效果和注意事项。

健身效果：锻炼腰背部肌肉及脊柱控制力，舒展大腿前侧肌肉纤维，刺激肠胃蠕动，促进消化、排泄，消除便秘；增强生殖系统功能；缓解和预防女性胸乳疾病，强健呼吸系统功能，排除体内废气。

注意事项：膝关节受损及腰椎错位者尽量不要做此练习；在步骤❸时保持大腿与地面垂直。

12. 飞鸟式

（1）体位法分类：后弯。

（2）飞鸟式的做法：

❶ 以霹雳坐姿势坐于垫子后端。抬起臀部，身体前俯，双手平放在体前的垫子上呈四肢着地状（图5-4-12❶）。

❷ 屈左腿向前迈使大腿、小腿叠放，右腿向后伸展，上体直立，臀部坐于左脚后跟上，双臂垂于体侧（图5-4-12❷）。

❸ 吸气，手臂经前平行上举，大臂贴耳，手指指向天空，掌心相对，脊柱伸展向上（图5-4-12❸）。

❹ 呼气，双臂向两侧打开，掌心朝下，打开胸廓，沉肩（图5-4-12❹）。静止状态下保持2次以上深呼吸。

❺ 吸气，手臂上举。

❻ 呼气，双臂收回，身体逐渐回复至霹雳坐。

❼ 换异侧肢体进行练习。

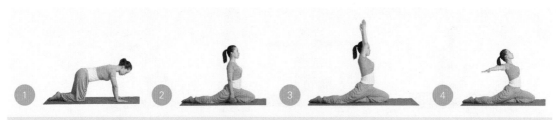

图5-4-12 飞鸟式

（3）飞鸟式的健身效果和注意事项。

健身效果：锻炼胸部肌肉，拉伸背部与手臂肌肉，去除背部与手臂的赘肉；强健腰脊，锻炼身体稳定性和控制力。

注意事项：动作尽可能缓慢，不要用力过大，有微微的酸胀感即可；尽量让每一个步骤和呼吸的过程配合好，舒缓完成。

13. 八体投地式

（1）体位法分类：前屈。

（2）八体投地式的做法：

❶ 以霹雳坐姿势坐于垫子后端。臀部抬起呈四肢着地状，臀部向后推回成大拜式（图5-4-13❶）

❷ 呼气，尾骨发力，臀部抬起，身体尽量贴着垫子向前滑行，呈八体投地式

（图5-4-13 **②**）。静止状态下保持2次以上深呼吸。

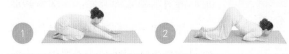

图5-4-13 八体投地式

③ 呼气，尾骨引领身体向后收回。

④ 吸气，弓腰弓背拉起身体成霹雳坐。

⑤ 调整并放松身心，重复练习。

（3）八体投地式的健身效果和注意事项。

健身效果：加强腰背部肌肉力量，增加脊柱柔韧度和灵活性，引领气血上行，滋养脊神经和大脑，保持头脑清醒；有助于治疗和预防肩周炎、腰背痛；预防驼背，美化胸部线条。

注意事项：膝关节、髋关节受损者禁止做此练习。

14. 眼镜蛇攻击式

（1）体位法分类：后弯。

（2）眼镜蛇攻击式的做法：

眼镜蛇攻击式

① 以霹雳坐姿势坐于垫子后端。臀部抬起呈四肢着地状，臀部向后推回成大拜式（图5-4-14 **①**），吸气调整。

② 呼气，尾骨发力，臀部抬起，身体尽量贴着垫子向前滑行，成八体投地式（图5-4-14 **②**）。

③ 吸气，身体继续向前移动，延长吸气，腰背部发力，脊柱向上向后卷曲（图5-4-14 **③**）。静止状态下保持2次以上深呼吸。

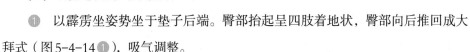
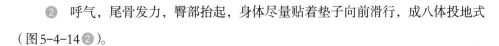
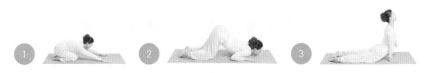

图5-4-14 眼镜蛇攻击式

④ 吸气，下颌收回，头部回正。

⑤ 呼气，屈肘，上体有控制地落回垫上。双膝用力支撑，尾骨引领身体向后收回。

⑥ 吸气，弓腰弓背拉起身体呈霹雳坐。

⑦ 调整并放松身心，重复练习。

（3）眼镜蛇攻击式的健身效果和注意事项。

健身效果：促进颈椎的血液循环，有益脊柱健康；此式对腹部内脏，尤其是肠道的健身效果尤为明显，可缓解腹胀气、便秘等。

注意事项：向前移动身体时动作尽量缓慢，循序前行移动；患有胃肠溃疡等内脏溃疡性疾病的朋友，不要做这个练习。

云雀式变式

15. 云雀式变式

（1）体位法分类：后弯、平衡。

（2）云雀式变式的做法：

❶ 以霹雳坐姿势坐于垫子后端（图5-4-15❶）。

❷ 抬起臀部，俯身向前，双手平放在身体前的垫子上，位于双肩下，两手臂和双大腿与地面垂直，呈四肢着地状（图5-4-15❷）。

❸ 屈右腿向前迈至双手之间，臀部坐于右脚后跟上，左腿向后伸展（图5-4-15❸）。

❹ 吸气，上体立直，双臂经前平行上举，大臂贴耳，掌心相对，目视前方（图5-4-15❹）。

❺ 呼气，左臂向后，手肘伸直，指尖轻触左小腿后侧，脊柱向侧面扭转，眼睛看向左手指尖，右手结合瑜伽手印，掌心朝内（图5-4-15❺）。

❻ 吸气，身体向前转回，略微抬头仰下颌，目视上举的指尖方向（图5-4-15❻）。

❼ 呼气，右肘微弯略下沉，转头眼睛看向右手方向。静止状态下保持2次以上深呼吸。

❽ 吸气，双臂向上伸直，掌心相对。

❾ 呼气，手臂落回，身体回复到霹雳坐，深呼吸调整，放松身心。

❿ 换异侧肢体进行练习。

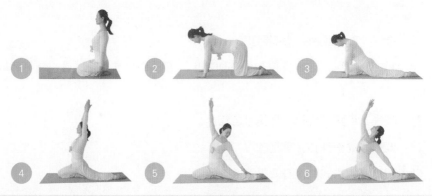
图5-4-15 云雀式变式

（3）云雀式变式的健身效果和注意事项。

健身效果：拉伸背部与手臂肌肉，去除背部与手臂的赘肉；强健腰脊，锻炼身体稳定性和控制力，塑造优雅体态。

注意事项：动作尽可能缓慢，不要用力过猛，以免受伤；尽量让每一个步骤和呼吸的过程配合好，舒缓完成。

16. 鸽子式

（1）体位法分类：后弯。

（2）鸽子式的做法：

鸽子式

① 以霹雳坐姿势坐于垫子后端（图5-4-16❶）。

② 抬起臀部，俯身向前，双手平放在身体前的垫子上，位于双肩下，两手臂和双大腿与地面垂直呈四肢着地状（图5-4-16❷）。

③ 屈右腿向前迈至双手之间，臀部坐于垫上，右脚置于右大腿内侧，左腿向后伸展（图5-4-16❸）。

④ 屈左小腿，右手帮助左手将左脚踝置于左肘窝（图5-4-16❹❺）。

⑤ 吸气，右臂经前向上，右臂向后屈肘，指尖尽量与左手指相握（图5-4-16❻❼）。静止状态下保持2次以上深呼吸。

⑥ 吸气，松开双手，右臂向上伸展。

⑦ 呼气，放下手臂，松开左脚，身体回复到霹雳坐。

⑧ 换异侧肢体进行练习。

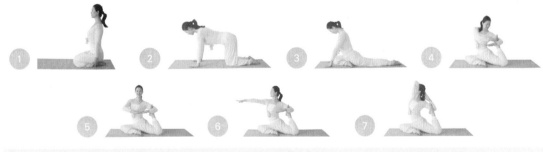

图5-4-16 鸽子式

（3）鸽子式的健身效果和注意事项。

健身效果：强化大腿及小腿肌肉，美化手臂线条；增强腰部和肩关节的柔韧性，使腰部纤细柔软，美化全身线条，促进全身血液循环；促进激素分泌；增进专注力，和谐身心，有效提高"心灵"意识。

注意事项：在步骤❺的停留时间可因人而异，切勿勉强，要循序渐进练习。

17. 骆驼一式

（1）体位法分类：后弯。

（2）骆驼一式的做法：

① 以霹雳坐姿势坐于垫子中间（图5-4-17 ①）。

② 臀部抬起，吸气，左臂经前向上伸展，掌心朝内（图5-4-17 ②③）。

③ 呼气，左臂向后放于左脚上，手掌向下，过程中眼睛随着手移动（图5-4-17 ④）。

④ 吸气，右臂经前向上伸展（图5-4-17 ⑤）。

⑤ 呼气，向前推髋，立腰、挺胸，眼睛看向上举手臂的指尖方向。静止状态下保持2次以上深呼吸。

⑥ 收回时，控制身体重心，用右手扶住腰侧，同时屈髋坐回脚后跟上，弓腰背，身体有控制地回复到霹雳坐，放松身心。

⑦ 换异侧肢体进行练习。

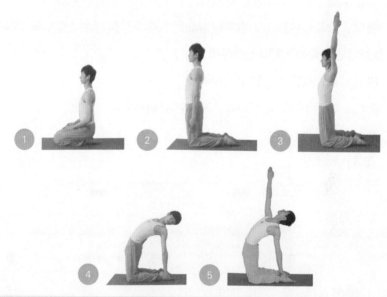

图5-4-17　骆驼一式

（3）骆驼一式的健身效果和注意事项。

健身效果：有利于消化，调节排泄和生殖系统功能，伸展肠胃，消除便秘，对消除背、腰痛也十分有用。

注意事项：在步骤③④⑤时，逐渐用力向前挺髋、挺胸，让身体成一个驼峰样子；如果膝盖力量较弱，可以用小垫子垫着膝盖。

18. 全骆驼式

（1）体位法分类：后弯。

（2）全骆驼式的做法：

全骆驼式

❶ 按照步骤完成骆驼一式（图5-4-18❶）。

❷ 呼气，右臂向后，将右手放于右脚上，手掌向下，挺直腰背，收尾骨，向前推髋，立腰、挺胸，充分伸展颈部前侧，眼睛向上看（图5-4-18❷）。静止状态下保持2次以上深呼吸。

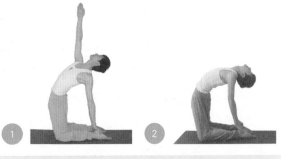

图5-4-18 全骆驼式

❸ 收回时，控制身体重心，用右手扶住腰侧，同时屈髋坐回脚后跟上，弓腰背，身体有控制地回复到霹雳坐，放松身心。

❹ 重复练习。

（3）全骆驼式的健身效果和注意事项。

健身效果：同骆驼一式。

注意事项：在步骤❷时，逐渐用力向前挺髋，挺胸，如果膝盖力量较弱，可以用小垫子垫着膝盖；在步骤❸收回身体时，切记安全谨慎，注意保护自己。

19. 新月式

（1）体位法分类：后弯。

（2）新月式的做法：

新月式

❶ 以霹雳坐姿势坐于垫子后端（图5-4-19❶）。

❷ 抬起臀部，俯身向前，双手位于双肩下，脚尖点地，膝盖抬离垫面，身体成斜板式，屈左腿向前迈，置于双手之间（图5-4-19❷）。

❸ 吸气，双臂夹耳，向前伸直，引领身体由前向上，正髋向前，脊柱向上延展（图5-4-19❸）。

❹ 呼气，脊柱微向后弯，整个后背和右腿呈现弯月状。静止状态下保持2次以上深呼吸。

❺ 吸气，上体回复到正中。

❻ 呼气，俯身向前向下，双手于左脚两侧撑地，收回右腿，身体逐渐回复到霹雳坐。

❼ 换异侧肢体进行练习。

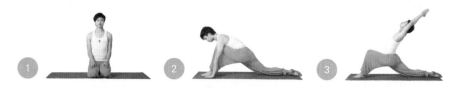

图 5-4-19　新月式

（3）新月式的健身效果和注意事项。

健身效果：锻炼全身肌肉和韧带，促进血液循环；缓解肩、背部紧张、僵硬的状态；脊椎的后弯亦有益于激活脊神经，增加脊柱的柔韧性和灵活度；亦可去除腰部脂肪；有益于精神面貌提升。

注意事项：腰椎和颈椎有问题者，要在专业瑜伽老师的指导下练习，做到动作正确、舒展。

狮子式

20. 狮子式

（1）体位法分类：前屈。

（2）狮子式的做法：

① 以霹雳坐姿势坐于垫子中间（图5-4-20 ①）。

② 双膝打开略宽于髋关节或同宽，双手成瑜伽智慧手印收放于腰侧（图5-4-20 ②）。

③ 吸气，脊柱立直向上伸展，收肩胛骨，胸廓打开，目视前方。

④ 呼气，双手用力向前，上体向双膝方前倾，随着气息呼尽，下颌略收，收紧腹壁肌肉，舌头尽量向下吐，眼睛向上看眉心，嘴里发出"哈"的声音（图5-4-20 ③）。

⑤ 吸气，身体回复正中，收回双腿至霹雳坐。

⑥ 重复练习。

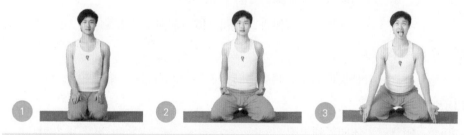

图 5-4-20　狮子式

（3）狮子式的健身效果和注意事项。

健身效果：对人体喉部有益，特别是增强身体的甲状腺功能；还有消除胃肠胀气、打嗝的健身效果。有效锻炼颈部，且充分调动面部肌肉，以此来保持和促进脸部的血液循环，延缓面颊和下巴皮肤的衰老，有美容的效果；净化肺脏，锻炼腰腹肌肉。

注意事项：练习时注意把体内的废气吐净，臀部尽量不要离开脚后跟。

第五节　俯卧及其衍变的姿势

1. 简易鳄鱼式

（1）体位法分类：后弯。

（2）简易鳄鱼式的做法：

简易鳄鱼式

① 俯卧垫上，双肘弯曲，小臂着地，额头触垫（图5-5-1①），

② 抬起双肩以上部位，头颈向上伸展（图5-5-1②）。

③ 吸气，脚尖点地，上体与双腿逐渐抬离垫面（图5-5-1③）。目视前方，静止状态下保持2次以上深呼吸。

④ 呼气，身体逐渐回落于垫上，放松身心。

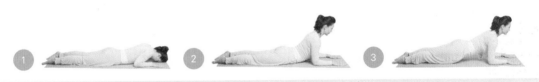

图5-5-1　简易鳄鱼式

（3）简易鳄鱼式的健身效果和注意事项。

健身效果：对患有椎间盘滑出的人效果十分明显；气喘病和患有任何其他肺部疾病的人也可做此简单的体式。

注意事项：以感到放松舒适为准，保持双耳与肩颈的距离；注意力集中在呼吸过程中身心的变化；在静止保持时可闭上双眼体会。

2. 眼镜蛇式

（1）体位法分类：后弯。

（2）眼镜蛇式的做法：

① 俯卧垫上，两肘弯曲，手掌平放于肩下（图5-5-2①）。

② 吸气，腰背肌发力，上体向上卷起直至后腰背不能发力时，双臂伸直撑起

身体，胸抬离地面，绷紧臀腿，延展脊柱，头顶向上，下颌上仰，脊柱向后卷曲（图5-5-2❷❸❹）。静止状态下保持2次以上深呼吸。

❸ 呼气，屈肘，保持头颈部竖直向上，沉肩，上体逐渐回落到垫子上，呈俯卧姿势。

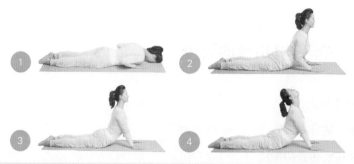

图5-5-2 眼镜蛇式

（3）眼镜蛇式的健身效果和注意事项。

健身效果：可促使胰脏、肝脏、甲状腺和其他消化器官加强活动；锻炼腰背肌，开阔胸襟，锻炼肩臂力量，强健脊柱，提升脊柱灵活度，减缓腰背痛，改善心情，使人自信、坚强。

注意事项：在步骤❷时静止保持体位时间越长越好，保持髋关节着地。

眼镜蛇扭转式

3. 眼镜蛇扭转式

（1）体位法分类：后弯。

（2）眼镜蛇扭转式的做法：

❶ 按步骤完成眼镜蛇式（图5-5-3❶）。

❷ 呼气，向左扭曲上身，转头注视身体对侧的脚跟（图5-5-3❷❸）。静止状态下保持2次以上深呼吸。

❸ 吸气，上身回复正中位置。

❹ 朝相反方向进行练习。

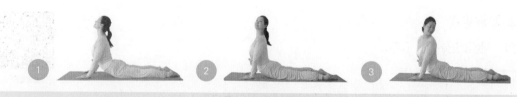

图5-5-3 眼镜蛇扭转式

（3）眼镜蛇扭转式的健身效果和注意事项。

健身效果：可促进肠胃蠕动，促进脊柱血液循环，有益于脊柱健康；加强颈部肌肉的力量和柔韧度。

注意事项：步骤❸扭曲上身的动作要慢，循序渐进，以防扭伤；颈椎受损者禁止做此练习。

4. 蜥蜴式

（1）体位法分类：后弯。

（2）蜥蜴式的做法：

蜥蜴式

❶ 俯卧垫上，双腿并拢，双肘弯曲，大臂垂直于地面，小臂在胸下交叉相握，身体的重量压在手臂上，目视前方（图5-5-4❶）。

❷ 吸气，慢慢拱起肩背部，重心逐渐移向胸椎、腰椎至臀部，收尾骨，双手上臂和双膝支撑身体（图5-5-4❷❸）。

❸ 呼气，塌腰沉腹，尾骨向前推动，胸部和下颌着地（图5-5-4❹）。

❹ 上体继续向前移动，回复到步骤❶。

❺ 重复练习。

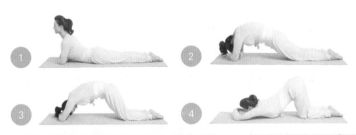

图5-5-4　蜥蜴式

（3）蜥蜴式的健身效果和注意事项。

健身效果：锻炼和强壮了横膈肌，滋养背部神经，减少背、腹部脂肪的产生，美化身体曲线；增强身体的控制力和脊柱的灵活性，提升意识控制身体的能力。

注意事项：每一轮练习中拱起身体时吸气，放低身体时呼气；整个练习中，手臂是保持不动的，只有上半身循环移动。

5. 上犬式

（1）体位法分类：后弯。

（2）上犬式的做法：

❶ 俯卧垫上。脚背、脚趾着地，额头触垫，双手位于双肩下，指尖向前（图

5-5-5①）。

②　吸气，全身肌肉绷紧收束，推起躯干直至完全伸展手臂，双腿绷直至脚趾，同时头向上顶，颈部舒展沉肩，保持胸部扩张，身体的重量只放在脚趾、脚背和手臂上（图5-5-5②③④）。静止状态下保持2次以上深呼吸。

③　呼气，有控制地放下下体，双腿、髋部依次着垫，缓慢弯曲双肘，放回上体，回复到俯卧式。

④　重复练习。

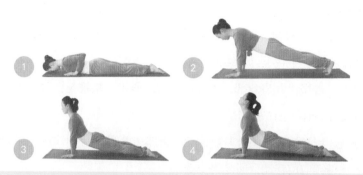

图5-5-5　上犬式

（3）上犬式的健身效果和注意事项。

健身效果：强健脊椎，尤其对那些背部僵直和全身肌肉松散的人有用；对缓解腰部疼痛以及椎间盘突出效果极佳；由于胸部得到完全扩张，强健了胸肺功能，促进胸腺分泌，有助于身心平衡；同时也促进了全身的血液循环，有益于保持、增强全身活力，增强自信。

注意事项：如果感到困难，可以将脚趾踩住地面，脚后跟朝后运动。

6. 顶峰式

（1）体位法分类：倒立。

（2）顶峰式的做法：

①　俯卧垫上，双腿分开与肩宽，两肘弯曲，双手平放于双肩下，指尖朝前（图5-5-6①）。

②　吸气，身体从地面上撑起，臀部继续向上抬，手臂推直与脊柱呈一条斜线，头颈部适度放松，舒展，眼睛望向脚趾的方向。背部伸展。腿部绷直，膝盖不要弯曲，脚后跟尽量下压（图5-5-6②），身体呈三角形。静止状态下保持2次以上深长呼吸。

③　呼气，身体逐步放回至俯卧。

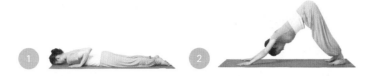

图 5-5-6 顶峰式

（3）顶峰式的健身效果和注意事项。

健身效果：使大脑平静并缓解压力，振奋轻度低落的情绪；缓解脚后跟的僵硬和疼痛，有助于根除肩胛骨区域的僵硬，对更年期综合征有缓解作用；改善月经不调和消化器官功能；调适神经系统功能，平衡内分泌系统；平和心态，迅速缓解疲劳，缓解因压力过大或头部缺血引起的头疼头晕症，润泽面色。

注意事项：初学者如果在练习时无法放松和打开肩颈部位，可以将双手放在椅子上或者扶住桌子边沿进行，也可借助其他辅助器材练习；高血压或头痛患者慎作此式。

7. 反船式

（1）体位法分类：后弯。

（2）反船式的做法：

① 俯卧在垫上，双臂放在体侧，掌心向上（图5-5-7①）。

② 吸气，全身肌肉收紧，双腿双臂、头和躯干同时抬离地面。双臂在同一水平面上，脚趾与地面平行，目视前方（图5-5-7②）。静止状态下保持2次以上深呼吸。

③ 呼气，逐渐将身体有控制地放回至俯卧，放松全身。

④ 重复练习。

反船式

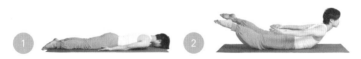

图 5-5-7 反船式

（3）反船式的健身效果和注意事项。

健身效果：使全身肌肉强健，特别是腰、背和腹部肌肉，舒展全身，健美身形，凝神聚力。

注意事项：抬起的体位法应以找到并维持令腹肌颤抖的角度为佳。

8. 蝗虫式

（1）体位法分类：后弯。

（2）蝗虫式的做法：

❶ 俯卧垫上，下巴着地，双手掌心朝下放于腹股沟下（图5-5-8❶）。

❷ 吸气，腰臀收紧，保持腿部膝盖伸展，右腿抬离垫子，抬高大腿面，右脚脚尖向后延伸，髋部平行于地面。肩背部绷紧（图5-5-8❷）。静止状态下保持2次以上深呼吸。

❸ 呼气，有控制地放回右腿。

❹ 换异侧肢体进行练习。

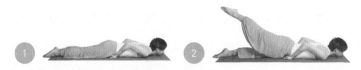

图5-5-8 蝗虫式

（3）蝗虫式的健身效果和注意事项。

健身效果：汇聚肾能量，促使整个腹部运动，辅助治疗各种腹部疾病和肠胃疾病，促进新陈代谢，改善消化系统功能；强健腰腿、肩颈，美化身体线条，平衡身心。

注意事项：向上抬腿时，注意抬高大腿腿面，要避免翻转髋关节。

9. 卧弓式

（1）体位法分类：后弯。

（2）卧弓式的做法：

❶ 俯卧垫上，双手放于身体两侧，掌心向上，额头触地（图5-5-9❶）。

❷ 上体保持不动，弯曲双膝，双手向后分别握住双脚脚踝（图5-5-9❷）。

❸ 吸气，同时将双腿和上体慢慢抬离垫子至最大限度，双臂伸直。双腿尽量向上向后伸展，全身呈弓形，目视前方（图5-5-9❸）。在静止状态下保持2次以上深呼吸。

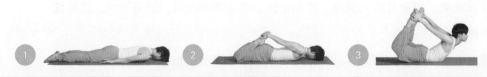

图5-5-9 卧弓式

④　呼气，有控制地放下身体，松开双手，伸展双腿呈俯卧。

⑤　重复练习。

（3）卧弓式的健身效果和注意事项。

健身效果：锻炼脊背力量和脊柱弹性，使背部线条得到充分的伸展，增强腰背、腹部力量，迅速消除腹部脂肪，美化背部及臀部、腰部曲线；促进肠胃蠕动，有效缓解胃胀气，促进新陈代谢；有效消除小肚腩，去除背部赘肉，矫正驼背。

注意事项：抬腿时双膝可打开以保证动作的高度和开度；动作保持过程中双腿肌肉向内夹紧，手肘尽量伸直，挺胸，上体尽量抬高，让身体呈现U字形，感觉自己是张弓；脊柱异常或错位、胃溃疡等患者不宜做此练习；步骤③静止时保持2次以上深呼吸，以增加练习强度。

第六节　仰卧及其衍变的姿势

1. 仰卧完全放松式

（1）仰卧完全放松式的做法：

①　仰卧垫上，双腿稍微分开至舒适位置，双手放于身体两侧，掌心向上，身体后侧贴于垫面上。尽量不要移动身体的任何部位，调整呼吸节奏，进行深缓而自然的呼吸。轻闭双眼，放松全身（图5-6-1）。

②　让意识在身体的各部位停留，并依次放松：脚趾—脚掌—脚背—脚踝—小腿—膝盖—大腿—腹股沟—臀部—腰部—腹部—胸部—肩膀—双臂—手肘—手腕—手掌—手指—颈部—下巴—嘴唇—牙齿—脸颊—鼻子—眼睛—眉心—额头—头皮—头后部—后背—脊椎—腰部—臀部—双腿—双脚—脚趾。

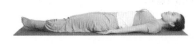

图 5-6-1　仰卧完全放松式

③　最后把意识放在呼吸上，进行深缓的腹式呼吸。

④　逐步唤醒身体。

（2）仰卧完全放松式的健身效果和注意事项。

健身效果：休息大脑，消除疲劳，补充能量，缓解身体和脑部疲劳；可安排在睡前、体位练习前或练习中，为整个心理、生理系统解压放松。

注意事项：全身心地放松，缓慢地进行深长腹式呼吸，去捕捉身体的细微感受，例如感受到手指尖、脚趾尖产生的暖意；过程中停止任何思绪，集中意识关注吸气和呼气；如果思绪开始分散，应尽量回到呼吸上来。

仰卧垂直举腿

2. 仰卧垂直举腿

（1）体位法分类：倒立。

（2）仰卧垂直举腿的做法：

❶ 仰卧垫上，双腿自然伸直，双手放于身体两侧，掌心向下。

❷ 吸气，保持上体和手臂位置不动，膝盖伸直，脚尖绷直，双腿向上慢慢举起，直至与地面呈90°角，眼睛望向小腿（图5-6-2）。静止状态下保持2次以上深呼吸。

❸ 呼气，有控制地将双腿放回垫上，放松身心。

❹ 重复练习。

（3）仰卧垂直举腿的健身效果和注意事项。

健身效果：伸展腿后韧带，刺激坐骨神经，迅速缓解肢体疲劳；增加氧气供应，净化血液，强壮肺部组织，增强免疫机能；横膈膜和胸腔得到发展和加强，便秘、胃炎、消化不良、肠功能紊乱等得到缓解。

图5-6-2　仰卧垂直举腿

注意事项：在练习过程中不要屏息，保持自然顺畅的深长呼吸；在步骤❷时可勾起脚尖，以加大大腿后肌群的伸展；在整个保持过程中上体和双臂要放松。

仰卧直腿转体式

3. 仰卧直腿转体式

（1）体位法分类：扭转。

（2）仰卧直腿转体式的做法：

❶ 仰卧垫上，双腿自然伸直，双手放于身体两侧，掌心向上（图5-6-3❶）。

❷ 吸气，双臂向侧打开至与肩平，掌心朝下，膝盖伸直，脚尖绷直，双腿向上慢慢举起，直至与地面呈90°角，眼睛望向小腿（图5-6-3❷）。

❸ 呼气，保持双膝伸直，逐渐把双腿向左移动直至着地，同时脸转向右侧，目视右手指尖（图5-6-3❸）。静止状态下保持2次以上深呼吸。

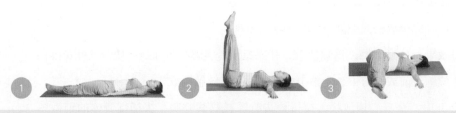

图5-6-3　仰卧直腿转体式

④ 吸气，双腿逐渐拉回至正中。

⑤ 呼气，有控制地落回双腿呈仰卧。

⑥ 换异侧肢体进行练习。

（3）仰卧直腿转体式的健身效果和注意事项。

健身效果：刺激坐骨神经，补充脊柱、腰肾能量，挤压、舒展腰背部区域，并按摩整个内脏器官，加强消化器官的功能，有效缓解身心疲劳，解压助眠。

注意事项：韧带不好的人可以弯曲双膝练习，用手扶住膝盖；注意静止过程中配合深缓的腹式呼吸，会取得事半功倍的效果。

4. 摇滚式

（1）体位法分类：平衡。

（2）摇滚式的做法：

① 仰卧垫上，双腿折叠靠近胸部，十指交叉，环抱小腿腿面（图5-6-4①）。

② 沿脊柱的方向前后来回滚动，全身收缩，收紧下巴，保护好后脑勺。向前滚动时，尝试着使双脚着地（图5-6-4②③）。

③ 逐渐停下，松开双手，伸展双腿呈仰卧。

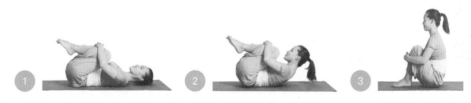

图 5-6-4　摇滚式

（3）摇滚式的健身效果和注意事项。

健身效果：按摩脊柱，舒缓腰背部、臀部的肌肉疲劳，放松全身；建议疲劳时练习，效果更明显。

注意事项：做此练习时一定要在专用瑜伽垫上或毛毯上进行，以保护脊柱，避免练习初期时背部疼痛，小心头不要碰在地上；任何脊柱有伤病的人，不应做此练习。

5. 船式

（1）体位法分类：前屈。

（2）船式的做法：

① 仰卧垫上，双腿并拢，自然向前伸直，双手放于身体两侧，掌心向上

摇滚式

船式

（图5-6-5 **1**）。

2 吸气，先抬起双腿，依次抬起上体，双臂和双腿与地面呈30°～60°角，膝、腿伸直，腰、背挺直，两手轻握拳，朝向脚尖，拳心向下，目视前方（图5-6-5 **2**）。在静止状态下保持2次以上深呼吸。

3 呼气，有控制地将上体、双腿放回垫上呈仰卧，放松身体。

4 重复练习。

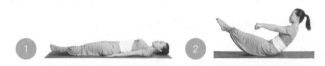

图5-6-5 船式

（3）船式的健身效果和注意事项。

健身效果：强健腰腹肌力量，挤压腹部器官，消除腰腹、臀部赘肉；缓解神经紧张、焦虑，还可促进肠道蠕动，缓解胃部胀气，改善消化功能，消除便秘；增强控制身体的能力，增加身心稳定性。

注意事项：放松颈椎和双肩，挺直腰背，才能起到事半功倍的效果。

仰卧单腿旋腿式

6. 仰卧单腿旋腿式

（1）体位法分类：倒立。

（2）仰卧单腿旋转式的做法

1 仰卧垫上，两手放于身体两侧，掌心向下（图5-6-6 **1**）。

2 吸气，向上抬起右腿（图5-6-6 **2**）

3 呼气，保持上体不动，右腿按顺时针和反时针方向各旋转6圈（图5-6-6 **3 4**）。

4 右腿有控制地放于地面，手心转向上，微闭双眼，放松。

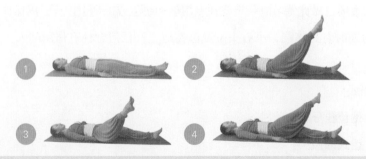

图5-6-6 仰卧单腿旋转式

⑤ 换异侧腿进行练习。

（3）仰卧单腿旋转式的健身效果及注意事项。

健身效果：增加髋关节的灵活性，缓解坐骨神经痛，增强双腿肌肉力量和韧带的柔韧性；增强大脑对身体的控制，有助于增强意志力。

注意事项：在旋转的过程中腿尽量伸直，膝关节不要弯曲，整个过程中保持顺畅、自然的呼吸，不要憋气。

7. 蹬自行车式

（1）体位法分类：平衡。

（2）蹬自行车式的做法：

蹬自行车式

① 仰卧垫上，两手放于身体两侧，掌心向下。

② 吸气，向上抬起双腿至90°，弯曲右腿，开始向前蹬，感觉自己是在蹬自行车（图5-6-7 ①②③）。

③ 双腿按顺时针和反时针方向各蹬10次。

④ 伸直双腿有控制地放于地面，手心转向上，微闭双眼，放松。

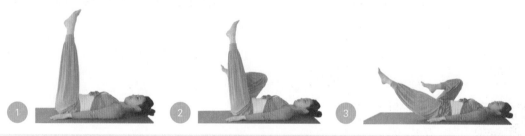

图5-6-7 蹬自行车式

（3）蹬自行车式的健身效果和注意事项。

健身效果：能锻炼大腿肌肉，纤瘦美腿；健美腰背部，强化脊背力量，滋养肾部；增强身体的控制力，排除杂念。

注意事项：在步骤③时注意保持自然均匀的呼吸，臀部以上部位始终不离开垫子。

8. 仰卧麻花腿转体式

（1）体位法分类：扭转。

（2）仰卧麻花腿转体式的做法：

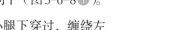
仰卧麻花腿转体式

① 仰卧垫上，双腿自然伸直，双臂向侧打开与肩平，掌心向下（图5-6-8 ①）。

② 吸气，弯曲双膝，右腿抬起越过左腿，使右小腿从左小腿下穿过，缠绕左

腿，右脚背勾住左脚脚踝（图5-6-8❷❸）。

❸ 呼气，身体自腰部开始向右扭转至贴在垫面，同时头部向左转，目视左手方向（图5-6-8❹）。在静止状态下保持2次以上深呼吸。

❹ 吸气，双腿和头部转回至正中位置。

❺ 呼气，伸展双腿至仰卧。

❻ 向反方向扭转练习。

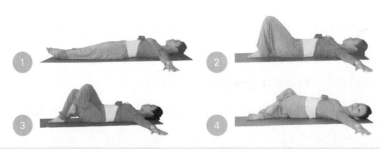

图 5-6-8　仰卧麻花腿转体式

（3）仰卧麻花腿转体式的健身效果和注意事项。

健身效果：对脊柱神经及整个神经系统都有益处；可预防背痛和腰部风湿病的发生；缓解腰背部紧张与不适，按摩腹部的内脏器官。

注意事项：脊柱要充分扭转，过程中要保持双腿自然扣紧且肩部不要离开地面，身体要保持稳定的状态。

9. 侧卧韦史努式

（1）体位法分类：侧展。

（2）侧卧韦史努式的做法：

❶ 仰卧垫上，调整身体至左侧卧姿，弯曲左臂，大臂垂直于地面，手掌五指分开贴地，右手放置右侧大腿上（图5-6-9❶）。

❷ 吸气，弯曲右膝，右手从内侧抓住右脚跟，将右脚逐渐拉高并伸直（图5-6-9❷❸❹）。在静止状态下保持2次以上深呼吸。

❸ 呼气，屈右膝，逐渐收回至侧卧。

❹ 身体调整回复至仰卧，休息。

❺ 换异侧肢体进行练习。

（3）侧卧韦史努式的健身效果和注意事项。

健身效果：促进血液循环，强化内脏，尤其是肝脏机能；消除腰部多余脂肪，缓解背痛；放松髋关节，对骨盆区域有益；防止由于腹压过大而产生的疝气。

侧卧韦史努式

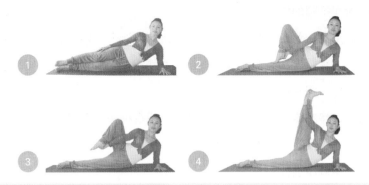

图 5-6-9　侧卧韦史努式

注意事项：在步骤❷保持时腰部尽量立直。

10. 侧弓式

（1）体位法分类：后弯。

（2）侧弓式的做法：

侧弓式

❶　仰卧垫上，调整身体至左侧卧姿，弯曲左臂，大臂垂直于地面，手掌五指分开贴地，右手放置右侧大腿上（图5-6-10❶）。

❷　吸气，向后弯曲右腿，右手从后侧抓住右脚脚踝或脚背处（图5-6-10❷）。

❸　呼气，推髋向前，臀部肌肉收紧，右腿向后侧伸展，尽量打开折叠腿，肩胛骨内收，伸展上体，目视前方（图5-6-10❸）。在静止状态下保持2次以上深呼吸。

❹　吸气，收回身体逐渐回复至仰卧。

❺　换异侧肢体进行练习。

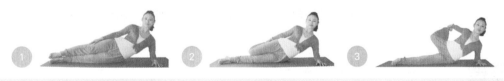

图 5-6-10　侧弓式

（3）侧弓式的健身效果和注意事项。

健身效果：伸展身体前侧，促进血液循环，强化内脏；消除腰、腹部多余脂肪，缓解背痛。

注意事项：在步骤❷保持时脊柱侧向延展，立直，不要耸肩，身体保持在同一平面上。

11. 仰卧单举腿

（1）体位法分类：倒立。

仰卧单举腿

（2）仰卧单举腿的做法：

① 仰卧垫上，双腿自然伸直，双手放于身体两侧，掌心向下（图5-6-11 ①）。

② 吸气，保持左膝伸直，脚尖绷直，左腿抬离垫子30°左右，眼睛朝前看，余光看不见脚尖（图5-6-11 ②）。

③ 吸气，将左腿向上抬起60°～90°，目视小腿、脚面（图5-6-11 ③④）。

④ 呼气，缓慢落下左腿回复至仰卧。

⑤ 换异侧肢体进行练习。

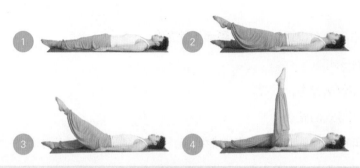

图 5-6-11 仰卧单举腿

（3）仰卧单举腿的健身效果和注意事项。

健身效果：增强腰腹肌力量，增强腿部肌力，消除腰腹、臀部赘肉，美化腰、背、腿部线条；按摩腹部器官，缓解胃部胀气；增强控制身体的能力，增加身心稳定性。

注意事项：配合好呼吸，用心体会，可抬腿在30°、60°、90°时分别保持2次以上深长呼吸，增加勾脚练习以增加练习强度；过程中不要屏息，保持自然呼吸。

12. 仰卧手抓脚趾单腿伸展式

（1）体位法分类：前屈。

（2）仰卧手抓脚趾单腿伸展式的做法：

① 仰卧垫上，双脚并拢自然伸直，双臂放在身体两侧，掌心向下（图5-6-12 ①）。

② 吸气，保持身体左侧不动，屈右腿，右手食指从内侧勾住右脚大脚趾（图5-6-12 ②）。

③ 呼气，慢慢蹬直右腿，脚跟向上、脚趾朝向头部尽量向上伸展（图5-6-12 ③）。静止状态下保持2次以上深呼吸。

仰卧手抓脚趾单腿
伸展式

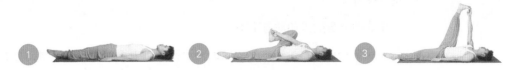

图 5-6-12　仰卧手抓脚趾单腿伸展式

④　吸气，弯曲右腿。

⑤　呼气，右手松开右脚拇指并放回至仰卧，放松身心。

⑥　换异侧腿进行练习。

（3）仰卧手抓脚趾单腿伸展式的健身效果和注意事项。

健身效果：伸展下肢肌肉韧带，有效增加身体柔韧度；舒展腰背部肌肉；有助于改善消化系统功能；缓解背痛、坐骨神经痛。

注意事项：在步骤③时保持左脚伸直，左侧盆骨自然贴近地面，不要为了拉紧右脚而使背部拱起，也不要缩起或升高肩膀，臀部必须贴紧地面，逐步学会放松腰部；保持4次以上的深长呼吸；患有腹痛、头痛、气喘、心脏病或背痛的人士，请在专业瑜伽教练的指导下练习。

13. 上轮式

（1）体位法分类：后弯。

（2）上轮式的做法：

上轮式

①　仰卧在垫子上，双脚打开与髋同宽，弯曲双腿，两脚后跟尽量靠近臀部，双手屈肘放于颈部两侧，掌心着地，十指指向双肩（图5-6-13①）。

②　吸气，躯干、臀部肌肉收紧并逐渐向上抬离垫子，头顶支撑上半身重量。逐步撑直两臂和双腿，头和肩背逐渐离开地面，尽量抬起身体直至身体呈满弓的高度，双脚朝头的方向移动，尽量挺直两膝（图5-6-13②）。在静止状态下保持2次以上自然呼吸。

③　呼气，返回时逐渐放低身体，首先是头顶触地，然后是背部、臀部，最后伸展双腿至仰卧。深呼吸调整身心。

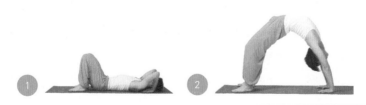

图 5-6-13　上轮式

④ 重复练习。

（3）上轮式的健身效果和注意事项。

健身效果：充分拉伸整个腹部和大腿前侧肌肉，有力地伸展腹脏器官，舒展身心，对身体的神经系统和内分泌系统均有益；增强人体生殖系统功能；强健全身肌肉；全身大小关节也均能得到锻炼。

注意事项：上轮式对身体柔韧性和力量要求比较高，不适合初学者进行练习；练习者在练习此式时也一定要注意保护腰部；高血压、冠心病、胃溃疡、耳聋或眼部毛细血管扩张患者不宜做此练习，腹部手术患者也不宜练习此式。

肩桥式

14. 肩桥式

（1）体位法分类：倒立、后弯。

（2）肩桥式的做法：

① 仰卧于垫子上。弯曲双膝，脚跟靠近臀部，两脚分开与髋同宽，两臂放于身体两侧，掌心朝下（图5-6-14①）。

② 吸气，收紧腰臀部肌肉，将臀部、上体逐渐抬离地面，肩胛骨内收，顶髋，挺胸，直至身体成一拱形（图5-6-14②）。在静止状态下保持2次以上深呼吸。

③ 呼气，身体有控制地回落到垫面，伸展双腿，放松身心。

④ 重复练习。

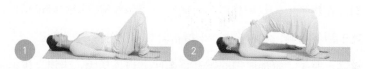
图 5-6-14 肩桥式

（3）肩桥式的健身效果和注意事项。

健身效果：强健肩颈部肌肉，脊柱的锻炼可为身体与精神注入新的能量，增强对身体的控制；刺激生殖腺分泌，促进肠胃运动，缓解便秘，刺激肾脏功能，并有效帮助睡眠。

注意事项：动作过程中注意放松颈部和后脑；肩部不要离开垫子；切忌含胸或者驼背；在步骤②时腰部一定要尽力抬高，利用双肩和双脚支撑全身重量，保持过程中保证呼吸顺畅，不要憋气。

鱼式

15. 鱼式

（1）体位法分类：后弯。

（2）鱼式的做法：

① 仰卧垫上，双腿并拢自然向前伸直，双手放于身体两侧，掌心向下。

② 吸气，用肘关节略微撑起上体，挺腰、挺胸，目视脚尖（图5-6-15①）。

③ 呼气，向上抬起下颚，颈部前侧打开，重心向头顶方向推移直至头顶着地，但身体重心主要在尾骨和肘部支撑处（图5-6-15②）。在静止状态下保持2次以上深呼吸。

④ 吸气，下颌收回。

⑤ 呼气，身体有控制地回复至仰卧。

⑥ 重复练习。

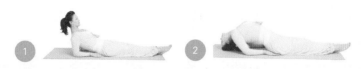

图5-6-15　鱼式

（3）鱼式的健身效果和注意事项。

健身效果：锻炼全身的控制能力，强化脊柱健康，矫正驼背；刺激甲状腺和甲状旁腺；扩展胸廓，预防胸腺疾病；美化颈部和下颌线条；改善呼吸机能，使心情豁然开朗。

注意事项：心脏病、血压异常患者及做过手术的人请勿练习此式。练习中如果出现不适，请放松休息；动作要缓慢，注意头颈部的放松与适应；过程中保持自然顺畅呼吸，不要屏息；收回时要谨慎，做好自我保护，避免受伤。

16. 犁式

（1）体位法分类：倒立。

（2）犁式的做法：

① 仰卧垫上，双腿并拢自然向前伸直，双手放于身体两侧，掌心向下。

② 吸气，保持膝关节伸直，双腿缓慢向上抬起至与地面呈90°角，脚尖绷直（图5-6-16①）。

③ 呼气，抬起臀部，双脚向头顶方向伸展，脚尖着地，展开双手平放于垫子上（图5-6-16②）。静止状态下保持2次以上深呼吸。

④ 双手扶住腰，吸气，辅助脊柱慢慢地回落到垫子上。

⑤ 呼气，双腿回落垫面，放松。

犁式

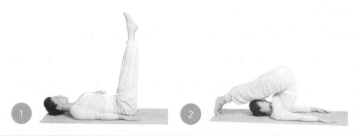

图 5-6-16 犁式

⑥ 重复练习。

（3）犁式的健身效果和注意事项。

健身效果：有效调节甲状腺，消除腰部、臀部、腹部、背部的脂肪，使腿部纤长，美化人体曲线；促进血液循环，有效滋养脊柱，平衡神经系统，排毒养颜；提高身心稳定性与控制力。

注意事项：在步骤❹的过程中，动作应尽量缓慢，双手辅助尽量让脊柱一节一节触地，整个过程中，头部不要离开垫子；女性在月经期应避免做这个姿势，患有坐骨神经痛者禁止做此式，患有高血压的病人应在专业瑜伽老师指导下练习。颈部有疾病的练习者应事先咨询医生。步骤❸静止保持的时间长短可根据练习者具体情况进行调整。

肩倒立式

17. 肩倒立式

（1）体位法分类：倒立。

（2）肩倒立式的做法：

① 按步骤完成犁式（图5-6-17❶）。

② 吸气，双手托腰，收紧臀部及腹部肌肉，屈双膝，双膝带动双腿向上抬起与地面呈90°角。延长吸气，缓慢伸直双膝，脚尖绷直指向天空。放松颈部、后脑，肩部支撑身体（图5-6-17❷❸）。静止状态下保持2次以上深呼吸。

③ 按原路回复到犁式，再还原回复至仰卧体式，深呼吸，放松全身。

进阶技法：

对于中高级练习者来说，如感觉仍有余力，可以将扶住腰背的双手放下，于体后垫上相握，增大练习强度（图5-6-17❹）。

（3）肩倒立式的健身效果和注意事项。

健身效果：使人体充满活力和力量，增加信心；使血液迅速回流，滋养大脑；促进全身的血液循环，刺激甲状腺与副甲状腺分泌；针对腰部、腿部血液不畅通而导致的疲劳有很好的缓解作用，减小关节间压力，放松肌肉。

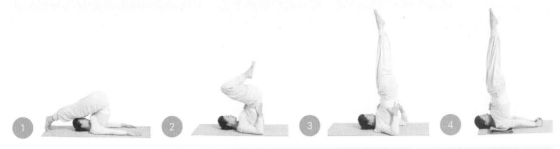

图 5-6-17　肩倒立式

注意事项：在步骤②时将两膝绷直，保持正常而顺畅的呼吸，如有憋气现象，身体迅速回复至仰卧休息；在练习时可以在肩下放一块折叠的毛毯，以减轻对咽喉部位的挤压和对颈部的压力；患有高血压的人只有在先练习了犁式，并能够在犁式中保持不少于3分钟的情况下，才能练习此式；女性经期禁止做此练习。

18. 单腿肩倒立式

（1）体位法分类：倒立、平衡。

（2）单腿肩倒立式的做法：

① 按步骤完成肩倒立式（图5-6-18①）。

② 呼气，弯曲左腿（图5-6-18②）。

③ 吸气，伸直左腿，左脚尖触地（图5-6-18③）。静止状态下保持2次以上深呼吸。

④ 逐步向上收回左腿。

⑤ 换异侧肢体进行练习。

（3）单腿肩倒立式的健身效果和注意事项。

健身效果：强健肩颈，刺激、平衡甲状腺与副甲状腺分泌；针对腰部、腿部血液不畅通而导致的疲劳有很好的缓解作用，减小关节间压力，放松肌肉。

单腿肩倒立式

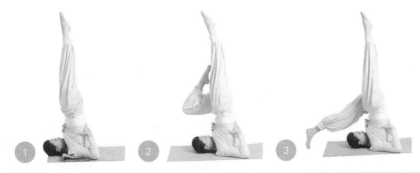

图 5-6-18　单腿肩倒立式

注意事项：可以在肩下放一块折叠的毛毯，以减轻对咽喉部位的挤压和对颈部的压力。

思考题

1. 什么叫瑜伽体位法?

2. 简述瑜伽体位法的习练注意事项。

第六章 瑜伽体位经典组合

【章前导言】

◇ 随着练习的不断深入，瑜伽习练者会逐渐认识到自己身心的真正需要，会在练习的过程中更加注重体式与呼吸的完美结合，会更多地收获动态组合的练习价值与功效。本章主要介绍瑜伽体位经典组合。

第一节　朝日礼拜

朝日礼拜组合练习有利于放松身体所有关节和肌肉，按摩所有内脏器官，它是每天早晨做任何其他瑜伽练习前都要做的准备练习。如果在一天之中某个时候感到疲倦，此练习将有助于习练者在体力和精神上迅速恢复。

朝日礼拜

整套朝日礼拜包括12个姿势，连续做两组。

1. 祈祷式

（1）祈祷式的做法：

① 山式站立，双脚并拢。

② 双掌合十，放在胸前，全身放松（图6-1-1）。

雪山女神单人瑜伽

（2）祈祷式的健身效果和注意事项。

健身效果：建立注意力集中和宁静的状态，为要做的练习做准备。

注意事项：保持自然、深缓呼吸，意守心轮。

瑜伽传说双人瑜伽

2. 站立后弯式

（1）站立后弯式的做法：

① 吸气，双臂上举，双肘伸直，大臂尽量贴耳。

② 呼气，推髋向前，脊柱后弯（图6-1-2）。

（2）站立后弯式的健身效果和注意事项。

健身效果：伸展腹部内脏器官，改善消化系统功能，消除腹部过多的脂肪；锻炼肩臂，加强脊神经功能，开阔肺叶。

注意事项：对于初练者，脊柱略微后弯伸展即可。在保持过程中意守喉轮。

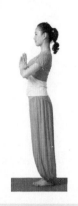

图6-1-1　祈祷式

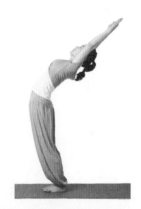

图6-1-2　站立后弯式

3. 上体前屈式

（1）上体前屈式的做法：

❶　在站立后弯式的基础上，吸气，身体回到正中。

❷　呼气，尾骨向后运动，前屈上体，直至双手抱住双脚脚踝，试用前额触到两膝以下（图6-1-3）。

（2）上体前屈式的健身效果和注意事项。

健身效果：有助于消除腰背部疲劳，预防胃部或腹部疾病，减少腹部多余的脂肪；促进血液循环，缓解头痛及头部缺氧症状，柔软脊柱，增加腿后肌群柔韧度；促进消化，消除便秘。

注意事项：过程中尽量蹬直双腿，保持背部平直，柔韧性差的人可屈膝进行，保持下体稳定，调整好呼吸与体式过程的配合，动作舒缓；患有血压异常、心脏病的人不要尝试此练习。动作中若要降低强度时可弓腰弓背起身；意守生殖轮。

4. 骑马式

（1）骑马式的做法：

❶　在上体前屈式的基础上，双手放于双脚两侧，屈膝，右腿向后跨出一大步，膝盖、脚背着地。

❷　吸气，两臂用力推起，上体直立，双臂自然垂于体侧。身体重心在双腿之间（图6-1-4）。

❸　呼气，重心下沉。拉伸右腿前侧。

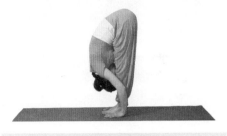

图6-1-3 上体前屈式

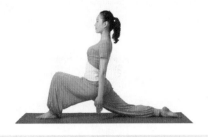

图6-1-4 骑马式

（2）骑马式的健身效果和注意事项。

健身效果：按摩腹部器官，加强两腿肌肉力量，调节神经系统功能。

注意事项：前支撑腿膝盖不要超过脚尖，保持自然呼吸；不要憋气，意守眉心轮。

5. 顶峰式

（1）顶峰式的做法：

❶ 在骑马式的基础上，右脚脚尖点地，左腿向后跨出，放于右脚旁边。

❷ 尾骨引领臀部继续向上抬，手臂伸直，头部向内，伸展背部。腿部绷直，膝盖不要弯曲，试着尽量将两脚跟踩地（图6-1-5）。

（2）顶峰式的健身效果和注意事项。

健身效果：强健两臂、两腿的肌肉和韧带，伸展全身；向与前一姿势相反的方向弯曲脊柱，因此能进一步帮助改善脊柱的健康和柔软度；促进血液循环，缓解坐骨神经痛；迅速缓解身心疲惫、头痛、头晕，平衡、滋养脊神经系统，解压美容。

注意事项：初学者如果在练习时无法放松和打开肩部，可以把双手放在瑜伽砖或者椅子上，高血压或头痛者可以把头置于垫上或者瑜伽砖上进行练习。练习过程中意守喉轮。

6. 八体投地式

（1）八体投地式的做法：

❶ 在顶峰式的基础上，呼气时弯曲膝盖点地，臀部向后坐于双脚之间。

❷ 弯曲双肘，小臂贴垫，臀部抬起，推动身体在垫上向前滑行，胸部触及地面，下颌沿着地面向前。在此姿势的最后位置时翘臀塌腰，髋部和腹部应当稍微抬离地面，只有双脚脚趾、双膝、胸部、下颌、双手八个点触地（图6-1-6）。

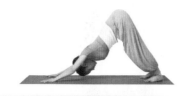
图 6-1-5 顶峰式

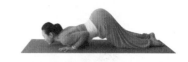
图 6-1-6 八体投地式

（2）八体投地式的健身效果和注意事项。

健身效果：增加大腿和手臂肌肉力量和灵活性，锻炼胸部肌肉，增强脊柱的灵活性，平衡神经系统，增强对身体的控制，有效增强身心稳定性。

注意事项：在向前推移的过程中，应屏住呼吸或调整为呼气时做此运动；意守脐轮。

7. 眼镜蛇式

（1）眼镜蛇式的做法：

在八体投地式的基础上，吸气，身体顺势向前移动，慢慢从腰背肌发力向上卷起上体，绷紧臀肌，双臂撑起，延展脊柱，将胸抬离地面，头顶向上，下颌上扬，向后卷曲脊柱（图6-1-7）。

（2）眼镜蛇式的健身效果和注意事项。

健身效果：锻炼脊柱周围的肌肉群，增强脊神经的活力，强健肩臂；腹腔受到挤压，有助于消除体内淤血，净化血液，促进新陈代谢；这个姿势对所有胃病，包括消化不良和便秘都有非常好的辅助康复作用。

注意事项：抬起身体时吸气，放下身体时呼气；髋关节尽量着地，收紧臀部，绷紧双腿；意守生殖轮。

8. 顶峰式

（1）顶峰式的做法：

在眼镜蛇式的基础上，按原路退回到顶峰式，这个阶段的做法与练习5相同（图6-1-8）。

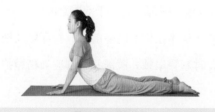
图 6-1-7 眼镜蛇式

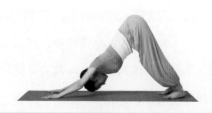
图 6-1-8 顶峰式

（2）顶峰式的健身效果和注意事项。

健身效果：强健两臂、两腿的肌肉和韧带，伸展全身；向与前一姿势相反的方向弯曲脊柱，因此能进一步帮助改善脊柱的健康和柔软度；促进血液循环，缓解坐骨神经痛；迅速缓解身心疲惫、头痛、头晕，平衡滋养脊神经系统，解压美容。

注意事项：初学者如果在练习时无法放松和打开肩膀，可以把双手放在瑜伽砖或者椅子上，高血压或头痛者可以把头置于垫上或者瑜伽砖上进行练习。在两脚跟尽量踩地时呼气。意守喉轮。

9. 骑马式

（1）骑马式的做法：

在顶峰式的基础上，向前迈左腿，回到两手之间，左腿朝前弓步，这个阶段的做法与练习4相同（图6-1-9）。

（2）骑马式的健身效果和注意事项。

健身效果：按摩腹部器官，加强两腿肌肉力量，平衡神经系统。

注意事项：前支撑腿膝盖不要超过脚尖，保持自然呼吸；不要憋气，意守眉心轮。

10. 上体前屈式

（1）上体前屈式的做法：

在骑马式的基础上，右腿向前蹬回，回到两手之间，伸直双腿，尽量将前额靠近两膝。如果不能就不要勉强。这个阶段的做法与练习3相同（图6-1-10）。

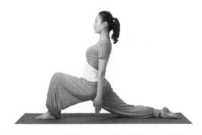

图6-1-9 骑马式

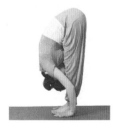

图6-1-10 上体前屈式

（2）上体前屈式的健身效果和注意事项。

健身效果：有助于消除腰背部疲劳，预防胃部疾病，减少多余脂肪；促进血液循环，促进消化，消除便秘。

注意事项：过程中尽量蹬直双腿，保持背部平直，可屈膝进行，调整好呼吸和体式的配合，患有血压异常、心脏病的人，不要尝试此练习。意守生殖轮。

11. 站立后弯式

（1）站立后弯式的做法：

在上体前屈式的基础上，双臂夹耳拉起上体。这个阶段的做法与练习2相同（图6-1-11）。

（2）站立后弯式的健身效果和注意事项。

健身效果：伸展腹部内脏器官，改善消化系统功能，消除腹部多余的脂肪；锻炼肩臂，加强脊神经功能，开阔肺叶。

注意事项：对于初练者，脊柱略微后弯伸展即可。意守喉轮。

12. 祈祷式

（1）祈祷式的做法：

在站立后弯式的基础上，双掌合十，回到胸前，调整呼吸放松全身。这个阶段与第一个姿势"祈祷式"相同（图6-1-12）。

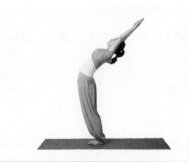

图6-1-11 站立后弯式

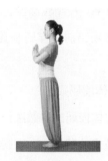

图6-1-12 祈祷式

（2）祈祷式的健身效果和注意事项。

健身效果：建立注意力集中和宁静的状态，调理稳定身心。

注意事项：意守心轮。

13. 姿势13~24

前面的1到12式姿势是半轮朝日礼拜姿势，在另半轮的练习中，重复这12个姿势，但有些小的变化。

（1）在姿势4时，向后伸展左脚。

（2）在姿势9时，收回右脚。

完成这24式姿势后，完整的一轮朝日礼拜就练完了，最后以"山式站立"结束整套动作。

总的健身效果：

在讲述每个姿势时，已经提到了一些练习的益处，它们可以直接归于特定的练习姿势。然而，朝日礼拜组合还会产生其他的健身效果，这些益处不能归于任何一个姿势，而是整套练习的结果。其效果如下：

① 朝日礼拜组合对身体的各个系统如内分泌、循环、呼吸、消化系统等，都有较大的影响，并有助于其相互平衡。当其中一个或几个系统产生不平衡时，就会引起许多疾病。

② 朝日礼拜还有助于消除更多的疾病，因为许多疾病是由血液不净、内分泌腺活动失调或功能衰退等造成的。

③ 在做朝日礼拜时，身体所有主要的肌肉可以得到锻炼，尤其是现代久坐的人和平常不锻炼的人可多用这个动态组合锻炼身体；通过持续的练习，人们会发现自己的身体正在朝健康的状态发展，思维愈发敏锐。

④ 在进行朝日礼拜练习中，呼吸与身体运动同步，得到练习的腹脏器官交替地受到伸展和挤压，促使身体各器官功能发挥正常，这有助于排除肺中积滞的废气。

⑤ 由于新鲜空气和丰富的血液"注入"大脑，人的思路变得清晰，皮肤发黄、晦暗等也得到了有效改善，享用食物或做其他事务时更容易专注，生活质量、工作效率大大提高。

第二节　太阳式

一、太阳式A

重复5次。

（1）山式：呼气，站在中间位置，看鼻尖（图6-2-1）。

（2）吸气，伸手上举，仰头看拇指（图6-2-2）。

（3）呼气，向前屈身，眼睛看鼻尖（图6-2-3）。

（4）吸气，抬头，看眉心（图6-2-4）。

（5）呼气，双脚跳向后方，看鼻尖（图6-2-5）。

（6）吸气，滚动脚尖成上犬式，看鼻尖（图6-2-6）。

（7）呼气，滚动到下犬式，看双脚（5次呼吸）（图6-2-7）。

（8）吸气，双脚跳回，看眉心（图6-2-8）。

太阳式A

（9）呼气，身体前屈，看鼻尖（图6-2-9）。

（10）吸气，伸手上举，看拇指（图6-2-10）。

（11）山式：呼气，回到中间位置，看鼻尖（图6-2-11）。

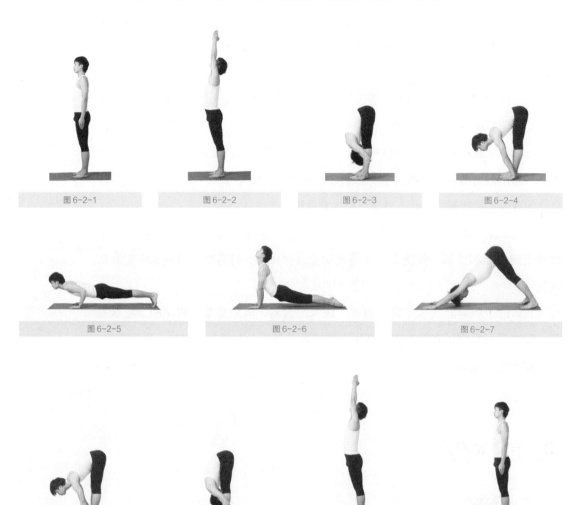

| 图6-2-1 | 图6-2-2 | 图6-2-3 | 图6-2-4 |

| 图6-2-5 | 图6-2-6 | 图6-2-7 |

| 图6-2-8 | 图6-2-9 | 图6-2-10 | 图6-2-11 |

二、太阳式B

太阳式B

重复5次。

（1）山式：呼气，站在中间位置，看鼻尖（图6-2-12）。

（2）吸气，伸手上举，仰头看拇指（图6-2-13）。

（3）呼气，向前屈身，眼睛看鼻尖（图6-2-14）。

（4）吸气，抬头，看眉心处（图6-2-15）。

（5）呼气，双脚跳向后方，看鼻尖（图6-2-16）。

（6）吸气，滚动脚尖成上犬式，看鼻尖（图6-2-17）。

（7）呼气，滚动到下犬式，看双脚（图6-2-18）。然后左脚后跟内转，右脚前跨放在右手旁。

（8）吸气，右膝弯曲90°，髋部摆正，伸手上举，眼睛看拇指后边（图6-2-19）。

（9）呼气，手分别放在右脚两边的垫子上，右脚往后跨（图6-2-20）。

（10）吸气，滚动到上犬式，看眉心（图6-2-21）。

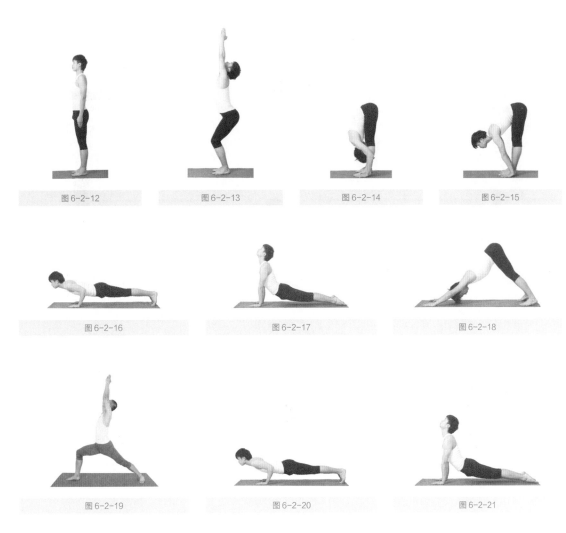

图6-2-12　　　　　　图6-2-13　　　　　　图6-2-14　　　　　　图6-2-15

图6-2-16　　　　　　　　图6-2-17　　　　　　　　图6-2-18

图6-2-19　　　　　　　　图6-2-20　　　　　　　　图6-2-21

（11）呼气，滚动到下犬式，看双脚（图6-2-22）。然后右脚后跟内转，左脚前跨放在左手旁。

（12）吸气，左膝弯曲90°，髋部摆正，伸手上举，眼睛看拇指后边（图6-2-23）。

（13）呼气，手分别放在左脚两边的垫子上，左脚往后跨（图6-2-24）。

（14）吸气，滚动到上犬式，看眉心（图6-2-25）。

（15）呼气，滚动到下犬式，看双脚（图6-2-26）（5次呼吸）。

（16）吸气，双脚向前跳回，看眉心（图6-2-27）。

（17）呼气，身体前屈，看鼻尖（图6-2-28）。

（18）吸气，屈膝下蹲，伸手上举，看拇指（图6-2-29）。

（19）山式：呼气，回到中间位置，看鼻尖（图6-2-30）。

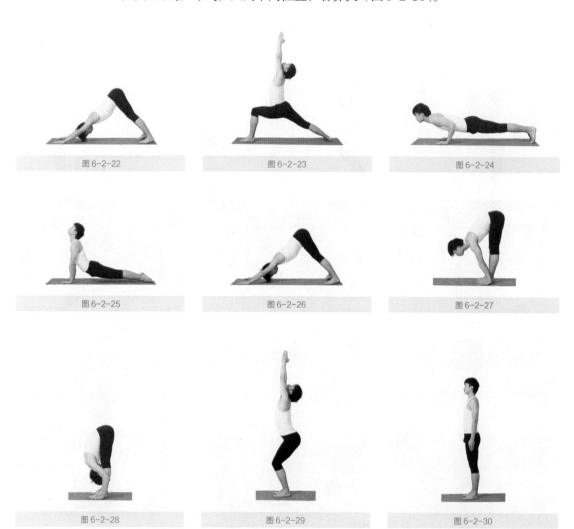

图6-2-22　　　　　　　　图6-2-23　　　　　　　　图6-2-24

图6-2-25　　　　　　　　图6-2-26　　　　　　　　图6-2-27

图6-2-28　　　　　　　　图6-2-29　　　　　　　　图6-2-30

第三节　瑜伽动作功效组合

一、健胸美臂组合

全套动作名称：简易坐（图6-3-1）—安神式（图6-3-2）—向上展臂式（图6-3-3）—霹雳跪姿牛面式（图6-3-4）—扬帆式（图6-3-5）—蛇伸展式（图6-3-6）—骆驼一式（图6-3-7）—鱼式（图6-3-8）—肩桥式（图6-3-9）—仰卧放松式（图6-3-10）。图解如下。

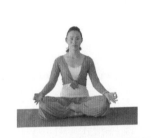
图6-3-1　简易坐

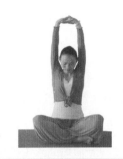
图6-3-2　安神式

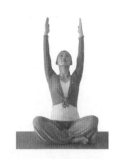
图6-3-3　向上展臂式

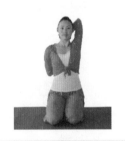
图6-3-4　霹雳跪姿牛面式

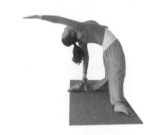
图6-3-5　扬帆式

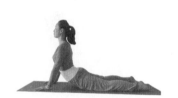
图6-3-6　蛇伸展式

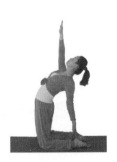
图6-3-7　骆驼一式

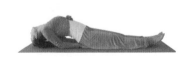
图6-3-8　鱼式

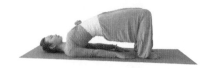

图6-3-9 肩桥式

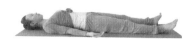

图6-3-10 仰卧放松式

健胸美臂组合动作，加强了手臂肌肉的伸展性，加快脂肪的燃烧，使手臂纤长。结合呼吸，可以刺激结缔组织中的神经，促进淋巴系统的循环，促进乳腺细胞的再生和活跃，调整荷尔蒙分泌，增加真皮纤维弹性，预防乳房下垂。

二、排毒养颜组合

全套动作名称：坐柱式（图6-3-11）—划船式（图6-3-12）—坐姿脊柱扭转式（图6-3-13）—坐姿摆臀功（图6-3-14）—坐姿侧展式（图6-3-15）—肩桥式（图6-3-16）—犁式（图6-3-17）—肩倒立式（图6-3-18）—仰卧摇滚式（图6-3-19）—仰卧放松式（图6-3-20）。图解如下。

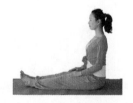

图6-3-11 坐柱式

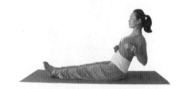

图6-3-12 划船式

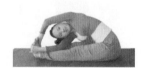

图6-3-13 坐姿脊柱扭转式

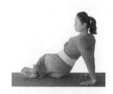

图6-3-14 坐姿摆臀功

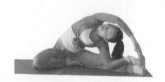

图6-3-15 坐姿侧展式

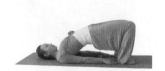

图6-3-16 肩桥式

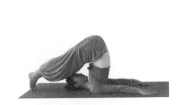

图6-3-17 犁式

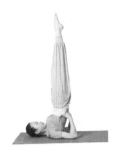

图6-3-18 肩倒立式

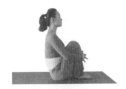

图6-3-19 仰卧摇滚式

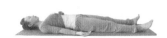

图6-3-20 仰卧放松式

　　瑜伽的体位尤其是瑜伽扭转体位有助于排出体内浊气、废气，清除体内毒素。经过一段时间的瑜伽练习和调理，可以使人拥有健康的身体、良好的心态和靓丽的肤色。

三、平衡美人组合

　　全套动作名称：山式站立（图6-3-21）—擎天式（图6-3-22）—风吹树干式（图6-3-23）—幻椅式（图6-3-24）—三角伸展式（图6-3-25）—金字塔式（图6-3-26）—舞王式（图6-3-27）—山式站立（图6-3-28）。图解如下。

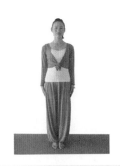

图6-3-21 山式站立

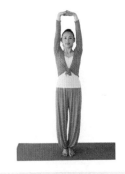

图6-3-22 擎天式

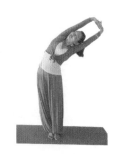

图6-3-23 风吹树干式

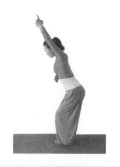

图 6-3-24　幻椅式

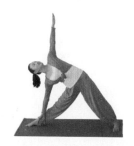

图 6-3-25　三角伸展式

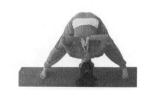

图 6-3-26　金字塔式

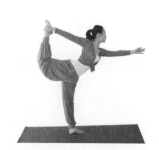

图 6-3-27　舞王式

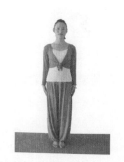

图 6-3-28　山式站立

平衡美人组合动作能帮助习练者达到身体、呼吸和意识的平衡，提高习练者的平衡能力。

四、瘦臀组合

全套动作名称：霹雳跪姿（图6-3-29）—猫弓背式（图6-3-30）—虎式（图6-3-31）—骆驼一式（图6-3-32）—顶峰式（图6-3-33）—战士二式（图6-3-34）—蝗虫式（图6-3-35）—侧卧韦史努式（图6-3-36）—肩桥式（图6-3-37）—仰卧放松式（图6-3-38）。图解如下。

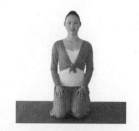

图 6-3-29　霹雳跪姿

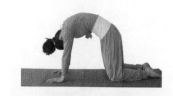

图 6-3-30　猫弓背式

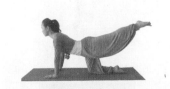

图 6-3-31　虎式

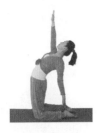

图 6-3-32　骆驼一式

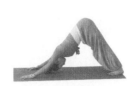

图 6-3-33　顶峰式

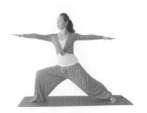

图 6-3-34　战士二式

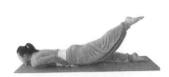

图 6-3-35　蝗虫式

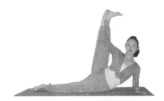

图 6-3-36　侧卧韦史努式

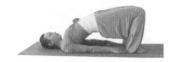

图 6-3-37　肩桥式

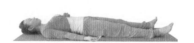

图 6-3-38　仰卧放松式

　　瘦臀组合可以使臀部肌肉舒张和收紧，使臀部坚实，预防臀部肌肉下垂，美化臀部曲线，提高臀位线。

五、纤体塑形组合

　　全套动作名称：坐柱式（图6-3-39）—坐姿上体前屈式（图6-3-40）—坐姿侧展式（图6-3-41）—风吹树干式（图6-3-42）—三角伸展式（图6-3-43）—顶峰式（图6-3-44）—门阀式（图6-3-45）—船式（图6-3-46）—仰卧单腿旋转式（图6-3-47）—蹬自行车式（图6-3-48）—仰卧摇滚式（图6-3-49）—仰卧放松式（图6-3-50）。图解如下。

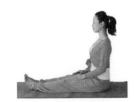

图 6-3-39　坐柱式

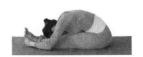

图 6-3-40　坐姿上体前屈式

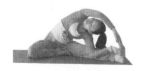

图 6-3-41　坐姿侧展式

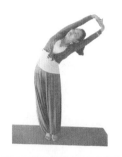
图 6-3-42　风吹树干式

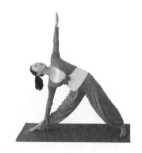
图 6-3-43　三角伸展式

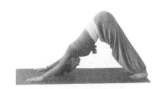
图 6-3-44　顶峰式

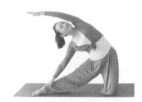
图 6-3-45　门阀式

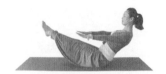
图 6-3-46　船式

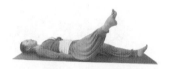
图 6-3-47　仰卧单腿旋转式

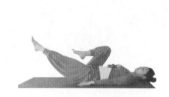
图 6-3-48　蹬自行车式

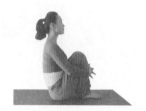
图 6-3-49　仰卧摇滚式

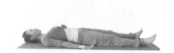
图 6-3-50　仰卧放松式

　　纤体塑形组合动作可以使腰部得到很好的运动，腰部堆积的脂肪在运动中得到挤压、牵拉和伸展，腰腹肌得到锻炼，促进腰部血液循环，加快腰部新陈代谢，加快脂肪的燃烧，可起到瘦腰减脂的效果。

思考题

1. 试述瑜伽经典组合朝日礼拜的功效。

2. 试述纤体塑形组合的全套动作名称。

第七章 健身瑜伽锻炼标准规定动作

第一节　健身瑜伽锻炼标准规定动作一级

　　一级动作是健身瑜伽大众锻炼标准的基本入门套路，一级入门套路由简易坐姿、三种最基础的瑜伽呼吸法和九个最常用的简易体位法科学组合而成（表7-1-1），突出表现了对于上肢和躯干的基本练习，同时配合对称性肢体动作，旨在掌握瑜伽运动中的呼吸规律。

健身瑜伽锻炼标准
规定动作一级

表7-1-1　健身瑜伽锻炼标准一级动作

技法名称	技法说明要点	备注
第一式： 简易坐姿+祈祷式（合十礼）	① 简易坐姿：2次呼吸调整 ② 祈祷式：吸气合十礼，呼气屈身同时说Namaste 吸气起身，呼气双手打开放于双膝上 	4次呼吸。坐于垫子中间
第二式： 腹式呼吸	吸气，抬起双手放于肚脐上下 	4次呼吸。第四次呼气时双手向上放于胸肋两侧，准备第三式

177

技法名称	技法说明要点	备注
第三式： 胸式呼吸	双手放于胸肋两侧 	4次呼吸。第四次呼气时保持右手不动，左手下放于肚脐上，准备第四式
第四式： 完全式呼吸	① 保持3次完整呼吸 ② 第四次呼吸时双手放于双膝上，掌心向下 	4次呼吸。第四次呼吸时双手放于双膝上，掌心朝下，准备第五式
第五式： 向上展臂式	吸气手臂经前向上延展，呼气双臂回落 吸气翻转手掌，掌心向上，双臂经侧上举，大臂帖耳 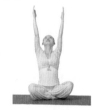 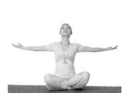	4次上吸下呼，4次开吸合呼。最后一次呼气时双手放于臀部两侧，双腿向前伸展成坐柱式，准备第六式
第六式： 单腿头碰膝前屈 伸展坐式	吸气时，脊背向上延展，呼气上体前屈 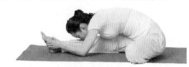	左右各1次后恢复至坐柱式，准备第七式
第七式： 坐姿脊柱扭 转式	吸气双臂胸前平举，立腰背，呼气向左扭转 收回时手肘伸直推起上体回复正中 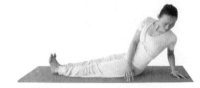	左右各1次后恢复至坐柱式，屈双腿同时向左侧放于左臀边，双手撑地，起身调整至霹雳坐姿，准备第八式
第八式： 霹雳坐双角式	双手背后十指交叉，立脊背 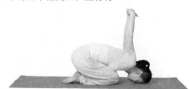	双手向前放于膝部两侧，用力撑地，翻转脚尖点地，臀部向上，膝盖伸直，弓腰弓背起身至山式站立，准备第九式

技法名称	技法说明要点	备注
第九式： 擎天式	双手腹前交叉，吸气经前平行上举 第三次吸气时，踮起脚后跟 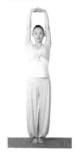	双手松开，回复至山式站立，准备第十式
第十式： 风吹树干式	双臂经侧上举，交叉双手，翻腕上推 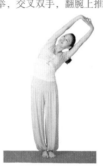	双手松开，回复至山式站立，准备第十一式
第十一式： 上体前屈式	吸气手臂经前平行上举过头，上体呈90°角前屈，弓腰背调整 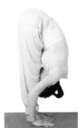	保持手臂不动，准备第十二式
第十二式： 站立后弯式	呼气，推髋向前，脊背后弯 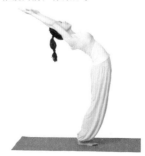	呼气时，双手合十收回至胸前呈站立祈祷式

技法名称	技法说明要点	备注
第十三式： 祈祷式	吸气，梳理脊背向上 呼气，行合十礼，说"Namaste" 吸气，起身 呼气，双手打开 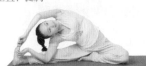	回复至山式站立

第二节　健身瑜伽锻炼标准规定动作二级

健身瑜伽锻炼标准
规定动作二级

　　二级动作为健身瑜伽大众锻炼标准的初级入门套路，二级入门套路依然保持低强度的练习，强调运动中瑜伽呼吸规律的运用。此套路由12个体位法组合而成（表7-2-1），主要着重于简单的脊柱练习，同时配合对称性肢体动作，锻炼集中注意力的能力。

表7-2-1　健身瑜伽锻炼标准二级动作

技法名称	技法说明要点	备注
第一式： 简易坐＋祈祷式	① 简易坐：2次呼吸调整 ② 祈祷式：吸气合十礼，呼气屈身同时说"Namaste"，吸气起身 呼气，推动双手向前 吸气，双手向侧打开至平举，掌心向上，延长吸气，双手向上于头顶合十 呼气，屈肘向下，延长呼气，推动手臂向前	位于垫子后端 第四次呼气时双手打开放于臀部两侧，双腿向前伸直呈坐柱式，右腿向侧打开，向内屈左腿，准备第二式
第二式： 坐姿侧展式	腰背立直，挺胸	左右各1次，打开双腿，准备第三式

技法名称	技法说明要点	备注
第三式： 动式扭脊式	腰背立直，挺胸	左右各1次后恢复至坐 柱式，准备第四式
第四式： 坐姿上体前 屈式	腰背部发力推动身体向前屈曲	屈膝，双腿从左侧向后 成霹雳跪，抬臀成牛式， 准备第五式
第五式： 猫弓背式	吸气，翘臀、塌腰、抬头、挺胸、仰下巴 呼气，弓腰弓背向上，收尾骨、头，含胸	第六次呼气时延长，同 时臀部向后推回成大拜 式，准备第六式
第六式： 眼镜蛇攻击式	腰背部发力推动上体向前	允许半蛇式 呼气时原路退回，弓腰 背起身成霹雳坐姿，准备 第七式
第七式： 霹雳坐牛面式	吸气，双臂侧平举 呼气，左臂向上，右臂向下，双手背后相扣 静止保持1次完整呼吸后，吸气，双手打开还原至 侧平举 另一侧练习	左右各1次，后臀部抬 起，俯身向前，双手撑地 成斜板式，准备第八式

技法名称	技法说明要点	备注
第八式： 骑马式	向前收右腿，同时抬起身体，手指触地 另一侧练习 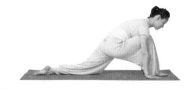	左右各1次后吸气向前收左腿，体前屈过渡，吸气成直角式，准备第九式
第九式： 直角式	吸气起身，双手头顶合十 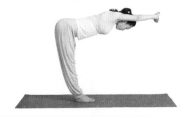	1组，屈膝屈髋，准备第十式
第十式： 幻椅式+站立祈祷式	① 幻椅式：呼气时屈膝，静止保持2次完整呼吸 ② 站立祈祷式：吸气伸直双腿 呼气屈双肘，回至胸前 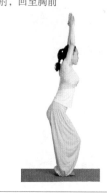	过渡 准备第十一式
第十一式： 树式	收右脚至左小腿处，吸气向上伸展双臂过头，静止保持2次完整呼吸，呼气时屈肘收回至胸前，收回右脚，准备另一侧练习 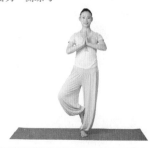	换异侧时手臂收回至胸前，左右各1次后收回准备第十二式

技法名称	技法说明要点	备注
第十二式： 祈祷式	吸气，手臂经两侧打开向上于头顶合十后收回至胸前 呼气，行合十礼，说"Namaste" 吸气，起身 呼气，双手打开	回复至山式站立

第三节　健身瑜伽锻炼标准规定动作三级

三级动作是健身瑜伽大众锻炼标准的入门套路，由11个基本体位法组合而成（表7-3-1），此套路的习练强度较二级有所提高，同时突出表现了伸展性的瑜伽体位练习，旨在使习练者初步掌握动态组合练习。

健身瑜伽锻炼标准
规定动作三级

表7-3-1　健身瑜伽锻炼标准三级动作

技法名称	技法说明要点	备注
第一式： 简易坐＋祈祷式＋ 坐姿调息	① 简易坐：2次呼吸调整 ② 祈祷式：吸气合十礼，呼气、屈身的同时说"Namaste" 吸气起身，呼气双手打开放于双膝上 ③ 坐姿调息：结合智慧手印，4次调息	垫子中间

技法名称	技法说明要点	备注
第二式： 安神式	双手腹前交叉，吸气起臂 呼气低头 静止保持2次完整呼吸 吸气抬头 呼气，松开双手 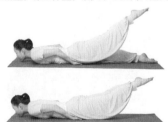	1组 双臂打开，放于臀部两侧，打开双腿，勾起脚尖，准备第三式
第三式： 坐广角伸背式	呼气屈身向前，双手置于双肩下 吸气梳理脊背 呼气尽最大限度向前 静止保持1次完整呼吸 吸气起身，呼气手臂回落	3、4小组合 2组 收回双腿呈坐柱式，屈双腿，准备第四式
第四式： 坐姿摆臀功	腰部立直	1组 最后一次吸气向前伸展双腿，向右侧调整至右侧卧，准备第五式
第五式： 侧弓式	挺髋，立腰，挺胸，收肩胛骨 向后打开折叠腿	换异侧时手臂胸前相合身体顺势转另一侧，左右各1次后成俯卧，准备第六式
第六式： 单、双腿蝗虫式	脚尖绷直，膝盖伸直，髋关节不要离开垫面	2组 双手收于双肩下经斜板成第七式

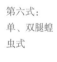

技法名称	技法说明要点	备注
第七式： 顶峰式	吸气，尾骨引领身体向上 呼气，脚后跟回落，静止保持2次呼吸 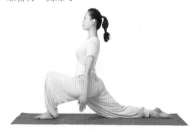	1组 吸气向前收左腿成第八式
第八式： 骑马进阶式	吸气起身，呼气沉髋，吸气延展脊背，呼气俯身向下，准备另一侧练习 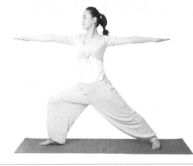	顶峰式过渡接另一侧 左右各1次 大风车起臂，腿蹬直，呼气成第九式
第九式： 战士二式	大风车收臂于脚两侧，身体前屈调整 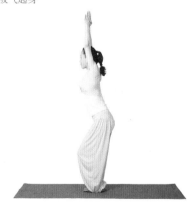	左右各1次 大风车收臂，向前收腿前屈式过渡双臂夹耳屈膝起身成第十式
第十式： 幻椅式	吸气起身，呼气屈膝，静止保持2次完整呼吸 吸气起身	吸气蹬直双腿，呼气屈肘成第十一式

技法名称	技法说明要点	备注
第十一式: 祈祷式	吸气，手臂经两侧打开向上于头顶合十后收回至胸前 呼气，行合十礼，说"Namaste" 吸气，起身 呼气，双手打开 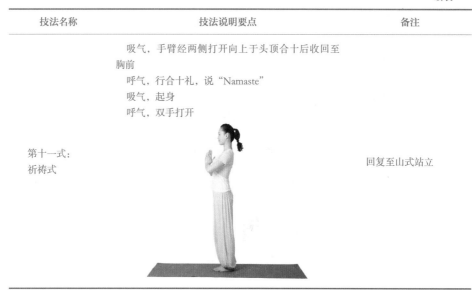	回复至山式站立

第四节　健身瑜伽锻炼标准规定动作四级

健身瑜伽锻炼标准
规定动作四级

　　四级是健身瑜伽大众锻炼标准的中级套路，此套路由16个体位法组成（表7-4-1），更加注重身心的练习。四级中级套路增加脊柱的灵活性、全身的柔韧性和平衡能力的练习，注意力更加集中、专注。要求配合呼吸节奏的变化，灵活掌握和运用瑜伽动态组合。

表7-4-1　健身瑜伽锻炼标准四级动作

技法名称	技法说明要点	备注
第一式: 山式站立+祈祷式	① 山式站立：2次呼吸调整 ② 祈祷式：吸气抬起双手胸前合十，呼气，说"Namaste" 吸气起身，呼气调整放松	垫子前端

技法名称	技法说明要点	备注
第二式： 站立后弯式	吸气手臂上举，后弯 呼气，收回 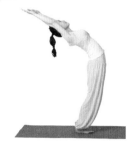	双肘伸直，上臂尽量贴耳，推髋向前，脊柱后弯，准备第三式
第三式： 屈膝飞翔扭转式	屈膝，上体向左扭转 保持屈膝，手臂还原至侧平举 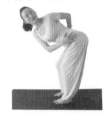	左右各1次后，体前屈过渡，弓腰背起身，体侧起臂准备第四式
第四式： 风吹树干式	双臂由侧向上于头顶交叉，翻掌向上推 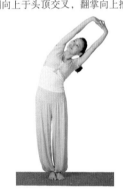	左右各1次后，双手头顶合十，右臂向后下拉，同时屈右腿，右手从后抓住右脚脚背准备第五式
第五式： 舞王式	先打开折叠腿，后调整手臂、上体 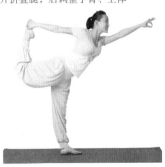	1组 吸气起身，右臂经后向上，双臂头顶合十，准备第六式

技法名称	技法说明要点	备注
第六式： 三角伸展式	身体保持在同一平面内 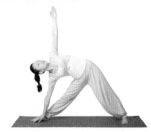	1组 大风车落臂，向后撤左腿准备第七式
第七式： 顶峰式	尾骨引领身体向上 脚后跟触地，静止保持3次呼吸 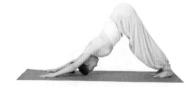	1组 屈膝，臀部后坐，经八体投地式准备第八式
第八式： 眼镜蛇攻击式＋ 眼镜蛇扭转式	① 眼镜蛇攻击式：髋关节贴靠垫子 ② 眼镜蛇扭转式：头颈向左后扭转 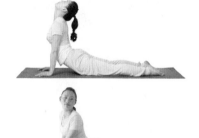	左右各1次后，双手放于体侧，屈双腿，双手抓住双脚脚背准备第九式
第九式： 卧弓式	肩胛骨内收，不要耸肩 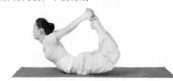	1组 返回至霹雳跪姿，双腿向前伸展，成坐柱式，屈左腿放于右臀外侧，屈右腿，准备第十式
第十式： 半鱼王左边	吸气，右臂经前向上伸展，呼气屈肘抵于左腿外侧 吸气，左臂经前向上伸展，呼气上体向后扭转，同时手臂放于身体侧后，静止保持3次呼吸 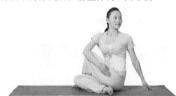	1组 吸气收回手臂，双手放于臀后，双腿向前伸展，准备第十一式

技法名称	技法说明要点	备注
第十一式： 半鱼王右边	吸气，左臂经前向上伸展，呼气屈肘抵于右腿外侧 吸气，右臂经前向上伸展，呼气上体向后扭转，同时手臂放于身体侧后，静止保持3次呼吸 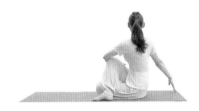	1组 吸气收回手臂，双手放于臀后，双腿向前伸展，成坐柱式，屈双腿从左侧回霹雳跪姿，向前俯身，呼气，八体投地，准备第十二式
第十二式： 眼镜蛇攻击 式+眼镜蛇扭转式	① 眼镜蛇攻击式：髋关节贴靠垫子 ② 眼镜蛇扭转式：头颈向左后扭转 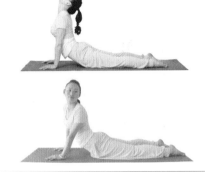	1组 呼气直接起身成第十三式
第十三式： 顶峰式	尾骨引领身体向上，踩落脚后跟 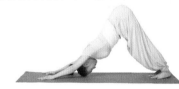	1组 吸气屈右膝向前收回，准备第十四式
第十四式： 三角伸展式	身体保持在同一平面内 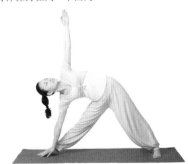	1组 大风车收臂，蹬回后腿接上体前屈，弓腰弓背起身，顺势卷曲双肩，双臂经侧上举于头顶合十，准备第十五式

技法名称	技法说明要点	备注
	先打开折叠腿，后调整手臂、上体	
第十五式： 舞王式		1组 吸气起身，左臂经后向 上，双臂头顶合十
第十六式： 祈祷式	吸气，手臂两侧打开向上于头顶合十后收回至胸前 呼气，行合十礼，说"Namaste" 吸气，起身 呼气，双手打开	回复至山式站立

第五节　健身瑜伽锻炼标准规定动作五级

健身瑜伽锻炼标准
规定动作五级

　　五级是健身瑜伽大众锻炼标准的中级套路，此套路由14个体位法组成（表7-5-1），五级套路保持中等强度的有氧练习，加强专注力练习，注重身体控制力练习，强化下肢力量的练习，旨在提升身心平衡能力。呼吸节奏更加深长自然，通过体位的衔接加大练习的强度，在锻炼中关注体位细节要点。

表7-5-1 健身瑜伽锻炼标准五级动作

技法名称	技法说明要点	备注
第一式： 简易坐+合十礼+ 半莲花坐调息	① 简易坐：2次呼吸调整 ② 合十礼：吸气抬起双手胸前合十，呼气，说"Namaste" 吸气起身，呼气调整放松 ③ 左侧半莲花坐姿调息：4次呼吸后换右侧 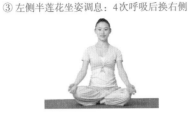	垫子中间 双腿向前伸展成坐柱式，准备第二式
第二式： 坐姿前屈伸背式	腰背立直 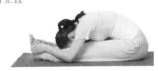	1组 收回手臂成坐柱式，准备第三式
第三式： 坐姿脊柱前屈扭转式	上体前屈，同时上体向右侧扭转 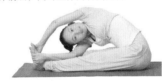	左右各1次后，吸气起身，双臂向后置于臀后，屈肘支撑上体向后，准备第四式
第四式： 鱼式	立腰挺胸，抬头，伸展颈部 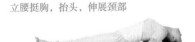	1组 起身时立腰挺胸双手放于髋两侧，辅助身体，身体重心转移到上体，顺势抬腿成第五式
第五式： 船式	立腰，腹部收紧，静止保持3次呼吸 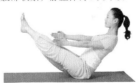	1组 第三次呼气时向右收回成霹雳坐，准备第六式
第六式： 骆驼一式	吸气，左臂经前上举，呼气向后，吸气，起右臂，呼气，推髋向前，静止保持3次呼吸，吸气，屈髋，右手向左侧收回 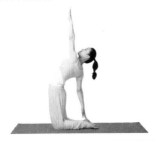	1组 俯身向前，双手撑地向前，收回右腿接第七式（右侧）

技法名称	技法说明要点	备注
第七式： 飞鸟式	吸气，抬起身体，同时双臂经前上举，呼气双臂向侧打开，静止保持3次呼吸 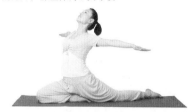	6、7小组合 收回成霹雳坐，接第六式另一侧练习后，双手撑地，后撤左腿，身体经斜板式向上准备第八式
第八式： 顶峰式	吸气，尾骨引领身体向上，呼气，踩落脚后跟静止保持3次呼吸 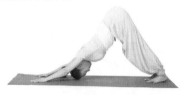	1组 右腿向上伸展，屈右腿向前，收回手臂，上举合十成第九式
第九式： 战士一式	吸气调整，呼气屈右腿，静止保持3次呼吸 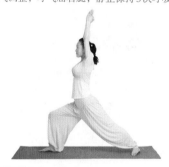	1组 吸气起身，转体手臂向两侧打开，呼气屈膝成第十式
第十式： 战士二式	静止保持3次呼吸 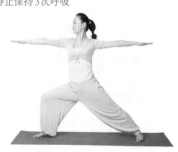	1组 保持屈膝呼气成第十一式
第十一式： 加强侧伸展式	静止保持3次呼吸 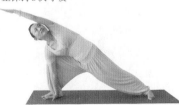	1组 吸气，蹬直右腿，起身；呼气，伸展左侧成第十二式

技法名称	技法说明要点	备注
第十二式: 三角伸展式	静止保持1次呼吸 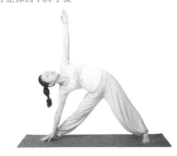	9~12小组合 起身,转脚尖接9~12 式另一侧练习后,双臂背 后合十,准备第十三式
第十三式: 金字塔式	吸气调整,呼气髋部转动,上体前屈,静止保持 3次呼吸,吸气起身 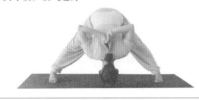	1组 向右转动,向前收左腿, 同时打开双臂成山式站立, 准备第十四式
第十四式: 祈祷式	吸气,手臂经两侧打开向上于头顶合十后收回至 胸前 呼气,行合十礼,说"Namaste" 吸气,起身 呼气,双手打开 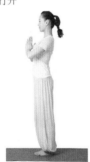	回复至山式站立

第六节　健身瑜伽锻炼标准规定动作六级

　　六级动作是健身瑜伽大众锻炼标准的中级套路,此套路由12个体位法组成(表7-6-1),六级动作保持中等强度的有氧练习,强调平衡、倒立,还包括各类体位,综合加大了练习强度和难度,全面发展身体素质。在体位中保持静止的时间加长,旨在增强意识控制身体的能力。

健身瑜伽锻炼标准
规定动作六级

表7-6-1　健身瑜伽锻炼标准六级动作

技法名称	技法说明要点	备注
第一式： 半莲花坐＋合十礼＋经络调息法	① 半莲花坐：2次呼吸调整 ② 合十礼：吸气合十礼，呼气屈身的同时说"Namaste" ③ 经络调息：第四次呼气时开始调换至另一侧全莲花坐，另一侧调息 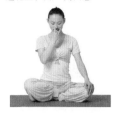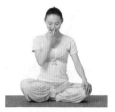	垫子中后端
第二式： 全蝶式	吸气梳理脊背，呼气前屈 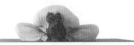	1组 双手松开，从外侧抓住双脚，双膝并拢，准备第三式
第三式： 坐姿脊柱式	双脚抬离垫面，吸气伸直双腿，呼气打开 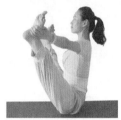	1组 双腿从左侧向后成霹雳跪，抬臂准备第四式
第四式： 全骆驼式	吸气右臂风车起臂，呼气，臀收紧并向前推髋，舒展颈部 第四次吸气时收左手于腰侧，屈髋从右侧收回 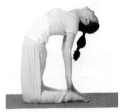	右腿向侧伸直，右脚跟与髋平行准备第五式
第五式： 门阀式	吸气双臂侧平举 呼气向右侧伸展 静止保持3次深呼吸 第四次吸气时起身 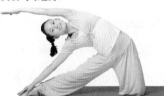	保持双臂侧平举准备第六式

技法名称	技法说明要点	备注
第六式： 扬帆式	呼气身体向左侧伸展成扬帆式 静止保持3次深呼吸 第四次吸气时体侧收手，顺势侧平举打开，呼气落臂(过程中允许屈膝)	4~6小组合 准备另一侧组合练习，练完第六式后俯身向前成四肢着地状，准备第七式
第七式： 虎平衡式	吸气右腿向后伸展，手腿同时抬起 静止保持3次深呼吸 第四次呼气时收回，准备另一侧练习	左右各1次后，臀部坐回至霹雳坐，弓腰背起身，双腿经左侧向前伸屈膝仰卧，准备第八式
第八式： 肩桥式	吸气，臀部、上体抬离垫子 静止保持3次深呼吸 第四次吸气时，右膝盖引领向上伸展，呼气回落 第五次吸气时，左膝盖引领向上伸展，呼气回落	1组 落臂后屈膝向上伸展准备第九式
第九式： 犁式	呼气双腿向头顶方向伸展，脚尖触地	1组 过渡：屈膝，双手扶腰，起膝，踢脚成第十式
第十式： 肩倒立式	膝盖引领双腿向上伸直 静止保持3次深呼吸 第四次呼气时屈腿，原路返回成犁式	1组 双腿交叉(右脚在上，左脚在下)，顺势向前滚动成站立，上体前屈，双手撑地，右腿撤回，准备第十一式

技法名称	技法说明要点	备注
	吸气，成直角式，呼气屈膝，身体右转成幻椅扭 转式 静止保持3次深呼吸 吸气，经直角式，呼气，身体左转成幻椅扭转式 静止保持3次深呼吸	
第十一式： 幻椅扭转式		左右各1次后身体直立 成第十二式
第十二式： 祈祷式	吸气，梳理脊背向上 呼气，行合十礼，说"Namaste" 吸气，起身 呼气，双手打开	回复至山式站立

第七节　健身瑜伽锻炼标准规定动作七级

健身瑜伽锻炼标准
规定动作七级

　　七级动作是健身瑜伽大众锻炼标准的高级套路，此套路由太阳式A、太阳式B和三个瑜伽体位组成（表7-7-1），依据流瑜伽的风格和特点，要求掌握和适应中高以上强度的练习课程，初步掌握和运用"vinyasa"串联体位，对意识控制身体的能力要求更强。

表7-7-1　健身瑜伽锻炼标准七级动作

技法名称	技法说明要点	备注
第一式： 太阳式A	① 山式：呼气，站在中间位置，看鼻尖（图❶） ② 吸气，伸手上举，仰头看拇指（图❷） ③ 呼气，向前屈身，眼睛看鼻尖（图❸） ④ 吸气，抬头，看眉心（图❹） ⑤ 呼气，双脚跳向后方，看鼻尖（图❺） 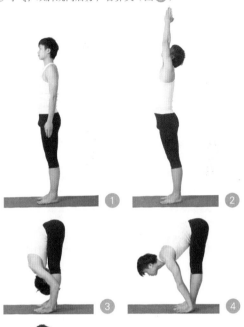  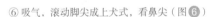 ⑥ 吸气，滚动脚尖成上犬式，看鼻尖（图❻） ⑦ 呼气，滚动到下犬式，看双脚（5次呼吸）（图❼） ⑧ 吸气，双脚跳回，看眉心（图❽） ⑨ 呼气，身体前屈，看鼻尖（图❾） ⑩ 吸气，伸手上举，看拇指（图❿） ⑪ 山式：呼气，回到中间位置，看鼻尖（图⑪） 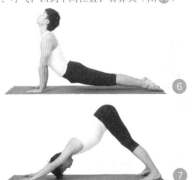	5组 一吸一呼一动， 在步骤⑦时保持5 次深呼吸

技法名称	技法说明要点	备注

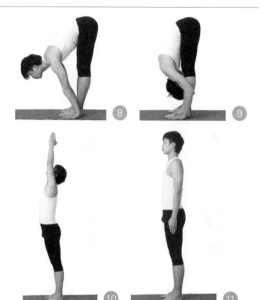

第一式：
太阳式 A

① 山式：呼气，站在中间位置，看鼻尖（图❶）
② 吸气，屈膝，伸手上举，仰头看拇指（图❷）
③ 呼气，向前屈身，眼睛看鼻尖（图❸）
④ 吸气，抬头，看眉心处（图❹）
⑤ 呼气，双脚跳向后方，看鼻尖（图❺）
⑥ 吸气，滚动脚尖成上犬式，看鼻尖（图❻）

第二式：
太阳式 B

5 组
一吸一呼一动，
在步骤⑧、⑫和⑮
保持 5 次深呼吸

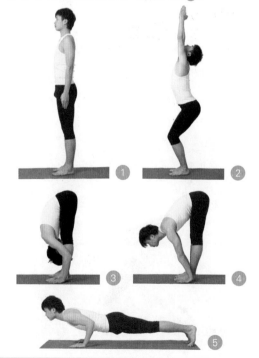

技法名称	技法说明要点	备注

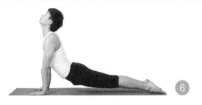

⑦ 呼气，滚动到下犬式，看双脚（图 ⑦）。然后左脚后跟内转，右脚前跨放在右手旁

⑧ 吸气，右膝弯曲90°，髋部摆正，手臂上举，眼睛看拇指后边（5次呼吸）（图 ⑧）

⑨ 呼气，手分别放在右脚两边的垫子上，右脚往后跨（图 ⑨）

⑩ 吸气，滚动到上犬式，看眉心（图 ⑩）

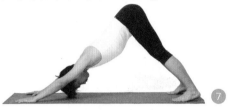

第二式：
太阳式B

5组
一吸一呼一动，
在步骤⑧、⑫和⑮
保持5次深呼吸

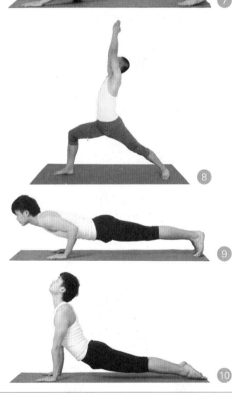

技法名称	技法说明要点	备注
第二式： 太阳式B	⑪ 呼气，滚动到下犬式，看双脚（图⑪）。然后右脚后跟内转，左脚前跨放在左手旁 ⑫ 吸气，左膝弯曲90°，髋部摆正，手臂上举，眼睛看拇指后边（5次呼吸）（图⑫） ⑬ 呼气，手分别放在左脚两边的垫子上，左脚往后跨（图⑬） ⑭ 吸气，滚动到上犬式，看眉心（图⑭） 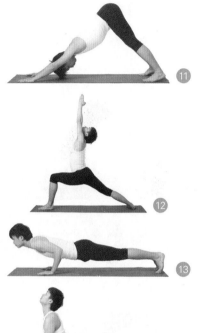 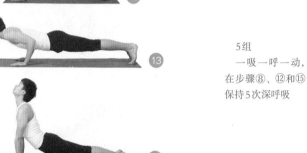 ⑮ 呼气，滚动到下犬式，看双脚(5次呼吸)（图⑮） ⑯ 吸气，双脚向前跳回，看眉心（图⑯） ⑰ 呼气，身体前屈，看鼻尖（图⑰） ⑱ 吸气，屈膝下蹲，伸手上举，看拇指（图⑱） ⑲ 山式：呼气，回到中间位置，看鼻尖（图⑲） 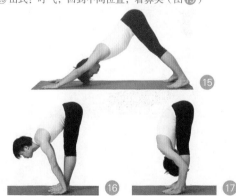	5组 一吸一呼一动，在步骤⑧、⑫和⑮保持5次深呼吸

技法名称	技法说明要点	备注
第二式： 太阳式B	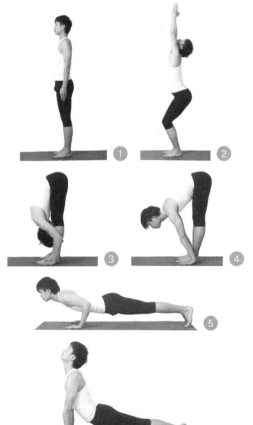	

① 山式：呼气，站在中间位置，看鼻尖（图①）
② 吸气，屈膝，伸手上举，仰头看拇指（图②）
③ 呼气，向前屈身，眼睛看鼻尖（图③）
④ 吸气，抬头，看眉心处（图④）
⑤ 呼气，双脚跳向后方，看鼻尖（图⑤）
⑥ 吸气，滚动脚尖到上犬式，看鼻尖（图⑥）

| 第三式：
太阳式C | | 1组
一吸一呼一动，
在步骤⑧和⑫时保
持5次深呼吸 |

技法名称	技法说明要点	备注
第三式： 太阳式C	⑦ 呼气，滚动到下犬式，看双脚（图⑦）。然后左脚后跟内转，右脚前跨放在右手旁 ⑧ 吸气，大风车起左臂，双臂在同一直线上，眼睛向上看左手方向（5次呼吸）（图⑧） ⑨ 呼气，手分别放在右脚两边的垫子上，右脚往后跨（图⑨） ⑩ 吸气，滚动到上犬式，看眉心（图⑩） 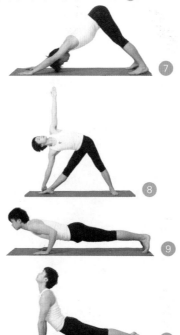 ⑪ 呼气，滚动到下犬式，看双脚（图⑪）。然后右脚后跟内转，左脚前跨放在左手旁 ⑫ 吸气，大风车起右臂，双臂在同一直线上，眼睛向上看右手方向（5次呼吸）（图⑫） ⑬ 呼气，手分别放在左脚两边的垫子上，左脚往后跨（图⑬） ⑭ 吸气，滚动到上犬式，看眉心（图⑭） 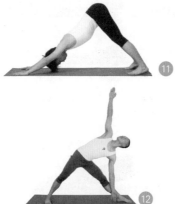	1组 一吸一呼一动，在步骤⑧和⑫时保持5次深呼吸

技法名称	技法说明要点	备注

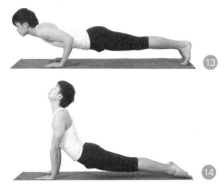

⑮ 呼气，滚动到下犬式，看双脚（图⑮）

⑯ 吸气，双脚向前跳回，看眉心（图⑯）

⑰ 呼气，身体前屈，看鼻尖（图⑰）

⑱ 吸气，屈膝下蹲，伸手上举，看拇指（图⑱）

⑲ 山式：呼气，回到中间位置，看鼻尖（图⑲）

第三式：
太阳式C

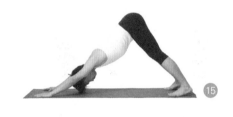

1组
一吸一呼一动，
在步骤⑧和⑫时保
持5次深呼吸

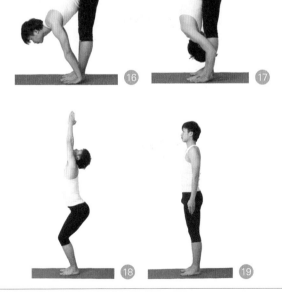

技法名称	技法说明要点	备注
第四式： 太阳式 D	① 山式：呼气，站在中间位置，看鼻尖（图①） ② 吸气，屈膝，伸手上举，仰头看拇指（图②） ③ 呼气，向前屈身，眼睛看鼻尖（图③） ④ 吸气，抬头，看眉心处（图④） ⑤ 呼气，双脚跳向后方，看鼻尖（图⑤） ⑥ 吸气，滚动脚尖到上犬式，看鼻尖（图⑥） 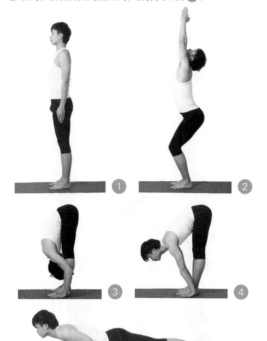 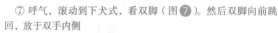 ⑦ 呼气，滚动到下犬式，看双脚（图⑦）。然后双脚向前跳回，放于双手内侧 ⑧ 吸气，身体重心前移落于前脚掌上，呼气，屈双膝，微屈双肘，重心前移至双掌，双脚尖离地（5次呼吸）（图⑧） ⑨ 呼气，依次回复，身体重心落于前脚掌后，双脚往后跨（图⑨） ⑩ 吸气，滚动到上犬式，看眉心（图⑩）	1组 一吸一呼一动，在步骤⑧和⑫时保持5次深呼吸

技法名称	技法说明要点	备注

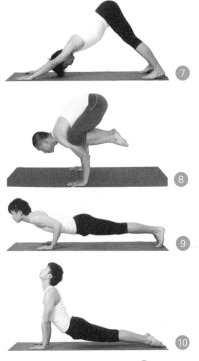

第四式：
太阳式D

⑪ 呼气，滚动到下犬式，看双脚（图⑪）。然后双脚向前跳回，放于双手内侧

⑫ 吸气，身体重心前移落于前脚掌上，呼气，屈双膝，微屈双肘，重心前移至双掌，双脚尖离地（5次呼吸）（图⑫）

⑬ 呼气，依次回复，身体重心落于前脚掌后，双脚往后跨（图⑬）

⑭ 吸气，滚动到上犬式，看眉心（图⑭）

1组
一吸一呼一动，在步骤⑧和⑫时保持5次深呼吸

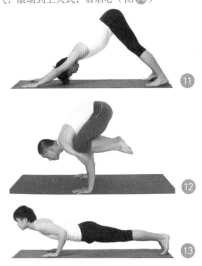

技法名称	技法说明要点	备注

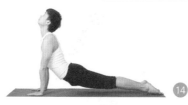

⑮ 呼气，滚动到下犬式，看双脚（图⑮）
⑯ 吸气，双脚向前跳回，看眉心（图⑯）
⑰ 呼气，身体前屈，看鼻尖（图⑰）
⑱ 吸气，屈膝下蹲，伸手上举，看拇指（图⑱）
⑲ 山式：呼气，回到中间位置，看鼻尖（图⑲）

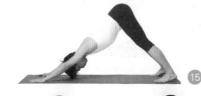

第四式：
太阳式D

1组
一吸一呼一动，
在步骤⑧和⑫时保
持5次深呼吸

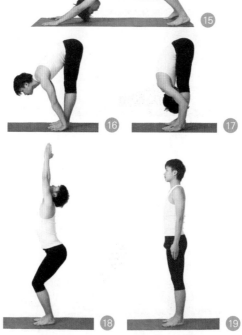

第五式：
太阳式E

① 山式：呼气，站在中间位置，看鼻尖（图①）
② 吸气，屈膝，伸手上举，仰头看拇指（图②）
③ 呼气，向前屈身，眼睛看鼻尖（图③）
④ 吸气，抬头，看眉心处（图④）
⑤ 呼气，双脚跳向后方，看鼻尖（图⑤）
⑥ 吸气，滚动脚尖成上犬式，看鼻尖（图⑥）

技法名称	技法说明要点	备注

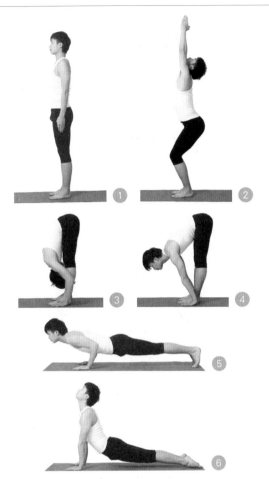

第五式：
太阳式E

1组
一吸一呼一动，
在步骤⑧和⑫时保
持5次深呼吸

⑦ 呼气，滚动到下犬式，看双脚（图⑦）。然后左脚后跟内
转，右脚前跨放在右手旁

⑧ 吸气，双臂上举，屈右腿，左腿抬离垫子，向上伸展，与
地面平行，蹬直右腿，眼睛前看（5次呼吸）（图⑧）

⑨ 呼气，手分别放在右脚两边的垫子上，右脚往后跨（图⑨）

⑩ 吸气，滚动到上犬式，看眉心（图⑩）

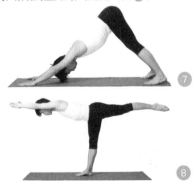

技法名称	技法说明要点	备注

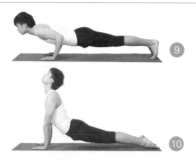

⑪ 呼气，滚动到下犬式，看双脚（图⑪）。然后右脚后跟内转，左脚前跨放在左手旁

⑫ 吸气，双臂上举，屈左腿，右腿抬离垫子，向上伸展，与地面平行，蹬直左腿，眼睛前看（5次呼吸）（图⑫）

⑬ 呼气，手分别放在左脚两边的垫子上，左脚往后跨（图⑬）

⑭ 吸气，滚动到上犬式，看眉心（图⑭）

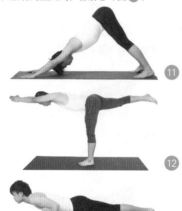

第五式：
太阳式E

1组
一吸一呼一动，在步骤⑧和⑫时保持5次深呼吸

⑮ 呼气，滚动到下犬式，看双脚（图⑮）

⑯ 吸气，双脚向前跳回，看眉心（图⑯）

⑰ 呼气，身体前屈，看鼻尖（图⑰）

⑱ 吸气，屈膝下蹲，伸手上举，看拇指（图⑱）

⑲ 山式：呼气，回到中间位置，看鼻尖（图⑲）

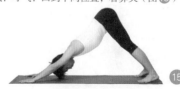

技法名称	技法说明要点	备注
第五式： 太阳式E	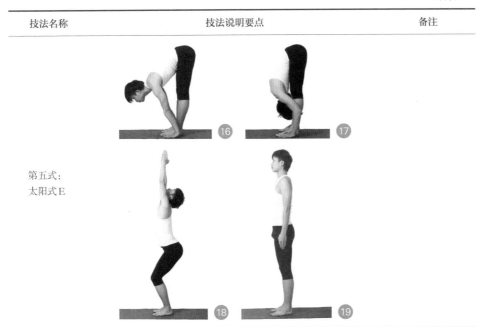	

思考题

1. 根据健身瑜伽锻炼标准 1~3 级规定动作，编排一套由 6~10 个体位法组成的瑜伽体位法组合，并简述呼吸方法。

2. 试述瑜伽经典组合拜日式的功效。

8 第八章 瑜伽休息术

【章前导言】

◎ 瑜伽休息术是现代瑜伽练习中修养身心的内容之一，在《哈达瑜伽之光》中有详细记载。休息术是一种有效的放松功法，它是人在有知觉的情况下的睡眠状态，有助于人身体和精神在瑜伽体位练习后短时间内超量恢复，最终达到身心完全的放松。

第一节　瑜伽休息术简介

一、瑜伽休息术

瑜伽休息术是一种有知觉的睡眠状态，是古典瑜伽中的一种颇有效果的放松方式。这种特殊的睡眠方式意味着"瑜伽睡眠"或者"心灵的睡眠"。瑜伽休息术是瑜伽的一个重要组成部分，它主要是通过一系列的放松练习，包括姿势、呼吸和冥想来帮助练习者减轻心理压力，消除情绪紊乱，对帮助治疗失眠、焦虑和忧郁症等都非常有效；因神经系统失调而导致的睡眠不佳、持续倦怠的人士，特别是众多经常处于紧张和焦虑之中甚至在睡眠中也很难放松的人们，经常运用瑜伽休息术，可以很好地改善身心状态，有利于精力的迅速恢复。需要说明的是，瑜伽休息术并非一种消极的休息方式，而是积极控制和利用肌肉及神经系统的一种练习方式，这种练习是任何人都可以做到的。瑜伽休息实际上是在给身体"充电"，它能使大脑、心脏、神经系统和肢体得到深度的休息，进而带给练习者平和、宁静的感觉。

二、瑜伽休息术习练的益处

休息术是瑜伽修习体系中很重要的一项辅助功法。现代生理医学研究也表明，瑜伽休息术能使交感神经系统的兴奋性下降，机体耗能减少，血氧饱和度和血红蛋白含量增加，并使血红蛋白携氧能力提高，促进消化机能提高，引起肌电、皮电、皮温等一系列促营养吸收反应，这对于调节机体功能、防病治病、延年益寿大有裨益，更能调理感知、记忆、思维、情绪、性格等心理因素。

此外，练习瑜伽休息术能改善练习者应对压力的生理反应，如减慢练习者的心率、降低血压、减慢练习者的呼吸频率、减少需氧量、增加主要肌肉的血流量、降低肌张力等。练习者也可以从瑜伽休息术中获得整体健康和生活方式的好处，如：

（1）减少不良身体症状，像头痛和背痛。

（2）减少不良情绪反应，像愤怒和挫折感。

（3）感到精力充沛。

（4）注意力更集中、思维更清晰。

（5）处理问题的能力提高。

从现代实用性的目的出发，进行瑜伽休息术练习时注意力完全集中且放松身体，通过控制身体、呼吸过程、有意识的心念等方式，最后让练习者得到极好休息的效果。这种身心全然的放松，有助于消除紧张压力和疲劳。对于过于繁忙、缺少睡眠的人们来说，瑜伽休息术是极佳的放松方式，放松肌肉、神经、骨骼以及身体的每一个细胞，能在短时间内使人恢复精力，提高睡眠质量，舒缓紧张情绪和压力。

三、瑜伽休息术习练可缓解疲劳和减轻压力

（一）人体产生疲劳和压力的原因

在一定的社会环境中生活，总会有各种各样的情境变化或刺激对人施以影响，当刺激被人感知到或作为信息被人接收时，人会产生一系列相应的心理、生理的变化。通过信息加工过程，人就对刺激做出相应的反应。如果这种反应超出了人所能承受的范围，就会引起机体心理、生理的失调和紧张，这便是人体产生疲劳和压力的原因。长时间的疲劳和压力状态会损害人的身心健康，并常常与疾病的发生发展有密切的关系。

（二）压力来源

导致现代人身体健康问题的压力来源主要有三种：工作过量，这是让自律神经失调的最主要因素；忧虑烦恼，现代人精神上的压力也很大，使得交感神经紧张；用药频繁，长期服用消炎止痛药、降血压剂或类固醇，便会让交感神经紧张。

（三）疲劳和压力的反应

人最初的本能状态是放松平静的，正如婴儿睡觉时的状态一样平和、宁静，呼吸深长而轻松。但是，生活中的各种事件和不利因素对人在心理上造成的困惑或威

胁，使身心紧张和不适。压力是伴随着现代社会的发展而出现的必然现象，随着年龄的增长，人的生活日益紧张，精神疲劳也就接踵而至。此外，现代人的生活中充满了诸如焦急、恼怒、忧郁、恐惧等异常刺激，常常造成一种"压迫感"，使人感觉身心俱疲。当人体出现以下指标时，必须重视和加强自我调适，可通过瑜伽休息术来缓解和改善。

1. 生理指标

（1）头痛的频率加快、强度增加，若非生理因素引起，则很可能是压力所致。

（2）肌肉紧绷，此情况通常发生在头部、颈部、肩部与背部。

（3）皮肤显得太过干燥，出现斑点或过敏反应。

（4）消化系统出现问题，例如胃溃疡等。

（5）心跳急促、胸痛、心悸等。

2. 情绪指标

（1）易怒、没有耐心。

（2）觉得忧郁、意志消沉。

（3）当外在要求超过自己的能力时，情绪容易失控，对自己失去信心。

（4）要满足太多要求，因而感到心力枯竭、缺乏热情。

（5）有疏离感。

（6）注意力不集中、健忘。

3. 心理指标

（1）因为有太多事而烦躁。

（2）即使是日常琐事，也常犹豫不决。

（3）记忆力变差。

（4）对自己的处境采取负面思考。

4. 行为指标

（1）经常睡不好，可能会失眠或需要睡很久。

（2）为了缓解压力而比平常喝更多的酒、抽更多的烟。

（3）人际关系紧张。

（4）很难放松、坐不住。

瑜伽休息术是一种帮助习练者探索如何应对压力的很好方式。放松不仅使人内心平和或者享受业余爱好，也能减少生活挑战对习练者的心灵和身体的磨损。除了避免诸如咖啡因等物质的不良影响，作为瑜伽休息术练习的辅助手段，保障充足睡眠、适量规律运动、运用资源、善用支持（如家人亲友）、心理调适、专业协助等对改善身体状况也有重要作用。学习基本的瑜伽休息术并不难，去探索这些简单的瑜伽休息术，可以让练习者改善自己的健康。

四、瑜伽休息术习练的注意事项

（1）练习时必须避免直接吹风，光线也不能太强。周围环境要比较安静，一般应避免练功时有剧烈声响发生。

（2）尽量保持身体温暖。必要的话，可以习练前提高室温或者用一条毛毯裹住自己，尤其是不要躺在冰冷的地板上练习，也不要在饱食后立即进行休息术练习。

（3）练习瑜伽休息术的时候，学生所接受的是教练言语间传递的达之于心的信息，因此作为教练，此时必须是一个绝对负责任的人。在念诵引导词时，教练要在言语间传递从内而外的平静、安详、喜悦。发音吐字要绝对清楚，不要讲得太快，声音也不要过大。语调要温和而安静，不是慷慨激昂的朗诵，当然，声音也不可放得太低、太小，以免让学生感到不舒服。教练要做的是让学生放松，而不是费力地去聆听。

（4）如果是你给别人朗诵瑜伽休息术的引导词，那么要注意朗诵必须连续不断、没有太长停顿，只有在诵读到图画引导词的时候才能有一定时间的停顿，给予学生想象的时间，但时间也不能太长，2～3秒即可。不要单纯地去背诵引导词，要用温和的并带有权威性的声音去吸引学生的注意，从而避免他们的思绪散漫。

（5）如果练习中有突发的响声惊扰了习练者，教练应以柔和的声音提醒练习者不必介意，并带领大家调整好呼吸，继续练习。

（6）如果在练习过程中有练习者入睡，并且打鼾，这时，正确的方法是轻揉他的颅顶百会穴，他就会自然而然地醒过来，或轻轻地摇醒，以免他感觉受到惊吓。当然有条件的话，加盖一条毯子让他睡眠也可。

（7）作为习练者，可以选择自己感觉舒适的姿势来练习，比如坐着。

（8）如果是在白天练习，为了尽快恢复精力，在整个练习过程中要求习练者必须努力地保持清醒，尽量不要睡着，以免醒来时感到有些疲倦。如是晚上练习，习练者就可以练习到自然而然地睡着了为止。

（9）练习时，尽量保持身体平躺。对于颈椎有问题不可以仰卧的习练者，可以让其在脑后放置柔软而高度适中的垫子或小枕头。

（10）在熟记引导词后，练习者可以不用教练引导而自己练习。习练者也可根据需要进行重点放松身体某一部分的自主练习，比方说，诵念"噢姆"音节，放松身体某个部分，这些都是个人易于操作的，习练者可以自行尝试。

瑜伽休息术是一种极好的放松功法，任何人都可以练习。不同目的、时间和环境，应该有不同的休息术练习内容和方法，大家应该根据自己的身心状况，选择适合自己的休息姿势及方法，养成自我放松的习惯。

第二节　瑜伽休息术的练习

在现代社会中，学会放松身心尤为重要。根据目的、时间和环境的不同，瑜伽休息术有不同的练习方法。白天练习的目的在于消除疲劳、快速恢复精力，练习过程中要专注于呼吸，保持头脑清醒，不要入睡；夜晚睡觉之前的练习，时间可尽量延长，直至自己自然睡着为止。这个功法无须一举一动，甚至练习者愈是安然不动，宁神静气，这一"功法"的收益就愈大。瑜伽理论提倡，一种造就真正的机体健康状态的健身方法必须包括以下两方面的内容：第一，要有针对性地锻炼体内的各个系统，比如神经系统、内分泌系统、呼吸系统等；第二，还必须致力于心智及情绪的健康与稳定。换言之，任何一种旨在促进真正的生理健康，挖掘体内尚待开发的潜能的健身方法，都必须把人体当作一个统一的整体。无论年龄长幼、健康状况如何，均是如此。练习者在练习各体位法的进程中会切身体会到这一理论的独到之处。本章以静卧放松为练习的开始，不仅因为这一功法最适宜使人体为随之而来的体位法练习做好准备，还因为它能驱除烦恼、扫除杂念，使人全神贯注于正在习练的动作。意识一旦专注于所练的内容，则习练瑜伽的效果将会大大增强。静卧休息术是身心两者兼顾的休息术，以一种平和的自我状态唤起体内的生命之气。掌握了这一修习方法，将使练习者得以在任何时候，甚至在活动间隙，都能随心所欲地达到彻底放松之佳境。

一、瑜伽休息术的姿势

瑜伽休息术的一些很好的放松姿势，为现代人摆脱紧张与疲劳提供了一剂良方。在任何一个科学的瑜伽练习计划中，练习过程中的休息都是必不可少的，在进行完一系列的体位练习之后，安排一个静静的间歇期是提高下一步练习质量的有效方法。最关键的是了解何时休息，何时继续。检验是否需要休息的两大最好的指示器是呼吸及体力，如果呼吸急促，或者在做完一个体位后有些累，那就需要休息。因此在瑜伽课程中，每个体位动作间以及课程结束部分都应加入休息术，这有助于练习者机体和精神的恢复。下面介绍几种体位法练习过程中的休息姿势：

1. 仰卧完全放松式

仰卧完全放松式是进行瑜伽休息术的最好体位，是能使精神和身体完全放松的最有效姿势（图8-2-1）。在此姿势上进行的瑜伽休息术练习有利于缓解失眠、心脏疾病、高（低）血压和呼吸系统疾病症状。仰卧完全放松式能放松肌肉、神经、骨骼以及身体的每一个细胞，舒缓紧张情绪和压力，将积极的情绪和意识辐射全身。

仰卧垫上，让身体成一条直线，两腿分开至舒适位置，脚尖稍朝外，两臂自然放于身体两侧，掌心朝上，面部朝上，下颌略微收起。闭上双眼，全身心放松，尽量不要移动身体的任何部位。保持自然而有节律的呼吸，享受身体的各个部位逐渐放松的感觉。

如果背部感觉不舒服或背部患有疾病，应该保持屈膝，双脚置于地板上与髋部同宽，可以在膝部下方垫一个大枕头或一条折叠的毛毯。

2. 俯卧式

俯卧式对腰椎患有疾病的人群非常有益，能有效缓解椎间盘突出、躯体佝偻等症状。

俯卧垫上，双脚并拢，脚后跟分开，前额着垫，两臂前伸超过头顶或双手十指交叉放在头后。保持自然而有节律的呼吸，慢慢放松全身（图8-2-2）。

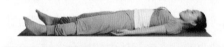
图8-2-1　仰卧完全放松式

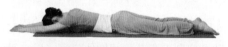
图8-2-2　俯卧式

3. 鳄鱼式

鳄鱼式对椎间盘滑出或其他脊柱疾病治疗效果十分明显，尽量延长时间保持此姿势。

俯卧垫上，抬起两肩和头，双肘弯曲，小臂贴垫，指尖朝前，大臂与地面垂直，支撑身体，闭上双眼或平视前方，放松全身（图8-2-3）。

4. 鱼扑式

鱼扑式有利于重新分配腰部的脂肪，通过肠的伸展刺激消化道蠕动，有助于消除便秘。通过放松两腿神经，缓解坐骨神经痛。有助于血液回流心脏，迅速缓解疲劳。

侧卧垫上，好像趴在胃的稍侧部位，侧向屈叠左腿，右腿伸直，把着地的左膝尽量靠近胸部；弯曲双臂，左肘靠近左膝，双手自然重叠，头的右侧枕在右臂的弯曲处。闭上双眼，轻松地呼吸。在放松过程中，如有不适，可以换另一侧继续进行（图8-2-4）。

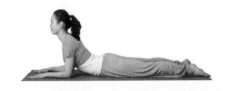 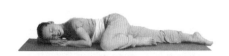

图8-2-3 鳄鱼式 　　　　　　　　　　图8-2-4 鱼扑式

5. 动物放松式

动物放松式滋养脊柱内神经系统，放松肩背部、腹部、髋部等肌肉群，有助于血液迅速回流到脑部，缓解脑部疲劳。

霹雳坐姿，俯身双肘着地，双手十指交叉相握或握拳。臀部尽量坐于脚后跟之间，低头放松，前额落在大拇指上，闭上双眼，脊柱完全放松，均匀地呼吸（图8-2-5）。

患有高血压、头部眩晕的人，可将双手轻轻握拳上下相叠，前额或下颌落在大拇指和食指形成的圈上，抬高头部。

6. 蛙式

蛙式放松姿势滋养、强健脊柱内神经系统，放松腹背部肌肉群以及肩、髋、膝等各关节。

霹雳坐姿，保持脚尖并拢，将两膝分开略宽于肩，双臂伸直，趴向垫子，前额着垫（图8-2-6）。

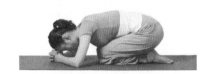 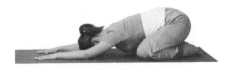

图8-2-5 动物放松式 　　　　　　　　图8-2-6 蛙式

7. 胎儿式

胎儿式是大部分人在母体子宫里时姿势，对身体非常有利。

双手撑地，双膝跪地与髋部同宽，双手置于双侧肩部下方。呼气时，臀部向后坐在脚后跟上，将上身俯到大腿上，前额与地面接触。将双臂分别置于双脚两侧的地板上，掌心向上，肘部放松下沉。闭上双眼，轻松地呼吸（图8-2-7）。

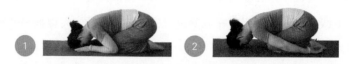

图 8-2-7 胎儿式

8. 简易坐姿

患有坐骨神经痛和椎（骶骨）病的人不宜做简易坐姿练习。

坐于垫上，两腿自然向前伸直。弯起右小腿，把右脚放在左大腿之下。弯起左小腿，放在右大腿之下，或把一小腿放到另一小腿上。双手放在两膝之上。头、颈和躯干都应该保持在一条直线上（图8-2-8）。

9. 山式站姿

双脚并拢或与肩同宽，目视前方。重心均匀分布于脚掌上，脚趾扒地，双腿向内收紧，髋骨上提，略收尾骨，梳理脊柱向上延展（图8-2-9）。颈部伸直，微收下颌，头顶向上顶。肩胛骨略内收，肩部下沉，手臂沿体侧自然下沉，调整、稳定身心。

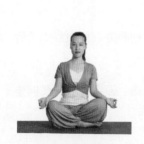

图 8-2-8 简易坐姿

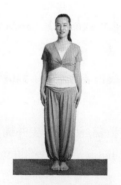

图 8-2-9 山式站姿

简易坐姿和山式站姿这两种姿势既简单又舒适，是大部分初学者能采用的姿势。

在体位姿势串联练习的过程中，长时间使肌肉处于紧张及警戒状态会极大地消耗一个人的能量。把上述放松技巧穿插于每个体位动作间以及课程的结束部分，通过有意识地放松休息，就可以缓解肌肉的紧张程度，保持肌肉对大脑发出的信号的灵敏反应，这样练习者就能从容应对接下来的体位练习。

除了在瑜伽课堂上安排休息术以外，在日常生活中，只要机体感到疲劳，随时随地都可以进行放松。人们经常会在午餐后犯困，可又没有时间睡上一觉，在这种情况下，只要做一会儿瑜伽休息术练习就可以使睡意顿消，恢复体力。如果经常睡得很晚，而每天又必须早起，常常感到疲惫不堪，那么只要在晚上临睡前做一做瑜伽休息术练习，睡眠质量就会大大提高，第二天早上起来会感觉浑身轻松，精力充沛。白天和晚上这两种情况下的练习目的及内容是不同的。首先，由于日间练习的目的在于快速恢复精力，练习者必须在整个练习过程中不断地努力保持清醒，如果过程中睡着了，就可能在醒过来时感到有点儿疲倦。但在夜间，练习者可以采用仰卧完全放松式躺在床上尽量长久地练习瑜伽休息术，直到自然睡着为止。第二天醒来时会感到非常清醒，神采奕奕。很多人都不知道怎么正确地睡觉，他们总是怀着万千愁绪，心事重重地去睡觉，他们非常清醒地躺在床上，却又极为疲倦，练习瑜伽休息术对这样的人帮助极大。

二、瑜伽休息术的练习方法

瑜伽休息术是让瑜伽练习者得到极好休息放松的技法。人们在工作中会感到疲惫，机体需要休息，在这种情况下，进行瑜伽休息术就可以使睡意顿消，恢复精力和体力。瑜伽休息术的练习方法也非常简单，下面介绍三种常用的技法：训练法、意境法和引导法。练习者可以根据情况来选择合适的放松方法，前两种是比较简单的放松方法，适合没有太多时间做放松练习的人，而引导法是循序渐进的全面放松，进行时间越长，效果会越好。

1. 训练法

有意识地控制个体心理生理活动、降低唤醒水平、改善机体紊乱功能的训练，可以使精神得到放松。此方法主要是通过调整姿态（调身）、调整呼吸（调息）、调整意念（调心）而达到松、静、自然的放松状态。

2. 意境法

意境法通过想象某种境界以达到放松身心的目的。如静卧后，用自我意念进行美景想象：想象自己躺在一片绿油油的草地上，软软的，绵绵的，很舒适，很放松，阵阵清香扑面而来。蓝蓝的天空没有一丝云彩，潺潺的小溪，从身边缓缓流过，叫不出名的野花，争相开放。远处一头母牛带着它的牛犊在散步，一只蛐蛐在地里蹦来蹦去，还有那树上的鸟儿不停地在歌唱。

你，用心去听，远处有瀑布泻下的声音；你，深吸一口气，手中有玫瑰散发的幽香；你，认真地去体会，自己忽而飘浮在安静的湖面上，忽而又深入葱郁的山谷中；你，要用心去感觉，你的身体变得很轻很轻，轻得几乎能在空中飘浮着，你的身体又变得很重很重，重得就要陷进地下。

我们看到，在海天的尽头，有一轮红日正冉冉升起，美丽的海空中弥漫着一股清香的味道。吸入肺腑，再徐徐吐出浊气，换入新气。万道霞光正照射在我们的身上，有一种久违的祥和深入我们的心房，有一种熟悉的喜悦正感动着我们的生命。迎着日轮的光芒，我们与它和谐连接，我们化作无数光的微粒，走向四面八方。我们没有固定的方向，但却到处可以感受到生命的方向；我们没有刻意的喜悦，但却能体会到生命的喜悦。

优美、舒缓的音乐，犹如股股清泉涌入心田。顿时，心情变得豁然开朗，身体也得到了最大、最好的放松。经常用这种方法调节身心，你会发现，你变得越来越美丽，越来越漂亮，也越来越自信，充满阳光、力量。

3. 引导法

引导法是在引导人的带领下进行练习，通常是由一位教练诵读引导词，练习者则根据引导词进行练习或是由练习者本人在心中自我诱导练习。

一段完整的瑜伽休息术引导法主要由以下几个方面组成：

（1）感觉到身体的位置并放松。

（2）感觉到呼吸。

（3）感觉到身体的每个部位都在放松。

（4）感觉到脉搏、血液循环和能量的流动。通常用积极的精神暗示，来控制精神的波动，增加积极的潜能。感觉自我的本质和意识。一般可采用三线放松法。

❶ 第一线：两手指→两手掌→两前臂→两上臂→两肩→颈部两侧→头部两侧。

❷ 第二线：两脚趾→两足背→两小腿前部→两大腿前部→腹部→胸部→颈部两侧→面部→头顶。

❸ 第三线：足底→足跟→两小腿后部→两大腿后部→双臀部→腰部→背部→颈部→头后部。

每一条线都可由慢到快进行引导，多放松几遍。

例如，教练可以这样引导学员：对自己说，我现在正在练习瑜伽休息术，我是有知觉的。我没有睡着，我是躺在这里的这具躯体的见证人。

对躺在这里的这具躯体保持知觉，深缓呼吸，你的整个身体已经完全放松了，现在你感到你的整个身体充满了精力。你从头到脚充满了精力。你的力量已经恢复过来了。

现在高度注意你的呼吸。

对全身保持高度知觉。开始活动你的手指，活动你的脚趾。

闭上双眼，慢慢将身子转向一侧。

你已经做完了瑜伽休息术练习，你的身体彻底休息过了，你的心是觉醒的。

慢慢坐起来，缓缓地睁开双眼。

慢慢地坐起来。

现在开始对自己的全身保持高度自觉。摇动你的右手，摇动你的右臂。你的右臂和右手已经放松了。

现在摇动你的左手和左臂。用力地摇动你的两手和两臂。

用双手揉擦脸部。揉擦你的前额、你的双眼、你的鼻子。轻轻地拍打你的脸。轻轻地拍打你的头，用手指尖轻轻地拍打你的头顶。

你的全身充满了活力。

眼睛完全睁开。

现在，摇动你的右腿和右脚。

现在，摇动你的左腿和左脚。

放松你的两腿。

瑜伽休息术练习现在已经完毕。

三、瑜伽休息术常用的引导语

（1）仰卧，两手放于体侧，手心朝上，两脚按自己舒适的方式稍分开，有条件的话，用一块黑色布段或其他软布（毛巾也可）轻轻遮盖住双眼，以便能得到更好更彻底的放松，一旦做好了这一切，就要排除一切杂念，将注意力全部集中到你身体各个部位上来。

现在从右脚开始：放松右脚脚趾→脚心→脚背→脚后跟→脚踝→右小腿后侧→右小腿胫骨→右膝窝→右膝盖→右大腿后侧→右大腿前侧→右腹股沟→右髋部→右臀部→右侧腰部→右侧腋窝→右肩膀→右上臂→肘部→前臂→右手腕→右手背→手心→右手所有的手指。

现在转到身体的左侧：放松左脚脚趾→脚心→脚背→脚后跟→脚踝→左小腿

后侧→左小腿胫骨→左膝窝→左膝盖→左大腿后侧→左大腿前侧→左腹股沟→左髋部→左臀部→左侧腰部→左侧腋窝→左肩膀→左上臂→肘部→前臂→左手腕→左手背→手心→左手所有的手指。

现在转到上身躯干：放松胸部→整个胸腔→心脏→横膈膜→腹部→内脏器官→骨盆→性器官→肛门→腰骶椎→整个脊柱→整个背部。

现在转到颈部和头部：颈部前侧→颈椎→后脑勺→头顶→头皮→前额→两个脸颊→两耳→两眉→眉心→眼皮→眼球→眼睑→鼻子→嘴唇→牙齿→舌头→下颌→整个头部。

现在感觉身体每一个关节、每一个细胞全都放松了，身体很轻很轻，轻得像一片羽毛飘浮在空中。（想象着）我躺在海边，躺在沙滩上，没有风、没有浪；蓝蓝的海水，蓝蓝的天空，海面平静极了……

一群海鸥在蓝天飞翔，风起了，渐渐有了浪花，浪花触及我的双脚，触到了我的全身，我警醒了。我没有睡着，我只是躺在海边做健身瑜伽休息术罢了。

我在静观自己的呼吸，我的呼吸自然而平稳地进行，当我吸气的时候，我感觉自己正在吸气，我呼气的时候，感觉到自己正在呼气，我的呼吸自然而平稳。我轻轻地活动我的脚趾，轻轻转动脚踝，轻轻活动手指，轻轻转动手腕，我将头轻轻转到右侧，慢慢转回到中间，再轻轻地转到左侧，慢慢转回正中。

现在两手心在胸前相合，互相摩擦，待手心发热，让这发热的手心按在肚脐上，轻揉腹部，按摩腹部内脏器官。腹部内脏器官在温热的手心里得以按摩。

再继续摩擦手心，待手心发热，让发热的手心轻轻拍打两个脸颊，就像母亲在爱抚婴儿，轻轻拍打头部，感觉所有的疲劳都消除了。大拇指轻轻按压自己的太阳穴，感觉精力正在恢复。

继续摩擦手心，待手心发热，将发热的手心捂住闭着的双眼，眼睛感觉到温暖，眼球得到放松，眼睛在温暖的手心内慢慢睁开，十指分开，手指缓缓下滑，让眼睛慢慢适应自然之光。

深深吸一口气，慢慢呼出，感觉全身心得到彻底放松，现在屈双膝，慢慢坐起。睁开眼睛，将头部轻轻摆动。再慢慢站起来，两脚并拢，两手放于体侧。

深深吸气，两手从旁分开，举至头顶，十指相交，转动手腕，手心朝天，感觉所有的紧张得以消除，全身充满了精力、充满了元气；呼气，两手臂从旁放下；再次吸气，两手上举，十指相交，转动手腕，伸直肘部，延伸脊柱，踮起脚跟，露出笑脸，感觉全身恢复了活力，呼气，放低脚跟，放下两手臂。健身瑜伽休息术已全部完成。

（2）盘坐开始，身体轻盈放松，头正身直，松静自如，两眼轻闭。意识从头部开始放松，逐步向下延伸到身体各个部位。

你已经全身放松了，整个人进入了一种空灵悠远的舒畅境地里，松松静静的身态、气息与这个空灵悠远的自然境地慢慢连接，融化在一起，整个身体慢慢变得透明起来，随着我讲话的声音你会感到有一股股的声音气流从你的头部顶轮中心部位缓缓地流入你的体内，舒缓地落入你的腹部脐轮部位，现在，你整个人开始慢慢地感受到心灵的宁静与博大，身体随着心灵的宁静与博大，慢慢变空、变松、变大。

这时候，从你的腹部慢慢地升起了一朵放射着光芒的莲花，把你的身体缓缓托起，向上托起。这莲花不停地放射着光芒，照亮了你的全身，照亮了你的头骨、颈椎骨、胸骨……照亮了你全身的骨骼。并接着照亮了你全身的肌肉，照亮了你的五脏六腑。你的身体此刻变得越来越轻盈，越来越空灵，越来越透明。

这放射着光芒的莲花托着你的身体缓缓升起，升到蓝天之上。一朵朵的白云在你脚下飘动，在你腰间自如缠绕。你整个人仿佛化了一朵白云，一朵祥和纯净的白云。随着阵阵自然和谐的微风吹来，你的身体化成了白云，融合在这蓝天之中，自由自在地飘动着。阵阵微风为你轻轻送来阵阵檀香味，抚摸着你的身体，它吹走了你全身的病气、浊气、疲劳之气，随着这阵阵伴随檀香的微风吹拂，你正感觉到身体内的病气、浊气、疲劳之气不停地向外飘走、飘走，飘向那遥远的天边，直到消失无踪。

我们看到，在海天的尽头，有一轮红日正冉冉升起。美丽的海空中弥漫着一股清香的味道，吸入肺腑，再徐徐吐出浊气，换入新气。一万道霞光正照射在我们的身上，有一种久违的祥和深入我们的心房，有一种熟悉的喜悦正感动着我们的生命，迎着日轮的光芒，我们与它和谐连接，我们化作无数光的微粒，飘向四面八方。我们没有固定的方向，但却到处可以感受到生命的方向，我们没有刻意的喜悦，但却能体会到生命深深的喜悦。

这时候，我们心灵深处生命的概念已然消散，心灵的喜悦早已悄悄呈现，我们听到有一种声音从遥远的天际传来，指引着我们生命回归的方向。我们以心灵探寻光明，我们沉浸在无限喜悦的感悟中。

在永恒的光芒中，我们忘却了一切，同时我们又拥有了一切。我们忘却了自我，只有喜悦与我们同在。

喜悦，无处不在……

（3）请大家选择最舒适的坐姿坐到垫子上，挺直腰背，双手食指抵住拇指做成瑜伽的智慧手印放到双腿上。轻轻地闭上双眼，随着这美妙的旋律，逐渐放慢我们呼吸的节奏，放松我们的面部表情，舒展眉心，嘴角微微上翘，挺直腰背放松双肩，放松双臂，让脊柱向上无限延伸。聆听着轻柔的音乐，让我们一起走进瑜伽快乐的世界。

抛开所有的紧张，烦恼和不安，我们的心变得平静，祥和，让我们一起来做瑜伽的腹式呼吸。首先，让我们收紧腹肌，将身体里所有的浊气排放出去，然后，用鼻子慢慢地深深地吸气，让新鲜的氧气通过鼻腔，喉部，下压横膈膜，直接送进小腹处，感觉小腹慢慢地向外扩张，隆起。呼气时，小腹向着脊柱腰椎方向慢慢地回缩。感觉体内所有的废气、浊气、二氧化碳全部排出体外。将注意力放在你的呼吸上，配合着自己的呼吸频率做3～5次腹式呼吸，让我们用心去体会这一呼一吸。吸有多长，呼就有多长。吸气时，感觉宇宙之间所有的能量慢慢地进入体内的每个角落，滋养我们身体的所有细胞。呼气时，感觉体内所有的毒素、不快乐的情绪统统地被排出体外。5次呼吸过后，调整为自然呼吸。

现在，你的呼吸变得均匀，顺畅，自然，你心无杂念，仿佛进入到绿色的大草原，阳光透过云层，散落在你的身上。蔚蓝的天空，微风轻轻地吹过，在微风的爱抚中，静听鸟儿愉悦的欢唱，一群群悠闲的马儿、羊儿在吃草。远处潺潺流水的响声，让我们进入忘我的仙境。

请大家把手在胸前搓热，轻轻地放在眼睛上，用你手掌的余温滋养一下双眼，减少眼部细小皱纹的产生。双手滑落到你的脸颊上，用食指轻轻地敲打一下，这样可以促进面部血液循环，达到美容、养颜的功效。双手放松回到双膝上，慢慢睁开双眼，感受一下明亮的世界。

思考题

1. 什么是瑜伽休息术?

2. 简述瑜伽休息术的练习方法。

第九章 瑜伽冥想术

【章前导言】
○ 瑜伽冥想由印度远古时期作为瑜伽苦行的最原始方式，逐步发展成为现代人的静心凝神、修养身心的重要内容，是注意力集中的最高表现。人们通过冥想可以获得内心的宁静、喜悦、平和，最终达到身体和心灵和谐统一。

第一节　瑜伽冥想简介

一、瑜伽冥想的起源、定义、目的及意义

（一）瑜伽冥想的起源

根据学术研究，关于瑜伽冥想的记载最早出现在一系列被称为《吠陀经》的印度古典中，这些记录表明公元前3000年—前2000年的吠陀时期就已有冥想传统。考古学家在印度河流域发掘到一件保存完好的瓷器，上面描画着练习瑜伽冥想的人物形象，这件陶器至今有五千年的历史了，这表明，至少在五千年前，就已经有人开始练习瑜伽冥想了。

（二）瑜伽冥想的定义

《瑜伽经》是冥想禅定之经典，它把冥想界定为：对冥想者和冥想对象有持续的认知。练习冥想久了，认知持续得久一点，就进入了冥想状态，当心稳定住了，冥想者和冥想事物之间的沟通是稳定的，就达到了真正的冥想状态。最高境界的冥想是由真我和宇宙联合而产生对真理、明辨、喜悦的觉知。注意力集中是冥想的开始，冥想是注意力集中的最高表现。注意力集中，是把心集中在一处、一个事物或一个念头上。当整个心被约束在一件事或一个地方，就是专注。所以《瑜伽经》对冥想下的定义是："凝神将意识放在一物之上，入定是周流不断的知觉，三摩地是只有冥想对象的存在，对自身的知觉消失。此三者形成静坐冥想。"因此，真正的瑜伽冥想指的是"专注、入定、三摩地"三个阶段，这三个阶段的目标是随着练习

者练习层次的上升而得到提高的，但习惯上人们将这三部分作为一个整体，统称为冥想。

瑜伽冥想也是一种对生命系统能量释放、重组、修复、优化的综合过程。通过冥想，感知生命会更加平和与宁静，这对整个机体有着深远意义。

（三）瑜伽冥想的目的

修习冥想术首先就是为了获得身心健康，把我们从世间烦琐的事务中解脱出来，使内心和平与安宁；其次，使人的存在不再受各种感官的奴役，从而获得无限精神之爱、欢乐、幸福和智慧，成为一个完整的人；最后，发现真实的自我，寻找精神的依托，引领人们进入宁静、喜悦、平和的境界。我们的目的是通过冥想术征服心灵，征服了心灵也就征服了各种欲望。就像"自觉"一样，我们修习冥想术的根本目的就是要达到掌控心灵的境界。

（四）瑜伽冥想的意义

瑜伽冥想能使人释放生活压力，获得内心的平静和外表的镇静，可以帮助我们认识自己。

二、冥想的发展现状

《瑜伽经》将瑜伽定义为"瑜伽是控制意识的转变"（也有人译为"瑜伽是对心作用的控制"），意思是为达到冥想而集中意识，特指通过一系列对身心活动的制约和练习，特别是对心理活动的制约与引导，使自我与内在的精神因素相结合，把精神和肉体结合到和谐统一的最佳状态，把生命和大自然结合到完美的境界。

现在，很多国家都非常重视冥想的作用。如美国一些学校、医院、律师事务所、政府办公大楼乃至公司办公室、监狱，都有供人练习冥想的地方，在机场，还有特别标志的冥想房间。在美国西点军校开设的科目之中，就有冥想一项。《纽约时报》称，现在美国医生开始用冥想来辅助治疗病人。冥想被应用在各种领域：心理治疗师通过冥想为病人治理心理创伤；医生用冥想帮助病人解除疾病痛苦；企业培训师采用冥想训练为员工传授自我减压技能；冥想还被应用于开发青少年的智力潜能。善于学习的日本人更是活学活用，企业、矿场、公司等单位都纷纷普及禅定，以松心缓性，消除工作压力，让员工们更好地投入工作。在欧美及日本，工商界的很多知名人士都在修习冥想。在我国，越来越多的人加入到了冥想者的队伍，这是因为相对于健身需要具体的器械、场所而言，冥想更容易进行。

冥想已经作为一种健康生活方式影响着人们的日常生活。一些初步的科学研究，也证实了这一简单易行方法的疗效十分显著。

三、练习冥想的益处

常规的冥想练习有很多的好处，最明显的是以下几点：

（1）认识自己：从反应和想法可以看出一个人的思维模式，如果把握思维的脉络，就可以把握自己。

（2）减少压力：反省生活中的错误，看看是什么为我们带来困扰，思索一下我们的头脑里到底在想些什么。

（3）集中注意力，做起事情来更投入。

（4）让我们更好地了解自己，使我们可以学会真正地享受独处的快乐。

（5）延缓衰老，增强生命力。

（6）使感觉敏锐，使思维清晰。

（7）使血压更正常，增加大脑血流量35%以上，改善、增强免疫系统功能，平衡激素的分泌。

（8）冥想是有效的精神和神经系统滋补品，使身体和精神重获活力。

（9）增加创造力。

（10）获得内在的平静和欢乐，意识到自我。

四、练习冥想的注意事项

为了培养健全的身心，正确地实施冥想是很重要的。在冥想中要时刻注意提高自己的道德品质，遵守健康的瑜伽生活方式，因为冥想不只限于静坐的那些时间，而且要尽量落实到生活中的时时刻刻，这样才容易使自己在冥想时静下心来。每天自己规定一些冥想的时段，即便不是正式练习冥想，也可以尝试去感受你的呼吸，感觉自我的存在，而这是养成冥想习惯的有效方法。不要急于求成，不要期望在很短的时间内就达到预期的效果；要持之以恒，只有经过长期的练习才能真正受益。

（一）冥想的最佳时间

刚开始练习的时候，可以尝试在一天里不同时间段练习冥想。通过这样的方法，可以找出适宜练习的某段时间——当你的头脑处于最需要放松的状态，但是仍然相当警觉清醒的时候。

清晨是最好的练习时间段，这时头脑是放松和清醒的，而且这时的空气清新，几乎没有噪声和其他干扰。坚持几个月或几年的练习以后，你会习惯于早起并这么做。因为早晨是一天中最美妙、身体能量最充足的时刻。

中午也是很好的时间段。下午大多数人的工作效率呈螺旋形下降的趋势，利用午休的机会可以进行一些有益身体的活动。中午练习冥想的另一个益处是可以帮助你放松。

傍晚也是不错的练习时间段，这是经历了一天压力后的闲暇放松时刻。有些人傍晚的时候，感觉非常疲乏，冥想时会昏昏欲睡。此时可以睁开眼睛练习冥想，眼睛凝视离身体不远处的一点上，比视线水平方向略低。

临睡前是否适合练习冥想因人而异，有的人在临睡之前练习冥想，会使思想变得活跃，不易入睡，早上会很早就醒来。有的人在睡前进行冥想，很容易就进入睡眠状态。夜里醒来无法入睡时，冥想会让你放松，然后酣然入睡。

周末是尝试延长冥想时间的最好时机。如果感觉不错，尝试延长原来练习时间的一半或增加一倍。像进行其他新的活动一样，拟定一份练习时间表，然后坚持按照时间表来练习。

（二）冥想的最佳地点

最好选择清静、安全、没有污染、没有干扰的环境，空气要清新、流通，尤以自然气味为佳，避免一切秽浊气味；太明亮的光线、太鲜艳的颜色都不适宜，初学者也不能在太暗的地方或黄昏时练习。

不必因为冥想而特地准备一间屋子，仅仅是房间的角落便能满足练习的要求。但是最好把这个练习的场地布置一下，可以用花、香料、按摩油，或者能触动你心弦的精美物品，把这个安静的角落变成一个特别之处，这些美好的物品唤起内心的情感反应，帮助迅速进入最佳精神状态，确保自己可以非常舒适地坐在某个角落。如果天气允许，安静的院落、阳台和庭院也是冥想的好地方，但是尽量不要被户外的景色分散注意力。

（三）其他

（1）注意保暖，避免冷风直吹身上，因为打坐时浑身的关节都是打开的，此时要注意腿部、肩部、背部及腰部保暖。

（2）练习完毕后，不要马上起身。可轻缓摇动双肩、上身、再搓热双掌，抚摸面部及头部，然后轻放双腿，按摩膝关节和有麻痹的部位，接着徐徐弯下腰，吐出腹中积气，双手顺着双腿慢慢按摩至脚掌反复多次，经过若干分钟后缓缓起立走动，保持内在的喜悦与祥和的感受。

（3）禁忌：患有癔症、抑郁症、精神病者避免练习，血压过高或过低者慎练习，有悲伤、恐惧、愤怒、激动、生气、兴奋等情绪时不宜静坐冥想，劳累时也不宜练习。

在冥想的人群中，许多人常常在开始阶段徘徊不前，为此深感苦恼。这是因为他们没有抓住冥想练习的要领及方法。对于传统的瑜伽练习者来说，冥想练习要循序渐进。当练习者按照要领和方法进行冥想时，就可以逐步掌握冥想的技巧，利用冥想的技巧为自己的需要服务。

五、练习冥想的要领

练习冥想一靠悟性，二看需要。对于悟性好的人，很快就会进入冥想状态，那些只有需要的人开始时则感到难以进入状态，但进入后的成果更稳固，在能够娴熟运用冥想的技巧后，身体的一些潜能会被挖掘出来。为了使有需要的人们顺利地进入冥想的状态，在练习过程中抓住冥想的四大要素尤为重要：一是冥想对象，二是注意，三是控制身体，四是调息。

（一）冥想对象

冥想的对象很重要，因为它决定了冥想的结果。由于每个人的生活经历、性情、需要不同，即使冥想主题相同，冥想产生的结果也不尽相同。因此，开始练习的时候，各人可结合自己的体会，选择对进入冥想有所帮助的对象。例如，可以选择以下的冥想对象：喜欢的照片或图片、蓝天白云等。将意识活动专注于眼前的这个目的物，从而排除环境中一切外在刺激的干扰，借以达到暂时忘却自我，忘却一切烦恼，忘却外在世界的超脱境界。

专注的冥想对象必须是单纯、恬淡、轻松、安详的，在性质上不宜太复杂，也不能太新奇。必须能引起自己身心松弛，以利于调节和放松精神。如果冥想的结果反而引起紧张或妄想，应立即放弃，另行选择适合自己的冥想对象。如果是为了精神安定集中或除去疾病，可将注意力放在某一特别的物体和对象身上，最好放在两眉之间处或者放在某个脉轮上。不管选择什么对象，关键在于你的精神，你的精神哪里感到舒适安静，就将你的注意力集中在哪里。

（二）注意

"注意"是心理学中一个重要的概念，在心理活动的各个环节，都伴随着注意。注意是心理活动对一定对象的指向和集中。意识如果没有以"注意"为前导，意识就变成了"无意识"。与意识相比，注意更为主动，更易于控制，注意提供的是一种机制，它决定什么东西可以成为意识的内容，什么东西不可以。

可见，只有在注意状态下，人们才能有效地监控自己的动作和行为，从而达到预定目的。而瑜伽是以"控制意识的转变"为特征的，在控制意识并专注于意境的冥想过程中，"注意"是最重要的心理状态。

（三）控制身体

控制身体要通过一定的身体姿势来进行。帕坦迦俐在《瑜伽经》里说"姿势必须稳固舒适"，以便"控制不安，对无限作冥想"。通过练习姿势使自我安然处于灵性的境界，而达成对自我和世界之间关系的觉悟。

对于一般练习者来说，练习体位法可以健康身心；而对于更高的练习者来说，每一个体式都是身体和心灵的结合，都是一种移动的冥想。

瑜伽姿势本身虽不能提供心灵的彻悟，但对于很多人来讲，它能让身体安静下来，开发人们身上的心灵潜能，是通向心灵之路的一个重要阶段，是为进入更高形式的冥想瑜伽做准备工作，是为了达到高级技法，如感觉消失、思绪内收、意念集中、入定，最后达到和大自然宇宙合一的目的。

（四）调息

《瑜伽经》里说："控制吸气和呼气便是调息。"通过调息，便可激发内在的光明，"这样的精神便适合作冥想。"可见，调息是为冥想做准备的。由于呼吸和情绪是相互依赖的，因此我们如果能控制呼吸，就有可能减少情绪波动，我们的精神也自然会安静下来。有意识、有规律的呼吸不仅是身体姿势练习必不可少的部分，其本身也是一种冥想练习，它能使大脑专注于当前时刻，镇定练习者的心绪，安抚人的情绪，缓解焦虑和紧张，使心灵获得平静，使身体变得健康、放松，这有助于集中意识，制约思维过程，为冥想训练做好思想的准备。

第二节　瑜伽冥想时可采用的手印和坐姿

一、手印

手印是冥想的一种手势，梵语名称是"MUDRA"，代表一种精神的、感性的态度或思想。古老的瑜伽练习者认为人与自然界是息息相关的，而人体的肢体、手指与自然界也是紧密结合的，所以他们不断尝试着将人的个体能量与宇宙的能量融为一体。在瑜伽调息、冥想练习中，手的姿势（手印）具有重要的意义。不同的手印对身心的影响是不同的，但是都非常有助于净化心灵。

在人体的各个部位中，手最灵活，而大多数的能量都会流过双手，所以在做体位法或入定时我们常用到手印，手印能帮助我们进入清醒、警觉、冥想的状态。在瑜伽中，每一个手指都有象征性的意义。小拇指代表沟通，无名指代表生命力，中指代表挑战压力，食指代表纯洁、智慧、和平等个体之心灵，大拇指代表自我意识，食指与大拇指结印象征瑜伽的终极目的——心灵与意识的结合，外在身体与内在的精神融为一体，直至达到天人合一。

（一）月亮手印，也称启蒙目达法

月亮手印的做法：取入定瑜伽姿势，弯起拇指、食指，使二者指尖部位接触。伸展其他三指，使之稍稍分开。将手放在膝上，手掌向下，没有弯曲的三指和拇指指向足前的地板（图9-2-1）。

（二）太阳手印，也称意识目达法或智慧手印

太阳手印的做法：用启蒙目达法同样的方法做，只是手放在膝上时，手掌向上（图9-2-2）。

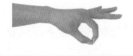
图9-2-1　月亮手印

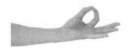
图9-2-2　太阳手印

太阳手印的效益：意识目达法和启蒙目达法一样是简单实用的瑜伽手势，可使莲花式、简易式、霹雳式及其他姿势更加完善而有力量，帮助练习者长时间维持一个放松和稳定的体位。

（三）能量手印

能量手印的做法：无名指、中指和大拇指的指尖靠在一起，其他手指自然伸展。此手印有助于排出体内毒素，消除泌尿系统疾病，保持肝脏完好，调节大脑平衡，让人更有耐心，充满自信（图9-2-3）。

（四）生命手印，又称明目手印

生命手印的做法：大拇指、小拇指和无名指的指尖靠在一起并用力相抵，其他两指自然伸展。此手印可以增强活力，健视明目，使紧张疲惫者顿觉精力充沛（图9-2-4）。

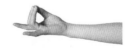
图9-2-3　能量手印

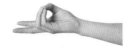
图9-2-4　生命手印

（五）流体手印

流体手印的做法：大拇指和小拇指的指尖靠在一起，其他三指自然伸展。此手印可以帮助我们平衡体内各种流体，具有润眼明目的作用，也可缓解嘴巴过干的现象（图9-2-5）。

（六）阴阳平衡手印

阴阳平衡手印的做法：双手合掌。此手印可以增加人的专注能力（图9-2-6）。

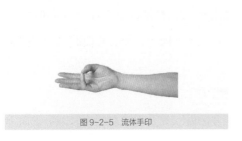
图9-2-5 流体手印

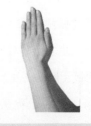
图9-2-6 阴阳平衡手印

二、冥想坐姿

冥想的姿势有多种，有坐姿，还有采用站姿和卧姿的，一般采用坐姿，此种冥想叫"静坐"或"打坐"。采用冥想的坐姿与我们身体能量有关，在印度古典《吠陀经》中，形容人的身体是一棵大树，树根在头顶的百会穴上，枝叶是四肢。打坐的时候把腿盘起来，手置于膝上，就是把枝叶收敛起来，重新把能量回归到根部。

以下介绍适宜冥想的七个坐姿：简易坐、半莲花坐、莲花坐、坐英雄式、霹雳坐、吉祥坐、至善坐。采用了正确的坐姿，并持之以恒，练习者的注意力就会开始向内集中，冥想就容易进行。

说明：双手可放在膝上或结瑜伽手印。

（一）简易坐

1. 简易坐的做法

（1）坐于垫上，两腿自然向前伸直。

（2）弯起右小腿，把右脚放在左大腿之下。

（3）弯起左小腿，左脚穿过膝窝放在右大腿之下，或把一小腿放到另一小腿上。

（4）把双手放在两膝之上，头、颈和躯干都应该保持在一条直线上。

（5）双腿交换位置练习（图9-2-7）。

2. 简易坐的健身效果及注意事项

健身效果：加强两髋、两膝、两踝力量，补养神经系统功能，稳定身心，有益于减轻和消除风湿、关节炎。

注意事项：患有坐骨神经痛和椎（骶骨）病的人不宜做此练习。

（二）半莲花坐

1. 半莲花坐的做法

（1）坐于垫上，两腿自然向前伸直。

（2）收回右腿，用左手抓着右脚，右手托着右小腿，两手把右小腿扳过左小腿上方，放在左大腿上。把右脚跟放在肚脐区域下方，右脚底朝天。

（3）弯起左小腿，把左脚放在右大腿之下（图9-2-8）。

（4）双腿交换位置练习。

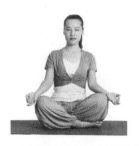 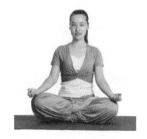

图 9-2-7　简易坐　　　　　　　　　　　　　　图 9-2-8　半莲花坐

2. 半莲花坐练习时的注意事项

患有坐骨神经痛和椎（骶骨）病的人不宜做此练习。

（三）莲花坐

1. 莲花坐的做法

（1）坐于垫上，两腿自然向前伸直。

（2）收回两腿，用左手抓着右脚，右手托着右小腿，两手把右小腿放在左大腿上面，脚跟放在肚脐区域下方，触及盆骨，右脚底朝天。

（3）用右手抓着左脚，左手托着左小腿，两手把左小腿扳过右小腿上方，放在右大腿上。把左脚跟放在肚脐区域下方，左脚底朝天。

（4）脊柱要保持伸直。努力保持两膝贴向地面（图9-2-9）。

（5）交换两腿位置，并重复此练习。

2. 莲花坐的健身效果及注意事项

健身效果：莲花坐对于患哮喘和支气管炎的人有益。它使神经系统充满活力，强壮脊柱和腹部脏器。它还能使消化系统兴奋，逐渐放松两踝、两膝，使大腿结实，使两髋、两腿柔软，对缓解、治疗膝盖和踝关节僵硬都有好处，有助于预防及治疗风湿病。它还有助于使人的身体稳定而安静，精神平和、活跃而警觉。因此，它对患有精神性疾病的人也有益。

从瑜伽的角度看，这个姿势极为适宜做调息练习和冥想。一旦练习者熟练掌握了这个姿势，就能使身体很长时间保持完全稳定，同时也能带来心灵的稳定，有利于端坐，从而极有利于呼吸的顺畅。

注意事项：起来之前，轻轻把右小腿放到地面离身体稍远处，再把左小腿轻轻放到地面稍近处，按摩两膝、两腿、两踝和两小腿腿肚。当膝、腿不感到麻木难受时才可起身。

（四）坐英雄式

1. 坐英雄式的做法

（1）两膝跪地，两小腿胫骨和两脚脚背平放于地面。

（2）两脚跟分开，臀部坐在地面上。

（3）两手放在两大腿上，掌心向下（图9-2-10），或做瑜伽手印；两手亦可放在脚跟上。

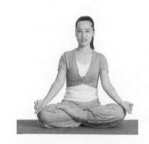
图9-2-9　莲花坐

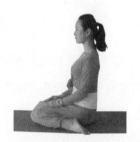
图9-2-10　坐英雄式

2. 坐英雄式的健身效果及注意事项

健身效果：同莲花坐。

注意事项：如果膝盖或脚踝有伤病或过于僵硬，臀部下坐时膝盖、脚踝等处疼痛，则不要勉强，以免受伤。

（五）霹雳坐

1. 霹雳坐的做法

（1）两膝跪地，两小腿胫骨和两脚脚背平放于地面。

（2）两个大脚趾相触，两膝靠拢，两脚跟分开向外，使臀部刚好挨着脚跟。

（3）两手放在两膝上，掌心向上，或做瑜伽手印（图9-2-11正、背）；两手亦可放在脚跟上。

2. 霹雳坐的健身效果及注意事项

健身效果：霹雳坐是一个极优良的冥想姿势，特别是对于患有坐骨神经痛、骶骨感染或类似病而感到难以做到其他冥想姿势的人们十分有益。此外，对呼吸控制也很有好处，有助于使心灵平和宁静，

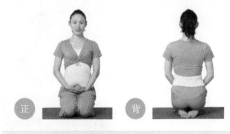

图9-2-11 霹雳坐

特别是在饭后练5～10分钟，可以促进整个消化系统的功能。还能预防胃溃疡，有效防止疝气发作。

注意事项：胃酸过多和其他胃部不适者不宜多练习，腿部、膝盖过于僵硬者也不宜多练。

（六）吉祥坐

这是古人练习瑜伽冥想时采用的最容易的入定姿势。

1. 吉祥坐的做法

（1）以基本坐姿坐好。

（2）弯起左小腿，把左脚底顶住右大腿根部。

（3）弯起右小腿，把右脚放在左大腿和左小腿之间。

（4）冥想练习时配合启蒙目达法或意识目达法（图9-2-12）。

（5）双腿交换位置重复练习。

2. 吉祥坐的健身效果及注意事项

健身效果：与至善坐基本一样。

注意事项：脚后跟不一定抵在会阴中部。

（七）至善坐

1. 至善坐的做法

（1）取基本坐姿后，弯曲左小腿，用双手抓住左脚，将左脚跟紧紧顶住会阴部位，左脚底紧抵右大腿。

（2）然后弯曲右小腿，把右脚脚趾放在左大、小腿之间，右脚后跟抵着耻骨，脚底或脚趾则插入左脚的大腿与小腿之间的空隙。这时双脚应当与双膝稳定着地。

（3）使脊柱完全竖直，身体好像牢固地种在地上（图9-2-13）。

（4）双腿交换位置重复练习。

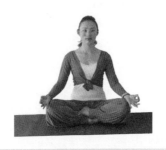

图 9-2-12 吉祥坐

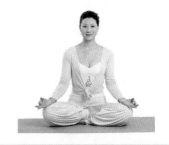

图 9-2-13 至善坐

2. 至善坐的健身效果及注意事项

健身效果：在瑜伽师看来，至善坐是众多姿势中最为重要的姿势之一，其作用是有助于梳理人体经络，使之畅通无阻；有镇定安神的作用，有助于做好冥想的准备；有助于使心灵保持敏锐而警醒，适宜于做调息练习和冥想练习；对整个神经系统也有镇静作用。在生理上，促使血液在腰部和腹部循环，从而对脊柱下半段和腹部器官有补养作用。同时，帮助防止和消除两膝和两踝的僵硬、强直。

注意事项：患有坐骨神经痛或骶骨感染的人不宜做此姿势。另外，若结合启蒙契合法来练习，效果较好。

第三节　瑜伽冥想的练习方法

冥想的练习方法并不是冥想本身，而只是进入冥想状态的桥梁，或者说是进入冥想状态的工具。冥想的练习方法有很多种，只有找到适合自己的冥想方式，才能让身心进入最佳的放松状态。对初学者来说，瑜伽冥想是确保身体与精神两方面都健康的关键方法。

冥想的练习方法最主要的特点是把注意力集中到某一特定对象之上去深思。在那些特别着重于呼吸、姿势、收束法、提升生命之气等的功法体系中，习练瑜伽者注意力集中的对象并不是始终不变的。换句话说，修习者要根据他所做的某一特定练习，或根据自己某一阶段意识而把注意力集中到不同的对象事物上。

一、静坐冥想

（一）静坐冥想的做法

（1）坐姿：正确的坐姿是极其重要的，必须采取舒适而稳定的姿势。一般采取莲花坐，不论是双盘还是单盘，关键在于要坐得稳，全身肌肉放松，以自然稳定舒适放松为宜。

（2）双手结印：练习时结手印，根据自己的需要采用合适手印。

（3）竖直脊背：脊椎是上半身的主干，上达头部下至尾椎，若脊背竖直则身脉正直，能使精微能量自然流动其中，使身心感到舒畅，而易于久坐。

（4）平放肩胸：身体端正竖直后，还须注意平放肩膀。双肩应保持平齐，胸部扩张，肩部肌肉松弛，双肩向外展开，使其舒适平展。

（5）收束下颏：头正，下颌微收，轻压胸部，以鼻尖对直脐线，可使肌肉自然紧张从而容易进入冥想状态，并有助于训练深长的呼吸及精微能量的输送运行。

（6）收敛双目：打坐时眼睛有两种用功方式，一是双目微合，似闭似睁，两眼轻松自然地注视两眉之间或鼻尖前端正下方；二是把眼睛闭起来，这适合修炼到一定程度的人。

（7）舌抵上腭：轻闭双唇，舌里侧要抵在上腭内侧，但不宜用力。

（二）静坐冥想的健身效果及注意事项

健身效果：有助于早日通畅气脉、调顺气血，使心灵宁静稳定。

注意事项：

（1）在静坐的时候，必须放松大脑和神经系统以及全身肌肉，不可有紧张状态。

（2）初学静坐者，不要吃过饭就打坐，以免犯困。同时也要避免在肚子饿时打坐，以免分散心神。

（3）静坐时空气必须流通，但是不要让风直接吹在身上；光线不要太暗，也不要太强。

（4）天气冷时，要将两膝和后脑包裹保暖，即使天热打坐，亦不要使膝盖裸露。

（5）初学静坐者不要勉强坐太久，以时间短、次数多为原则。

（6）初习静坐时多半无法双盘，所以以单盘为宜。单盘时臀部必须加坐垫，坐垫的高矮依个人身体状况而定，以舒适为准，如果坐垫太高或太矮，都会使身体出现不适反应。坐垫的软硬程度也须适中，否则会引起身体不适，势必会影响静坐的效果。

（7）不能坐着的人可采用仰卧放松的姿势进行冥想练习，这时要防止入睡。

二、移动冥想

移动冥想将注意力放在身体上以达到冥想的目的，瑜伽体位法、太极拳都属于移动冥想，把注意力完全放在姿势和过程带来的感觉上。刚刚接触冥想的学生和有活跃性格的学生比较适合练习移动冥想。

三、调息冥想

调息冥想也称为"呼吸意识冥想法"，是学习冥想中很基础但必不可少的一部分，是初学者进入冥想学习的第一步。可以想象看到气体在鼻尖鼻孔吸入呼出，或者感觉呼吸时腹部的鼓起和收缩，将意念专注于呼吸。有两种练习方法：

（一）观察呼吸法

1. 观察呼吸法的做法

（1）选择一个舒适的坐姿，让自己全身放松，双手做手印或自然舒适地放在膝盖上，保持身躯端正而且内心清明警觉。两眼微闭或微开一线，凝视鼻端，注意力放在呼吸上，用鼻呼吸。开始不要刻意控制呼吸，只需观察自己的呼吸状态——呼吸的节奏、快慢、深浅、声音，或静静地体会呼吸时的紧张和放松。

（2）让呼吸的状态自然、平静。像平时一样一呼一吸，丝毫不要用力，只是将心意集中在呼出、吸入上。

（3）凝神观察吸入、呼出的过程，保持对这个过程的警觉，使注意力时时刻刻都关注于这一动态。

（4）内视你的身体，当吸气时，可以对自己说我正在慢慢吸气，可以感受自己正在接受大自然给予的能量，想象丰富的氧气进入到你的血管和心脏；当呼气时，可以对自己说我正在慢慢呼气，随着呼气把一切的烦恼、紧张和身体的浊气、废物排出体外，让血液流动通畅、轻松，让心情变得安静、祥和。

2. 观察呼吸法的健身效果及注意事项

健身效果：这个方法可使注意力集中从而具备深刻的洞察力，这种洞察力能帮助化解生活中的痛苦和烦恼，了解生命的真相。除此之外，呼吸练习对健康也大有好处，如能提高睡眠质量，松弛紧张的身心，提高工作效率，使人安静祥和，更具生命的魅力。即使精神紧张或兴奋的时候，如果能练习几分钟瑜伽呼吸法，就会马上觉得安静平定下来了，好像在一段休息之后刚刚觉醒一样。

注意事项：可以根据自己的状态来决定冥想的时间。开始时，时间可以稍短，5分钟左右，然后慢慢增加到10分钟、15分钟，及至更长。几分钟练习之后，呼吸就会慢慢地变得平稳下来，习练者会越来越平静。刚开始，全神贯注在呼吸上非常不容易。如果耳中只听外面的声音，大脑一片混乱，习练者也会觉得沮丧失望。当注意力从呼吸上游离时，不要着急，只是静静地观察着这种"游离"，然后逐渐并轻柔地把意识再引回到自己的呼吸上。

（二）数息法

1. 数息法的做法

（1）选择一个舒适的坐姿让自己全身放松，双手结手印或自然放在膝盖上，微闭双眼，用鼻子呼吸。

（2）开始练习瑜伽调息三次，让呼吸的状态自然、平静，使呼吸通顺、均匀。气息调匀后，在呼气时开始数息，默数"一、二、三、四、五、六、七、八、九、十"等十个数字，若气息太短，无法数到十，可数至五或七，待气息较长后，再增至七或十。当能够从容从一数到十后，就一直数下去，以一百次为一单位，每数满一百次时就可以休息一下。

2. 数息法的健身效果及注意事项

健身效果：有助于快速使意识专注、集中。

注意事项：如果第一个一百次可以不受干扰地数下去，则下一次可以数到两百次，然后三百次，四百次，一直不停地数下去。

四、烛光冥想

（一）烛光冥想的做法

（1）坐姿：按照自己喜欢的冥想姿势坐好。

（2）热身：先让眼球往上、下、左、右方向看，然后沿顺时针、逆时针方向旋转，每个方向10～15次，然后闭上眼睛。

（3）凝视：有两种凝视方法——外视法和内视法。外视法即眼睛凝视着烛光，内视法即闭上眼睛后用意念"凝视"烛光。

（4）开始时，缓慢地睁开眼睛，视线由低逐渐抬高，最后与烛光持平。张开双眼，全神贯注地凝视火焰最明亮的部分，保持尽可能长的时间，意念必须集中在眼睛里，对身体其余部分的知觉好像失去了一样。在凝视的过程中，要用意念控制尽可能不眨眼，眼睛要放松，但不要眯眼或者用力睁大眼睛。

（5）当双眼疲倦或开始出现泪水时，就闭上眼睛，并用意念进行烛光的"观想"。在闭上眼睛一会儿后，就感觉到有一团红色的烛光在眼前不规则地跳跃或游动，用意念捕捉并跟着这团火焰，直到它消失为止。然后睁开眼睛，再专注凝视现实中的烛光，直到眼泪要流出时再闭眼，再进行观想心中的火焰练习。如此重复着眼睛"睁开—看烛光—闭合—再睁开—看烛光"的练习过程。也就是说，用眼睛看着烛光，闭合眼睛，再用意念凝视烛光。反复做这个练习10～15分钟。

（二）烛光冥想的健身效果及注意事项

健身效果：这种集中注意力的方法好处很多，包括身体、精神、心灵多方面的好处。一旦做到了精力集中，精神失调便会消失，在生活中也会产生意想不到的效果。

通过凝视烛光可以加快眼部的血液循环，而流出的眼泪又可以排出眼睛中的杂质，净化视觉系统，可以矫正眼睛缺陷，缓解眼部疲劳，增进眼部肌肉的持久力，练习久了能防治近视眼。

烛火冥想还能平衡神经系统，增强意志力、自信心和专注力，摆脱精神压力和情绪焦虑，消除疲惫、挫折、焦虑等诸多损害神经系统正常功能的身心异常现象，能帮助消除失眠、头痛、高血压、气喘以及因精神压力而引起的各种疾病，增加神经稳定性，使生活更愉快，工作更轻松、更有效率。失眠及精神紧张者睡前练习可以帮助睡眠。

注意事项：癫痫患者及思想正处于封闭状态、头痛、眼痛的人不要练习。一般练习者在练习两个月后，就可以用其他的实物来代替烛光，这个实物不要太复杂，也不要太新奇，以免练习者分心。实物要大小适中，颜色淡雅、清新、悦目，例如一瓶花。也可以采用其他形式，如集中凝视于一个小点、一轮满月、一个影子、两眉之间或不刺眼的夕阳、镜子、别人眼中自己的影子，等等，还可以选择你喜欢的照片、塑像、图片进行练习。

在练习中还应注意：

（1）时间的限制。初学者每天进行练习的总时间不要超过15分钟，在练习5分钟后放松休息一会儿再练习下一个5分钟。

（2）最好是在凌晨或傍晚练习，其他时间只要房间幽暗也行。

（3）尽量空腹练习，这样意念更集中。

（4）不可以勉强自己，切记不要让眼睛疲劳。

（5）内外环境都要安静。内环境指练习者的心境，应放松、舒适、自然、安静；外环境指所处的自然环境，一要安静，二不能受干扰，三是光线要幽暗，四是不能有风。

（6）练习过程中，可以戴有框架的眼镜，但不能戴隐形眼镜。因为练习中流泪会让隐形眼镜移动，刺激角膜。

五、美景冥想

美景冥想从某种意义上来说，是一种发挥想象，它是让人的心灵在美好的事物里找到安宁、平静的一种练习，是一种自我精神的引导方式。

（一）美景冥想的做法

（1）冥想前将一幅让你身心愉悦的美景图画挂在墙上。

（2）下面以冥想情境图的第一幅图为对象讲解练习的方法：

① 开始由教练念引导词，学生熟练后就可以自己练习了。

② 选择一种舒适的坐姿或躺姿，闭上眼睛，放松全身，一边慢慢地、稳定地、有规律地呼吸，一边愉悦地想象感受着这幅图。

③ 意识从头部放松开始，逐步向下延伸到身体各个部位。

④ 在练习时，想象你正躺在或者坐在美丽的海边，你已经全身放松了，微风轻轻地吹拂你的脸庞、你的身体，你的皮肤正在呼吸着这湿润的空气，你的身心非常放松，每次吸气，海浪翻卷而来，带来崭新的白色能量。每次呼气，海潮退却，带走已枯竭的能量……

⑤ 在瑜伽练习课上经常会用到一些美丽开阔的场景画面，通过语言描述这些画面来形成一种场景的意念冥想，使大家身心陶醉其中。

（3）根据需要选择自己喜欢的颜色进行冥想，下面以蓝色瑜伽冥想为例：

① 蓝色瑜伽冥想主要是调节我们紧张的情绪和压力，对缓和不良的人际关系也有非常显著的疗效。在色彩学中，蓝色代表着祥和、宽广、平静，我们看到蓝色的大海和一望无尽的蓝天会心旷神怡，淡蓝、蔚蓝等柔和的蓝色对我们的情绪有非常好的镇静作用，它会使我们感觉到善意和友好，觉得心里有所支撑和关爱。

② 初练时，可以选择看蓝天、大海等外在美观，经常凝视它们，让它们完全进入内在的思绪中，当你闭上眼睛的时候也能想象出蓝天，想象出大海在你眼前上下起伏流动的情景，如果想不起来，可以再睁开眼睛继续凝视，直到蓝色的光芒完全进入你的脑海，当你需要它时蓝光就会迅速出现在你的面前。

③ 当你已经很熟练地观想出蓝色的光时，就可以只通过想象进行冥想练习。你可以随时采取各种姿势来练习，想象你坐在一望无际的大海边，头顶蓝色的天空，蓝色的光芒包围了你，心旷神怡。你的各种不良的情绪被清除到体外。

④ 每天留一点时间、一个空间给自己的心灵去冥想。采用一种安稳、宁静、舒适的姿势，使自己的注意力转向体内，整理纷乱的思绪，品味生活真谛。也许只需几分钟的时间，就可暂时忘记生活中的烦恼，消极、压力随之化解，人能体验到更多的快乐和从容，进入一种"和平、领悟、愉快、安详"的境界，进入到一种全新超越自我的精神境界中。这时，你会感受到，每天身边的阳光是那样温暖灿烂，眼前的花草是那样美丽动人。

（二）美景冥想的健身效果

充分发挥想象，根据自己的需要和想象力来组织心中的美景，可以帮助你找到自我，找到内心平衡的感觉。

六、点视冥想

选择一个环境清静、空气清新的地方，采用山式站姿或任何一个舒适的打坐姿势，自然地呼吸。目视前方（尽可能远）的一点（是练习者想看的），或一棵树、一座山的顶尖等。

（一）凝视法

1. 凝视法的做法

两眼不眨、专注地凝视着目标，直到眼累了，眨眨眼再继续凝视，至少持续5分钟（有时间的话，可以练习15分钟）。

2. 凝视法的健身效果及注意事项

健身效果：静心，有助于使心灵平静，消除紧张、忧虑和愤怒，在看一点时，心中的浊气渐渐消散，清新之气渐渐注入，慢慢地就感到神清气爽，对消除体内毒素非常有益。此外，凝视法还有预防和治疗近视眼并提高视力的作用。

注意事项：在修习时，最好与契合法、收束法、调息法一起修习。

（二）散视法

1. 散视法的做法

眼睛看着目标，但不用专注，眼睛是放松的，眼神是发散的，可以自然地眨眼。

2. 散视法的健身效果及注意事项

健身效果：最大的效益是静心，有助于使心灵平静，消除紧张、忧虑和愤怒。

注意事项：在修习时，最好与契合法、收束法、调息法一起修习。

七、语音冥想

瑜伽语音冥想又称"曼特拉（Mantra）冥想"，它是由梵文音节组成的词组或者简单语句，由"Man"和"tra"两部分组成。"Man"的意思是"心灵"，"tra"的意思是"引开去"，"曼特拉"是指能把人的心灵引离世俗的思想、忧虑、欲念、精神负担等的一种特殊语言。

"冥想"也是意念和意境的结合，冥想可以帮助练习者的精神进入到最高境界，有助于身心的协调。一个人冥想时把注意力集中到瑜伽语音上，就能逐渐超越愚昧无知等不良因素，获得善良品质。随着练习的不断深入，练习者逐渐进入禅境，最终达到天人合一的状态。下面介绍主要的语音冥想——噢姆语音冥想：

（一）噢姆（OM）语音冥想

OM，也写作"AUM"，这是一种最古老、最常用，据说也是最有效的语音冥想，也是一切语音的根源。"OM"这个语音是一个神圣的梵文音节，表示"心灵迈向永远和平的历程"之意。

噢姆（OM）语音冥想的练习方法：

（1）开始练习时，取任一种舒适的瑜伽坐姿坐好（站着或躺着都行），让身体慢慢放松下来。调整好呼吸，高度注意自己的呼吸。每次吸气，都在心里对自己说："我感觉到自己正在吸气。"每次呼气，都对自己说："我感觉到自己正在呼气。"做这个呼吸练习约5次，然后不停顿地接着做下面的练习。

（2）深深地吸气、呼气，同时用最深沉的、可以听见的声音唱诵或者念出这个语音，让"O"自然地从心底发出，然后慢慢转到"M"音上，让这个声音延长并通过整个身体和头部，让身心完全放松。这语音应念得与呼气过程一样长。每次呼气，以感到舒适为宜。呼气不应是匆忙的，而应是逐渐的、稳定的。"噢姆"语音应该是缓缓诵念出来的，而不应短促地冲口而出。

（3）每次呼气时继续以两耳可闻的声音吟诵"噢姆"语音，加上吸气时在心里诵念"噢姆"。

（4）当你每次吸气心里默念"噢姆"的时候，感到你通过每一个毛孔吸入数十亿个"噢姆"音节。想象这几十亿个音节进入你身心的最深处，带来和平、安宁和力量。每次呼气，感到无数的"噢姆"音节把这种和平传播到整个宇宙乃至一切生灵上去。这部分练习最少做50次，多不设限。你可在刚刚开始时做5分钟"OM"语音冥想，以后增加到10分钟、20分钟或更长的时间。

（5）在最初练习语音冥想的时候，应当唱出或者念出这个语音，随着集中精力的能力以及对于这种语音的吸引力的提高，就可以在心里默念或者默唱这个语音，慢慢地这些语音会常常出现在你的心里，它可以给你内心带来意想不到的宁静。如果从来没有练习过瑜伽语音，则在开始练习的第一个星期，每天都按顺序从阶段1开始练习到阶段4，之后，就可以不做阶段1和2而直接从阶段3开始练习。如果某天只练一回冥想，就至少做100次。

（二）语音冥想的健身效果及注意事项

健身效果：心灵会逐渐变得纯洁起来，内心得到满足，达到天人合一。

注意事项：瑜伽语音冥想的适用范围非常广，练习者学习起来也非常简单。不管你是男人还是女人，年纪是老还是少，受过何种层次的教育，从事什么样的职业，这都不影响你练习瑜伽语音冥想。瑜伽语音冥想练习非常灵活、简便，没有太多的规定。练习者可以大声地吟诵，可以低声的诵念，也可以在心里默念；可以坐着念，可以站着念，也可以边走边念；练习者的眼睛可以是睁开的，可以是闭合的，也可以是半开半闭的；练习者可以一边吟诵一边倾听自己的声音，也可以自己不念，倾听别人吟诵的声音。不过，不管你练习的方式如何变化，都必须坚持一条基本原则，那就是练习者的全部注意力要集中在瑜伽语音上。

思考题

1. 瑜伽冥想的常用练习方法有哪几种?

2. 简述瑜伽冥想练习的要领。

3. 结合实际练习，试述瑜伽冥想的目的和意义。

第十章 瑜伽教学

【章前导言】
○ 构建新型的瑜伽课程教学模式，制定科学、合理、明确的课程教学目标；在教学内容的选择上要多样化，以满足学生的个性需求，促进学生的个性发展；在瑜伽教学方法上要在传统专业训练方法的基础上，借助现代化教学技术并结合瑜伽运动特质予以创新，以促进学生在自身学习过程中自我意识的形成，培养学生主动学习的能力，为其养成终身体育习惯，增加就业技能奠定基础；在教学评价上要多视角、多层面综合评定，客观、全面的评价可以对教练和学生起到良性的激励作用。

第一节　瑜伽教学方法

瑜伽教学要始终坚持循序渐进、因材施教、理论与实践相结合、适宜负荷、全面发展等教学原则，有效预防运动损伤，完成各个环节的教学任务，使教学活动能够按照计划进行，保证教学目标的实现。

瑜伽课程教学方法是实现瑜伽课程教学目标的方式、途径、手段的总称。瑜伽课程教学方法是多种多样的，瑜伽课程的每一种教学方法对完成教学任务都有其特殊的作用。采用哪种方法及如何运用，应根据教学任务、教学内容、学生特点及场地设备等具体情况来决定，这样才能充分发挥教学方法的作用，取得较好的教学效果。在瑜伽课程教学中常用的教学方法有：示范法、讲解法、提示法、领做法、完整与分解法、对比法、即时信息反馈法、电化教学法等。为了有效地进行瑜伽教学，不仅要正确选择和运用教学方法，还要充分考虑各种方法的结合。

一、示范法与讲解法

示范法与讲解法是直观和思维相结合的原则在瑜伽教学中的具体运用，是使学生建立正确技法概念的基本方法。

（一）示范法

示范法是指教师或教师指定的学生直接展示动作的一种教学方法，它是瑜伽教学法中最常用也是最直观的方法。

示范法有利于学生观察示范动作，形成对动作的正确印象，进而理解动作的要领和方法，再通过练习逐步地掌握动作。因此，教师的示范一定要规范、标准，能够体现出瑜伽的意、气、形三者紧密结合的独特神韵，从而引起学生的学习和练习的兴趣，激发学生学习的积极性和主动性。

1. 完整示范与分解示范

在瑜伽教学中学习新的体式时，教师应先做完整的示范，使学生对此姿势有个初步的印象。由于某些瑜伽动态组合是连贯的，一次课学不完整套动作，只能学习其中的一部分，或一两个动作，所以，教师的示范应根据需要，采用分段的方式示范，统称为分解示范。而对较难的串联体式，对于细节和较难掌握的部分，也可做单个动作的示范，或单个动作的分解示范。如动作结构比较复杂，为了提高教学质量，教师除了做完整动作的示范外，还应做该动作的分解示范。因此，瑜伽教学中的示范，有单个体位示范、分组示范、分解体式示范、单段完整示范、全套完整示范。不难看出，在瑜伽教学中，教师的示范变化非常重要，可以说教师做不好示范或示范表现不出瑜伽特有韵味，就直接影响到学生对动作技法的掌握，不利于教学质量的提高。

2. 示范位置与示范面

示范的目的，是为了使学生看清楚和了解动作，所以合理选择示范位置和示范面尤为重要。示范的位置要根据学生的站位来决定，教师要保证每一名学生都能看清示范动作。瑜伽课的常用位形是由若干横排组成的长方形。教师的示范位置一般在队形前面正中间，或在等边三角形（正前方）的尖端。如果学生所站的位形为圆形，教师的示范位置就应在圆心。

以单个动作来说，示范面有镜面、正面、背面和侧面4种：

（1）镜面示范：指教师和学生面对面示范，教师所做的动作方向与学生所做的动作方向相反，学生看教师的动作就像在镜子中看到自己的动作一样。如教师动右脚，学生动左脚，教师向右转，学生向左转。

（2）正面示范：就是教师面对学生做示范，教师所做动作的方向与学生所做动作的方向相同。如教师动左脚，学生动左脚，教师向左转，学生向左转。

（3）背面示范：就是教师背对学生，和学生同向做示范。

（4）侧面示范：就是教师侧对学生做示范。

在教学中究竟采用哪种示范面，要根据教学实际情境来决定。如要使学生看清两脚位置与宽度，使学生看清两臂侧举是否与地面平行，均应做镜面示范或正面示范。如为使学生看清上体是否中正、是否做到了收腰提臀，或者使学生看清两臂前伸时是否做到了与肩齐平，均应做侧面示范。背面示范，主要用于让学生看清背部动作。

3. 示范动作的速度和呼吸节奏

一般来说，教师示范动作的速度，应与技法所运用的呼吸深度和节奏相关，也可根据学生的学习进度加以调整。在教学中，为了使学生更好地掌握技法动作，看清所学技法动作的细节，可以在原有基础上适当减慢速度。

（二）讲解法

讲解法就是教师在示范动作的基础上，讲解动作的要领、重点、难点，以加深学生对动作的理解和掌握。

讲解，不仅能使学生获得相关知识，还可使学生通过思维建立正确的技法动作概念，是教学中必不可少的。讲解时语言要简明扼要、形象、富有启发性，并注意讲解的准确性和目的性。此外，还要注意以下几个方面：

1. 讲解要使用瑜伽规范用语

以瑜伽姿势名称为例，它们多数是以动植物的形态命名，少数是按动作结构命名的。动作名称的本身，就表达了动作的全貌，要避免有些技法有多种命名。要依据教学对象、教学强度正确引导呼吸的节奏和保持的时间。例如：为了使初学者不因仓促学练而导致身心不适，在练习时通常会用到吸气时、呼气时、保持静止的过程，注意要点和讲解的简明。

2. 讲解要条理清楚

讲解时要条理清楚，切忌忽上忽下、忽左忽右。这里以单个技法为例，其讲解顺序一般是：预备姿势—呼吸调理身心—按步骤习练（姿势开始配合呼吸，吸气……呼气……），按习练步骤（意识调整，关注点）回到预备姿势。

3. 讲解要把握时机

要根据学生掌握技法动作的不同阶段进行讲解。在学习的开始阶段，由于学生大脑皮层的条件联系处于泛化阶段，动作表现出牵强、紧张、生硬、不连贯、缺乏控制力等特点，因此讲解时应有重点，不宜太多，主要讲清动作的路线、呼吸配合的节奏和注意事项等要求，至于怎样意守等可以暂时不讲。

到了动作改进提高阶段，即分化阶段，讲解时要求深刻全面，例如对体位细节、意守的位置、静止时的呼吸方式、动作与动作之间的衔接以及肢体与眼的方向的配合技巧等均应系统讲解。在动作运用自如阶段，即动力定型巩固阶段，讲解起着"精益求精"的作用，应紧紧抓住意、气、形三者的关键点，如意守的强度、呼吸的深度、动作的延展与准确度等，均应反复强调，落实到每一体式或技法中。

4. 讲解要注意对象

根据不同的学习对象进行讲解是非常重要的，学习瑜伽的人，男、女、老、少、健康者、病患者均有，其身份、地位、文化程度和性格各异，因此，必须学会运用语言的艺术，从学习者的实际情况出发，恰当地讲解。

例如，如果练习者是老年人，根据老年人听力、视力、记忆力显著下降等现实状况，在教学过程中讲解的声音要稍大一些，语调要亲切，尽量避免讲授一些难懂的理论和复杂困难的体位，同时在学练过程中可以反复讲解，反复练习。因此，老师讲课时一定要关注学生的心理，结合具体情况，耐心讲解，以便统一教学进度，减轻身体素质较低者的思想负担，提高教学效果。

总之，示范与讲解是不可分割的，应将二者紧密结合运用于教学中。在瑜伽教学中，一般来讲边示范、边讲解较多，但也可以先示范、后讲解。对初学者，示范是主要的，对技法较高者，讲解是主要的。此外示范与讲解的关系还要根据教学内容的难易来决定。

二、分解法与完整法

对于难度较大的技法，不易快速地掌握相关的环节和要素，就要分阶段练习。对于初学者来说，适当地采用分解教学法，有利于他们掌握动作之间衔接的细节，缩短学习动作的时间，并使动作做得更为准确，使学生对动作与动作的连接有整体的了解。

同时也要注意，分解教学只是教学过程中的过渡手段，是为了使学生更精准地掌握完整动作，学生一旦掌握分解动作后，就应过渡到完整动作的练习上。因此，分解法必须与完整法结合起来运用，才能收获到预定的教学效果。一般教学顺序应为"完整—分解—再完整"。

这种分解法与完整法相结合的教学方法，便于学生循序渐进地掌握动作，避免受伤。例如"骆驼式"，由于动作难度较大，学生掌握起来有困难，所以应先分解教学，等到学生身体适应、熟练掌握分解动作后，再进行完整教学。

再从意、气、形三个方面来说,在瑜伽教学中也应遵循分解与完整相结合的原则。一般来说是先教形,即先教动作,当学生掌握熟练后,再要求呼吸与动作完整配合,并逐渐将重点转移到呼吸上来,这称为动息结合,着重于息。最后再向学生提出意念的要求,讲明意守的位置或轮穴;同时强调在动息结合、着重于息的基础上,逐渐将重点向意念方面转化,充分体现出意、气、形三者紧密结合,重点在意的特色。实践证明,这种分解与完整相结合的教学方法,是瑜伽教学中行之有效的方法之一。

三、暗示法

在教学中教师有时会发现学生没有处在预想的状态中,这时不应鲁莽地予以调整,而应通过语言或轻柔的肢体暗示,指明动作的正确方向。暗示法符合安全教学的原则,是引导学生进行安全练习的一种方法。

1. 语言提示

语言提示,即教师用简洁的语言或口令提示学生所要完成的动作名称、时间、数量、方向和质量的要求等。采用此教法时应注意以下两点:

(1)需用准确、恰当、简单的语言或口令来提示动作,并且要声音坚定有力、发音准确、声调恰当。

(2)教师应用正面积极的语言提示激励学生。

2. 非语言提示

非语言提示,即教师用肢体语言、面部表情、视线接触等提示学生完成动作。采用此教法应注意几点:

(1)在利用肢体语言提示时,必须使学生明确肢体语言的含义。

(2)在使用肢体语言时,可配合口头语言提示。例如手臂在做向上伸展时,可配合"手臂伸展"的语言提示,使所提示的内容变得更加明确。

(3)教师在用身体动作提示时,力求使示范动作做得标准、规范。

(4)在用手势提示时,应掌握好提示时机,并使每位学生清楚地看到老师所做出的手势。

(5)老师要善用面部表情和眼神变化来激励学生,如微笑、眼神对视、点头等。

四、领做练习法

领做练习法是指教师或由教师指定的学生按教学计划做指定动作或组合,让学生跟着练习的一种方法。通过一段时间的教学,当学生建立了初步的技法概念后,就要将技法动作连接起来进一步实践。领做练习法，是瑜伽教学中的一个重要方法，实际上是教师或由教师指定的学生带领其他学生一起练习。采用此法时应注意以下几点：

1. 领做的位置要适当

教师的领做位置，要根据人数、场地等具体情况合理选择，原则上教师领做时应尽量使每个学生都能看得见。

2. 领做的面向要合理

一般以镜面领做和背向领做两种为主，在教学过程中，根据实际情况还可以采用侧面领做法。

（1）镜面领做是教师面向学生，其所演示的动作方向与学生所练的动作方向相反，带领学生练习。镜面领做的特点是：师生所演示的动作方向好像学生自己面向镜子练习，方向相反，动作一致，便于学生不费脑筋地学会动作，如教师动右脚，学生动左脚；教师向右转，学生向左转。镜面领做使教师可以随时发现学生在动作中出现的缺点、错误，并及时纠正。

（2）背向领做是教师背对学生（和学生同向）进行领做。背向领做法的特点是：由于动作相同，方向一致，所以便于学生直观地掌握动作，教师动左脚，学生也动左脚；教师向左转，学生也向左转。能使学生看清楚背后的动作细节。

这种领做法，一般是在学生基本掌握了技法动作后采用。但是这种领做法不能及时发现学生技法动作上的错误，也不利于维持课堂教学秩序。

（3）侧面领做，就是教师侧对学生所进行的领做。侧面领做法可以使学生看清侧面动作，看清身体是否端正，有时会在教学过程中穿插使用。如在大课堂上，教学过程中传授骑马式、战士式等体位法时，教师就需侧面领做，以便于学生观看。

3. 领做速度要适宜

教师在领做时，为了便于学生模仿瑜伽动作，给自己留出随时提示动作要领的时间，表现出瑜伽运动特有的韵味，教师的领做速度要配合深长呼吸或自然呼吸。教师领做时，一定要将动作和呼吸节奏配合好，尽量做到表现均匀，连绵不断。在做深而快的节奏动作时要做到干净利落、协调一致、身心相随。在静止过程中，要做到稳如泰山、心神宁静。

4. 领做强度要适中

一般来讲，教师和学生的身体素质是不一样的，依据教学对象来选择适宜的练习强度，教师在领做时更要把握好度，使学生既能专注于学习教学内容，又能达到提升身体素质、美化心灵的作用。

五、正误对比法

正误对比法，是指把同一动作的正确理解与错误理解加以比较，使学生改进那些不正确的技法，从而形成正确的技法动作概念，帮助学生加深对技法动作规范的理解的一种方法。

在对比教学中，除了运用正误对比外，还可以把容易做混淆的动作或外形上相似的动作加以对比分析，这有助于加深学生对不同动作的正确理解。

当找出学生的技法动作错误之处后，教师应及时诱导、启发学生，随时纠正。对那些由于意识概念不清而产生的错误动作，教师可再做示范或重点分析；对于较难的动作，或因没有掌握技法要领而产生的错误，教师可以采用有效的辅助练习来纠正。如，对动作与呼吸配合不好者，可以先取运动中的简易呼吸配合练习。应特别注意的是，教师在模仿个别学生的错误动作时，要掌握分寸，注意语言表述和面部表情，切忌让学生错误认为教师是在讽刺、丑化学生，从而产生逆反心理。

对比法的重点是在正误的比较中批判"误"、强调"正"，最终达到以"正"改"误"。

六、分组练习法

经过一段时间的瑜伽学练后，学生对动作有一定的理解和掌握，教师可根据情况对学生进行分组练习，组织进行小组间的互相纠正动作、观摩交流或教学比赛。教师在课后小结时，通过表扬先进、激励后进，充分调动学生学习的积极性和主动性。

例如在体式的练习过程中，当学生初步掌握了动作、呼吸和意念要求之后，就可进行分组练习。集体学习虽然有利于掌握动作，但由于人数较多，学生对某些难度较大的动作细节模糊不清，妨碍学生对技术的掌握和提高，应适当进行分组练习。分组练习的优点是，学生可以不受位形的限制，选择更适宜的地方练习，学生之间还可以随时研究和交流心得，这样既调动了学生的主观能动性，增强了友谊，又培养了学生之间的团结互助精神。

分组练习，是在教师的统一带领下进行的，应注意以下几点：

（1）提出明确的要求。分组时对分组后练习的量、技法动作的重点、组织纪律以及相互安全帮助等方面，都应根据课的任务提出明确要求，使学生在分组练习时心中有数。

（2）教师有计划、有目的地巡回指导，并及时检查练习效果。为了落实所提出的要求，教师要深入各组予以指导和检查，特别要对学练困难较多、水平较低和健康状况较差的学生多加关注和辅导。

（3）注意培养"学生助教"的工作。"学生助教"在课上是教师的得力助手，课上分组练习前，可以给"学生助教"布置任务，充分调动和发挥其积极性，所以教师在课内和课外均要注意有意识地加以培养。

七、多媒体教学法

利用网络、影像等资源条件，组织学生观看教学内容，通过多次演示、强化，有针对性地进行教学，加快学生掌握动作的重点和难点。或通过对教学不同阶段学生的动作、状态进行录像或拍照，让学生加以对比分析，更好地提升教学效果。

八、引导法

引导法是在瑜伽教学过程中，教师结合心理学、美学、教育学、训练学等学科知识，运用通俗易懂的引导词，对学生的行为进行心理和意识的梳理和引导，使学生逐步实现增强体质，愉悦身心，进而美化内心世界的教学手段。通过培养学生主动巩固瑜伽知识和技法的能力，达到使学生能够自我引导实现瑜伽自我习练的目的。

九、情境法

根据教学目标和学生的身心特点，在教学特定环境和音乐的作用下，合理运用引导词，使学生建立美好情境印象，获得身心感受，逐步达到情景合一的境界。

十、随堂考核法

考核，是教学工作中的重要环节，其目的有三：第一，巩固和检验所学瑜伽技法动作，强化锻炼效果；第二，培养坚持锻炼、终身练习的意识；第三，可促进学生学习的积极性、主动性，培养学生分析问题和解决问题的能力，并可以检查教学效果。

随堂考核法，通常以提问、测试、技法展示、模拟教学为主。

1. 提问

提问一般是在课的开始或在课将结束时进行。在实践课上，教师可提出上次课所学的某一个或几个技法动作名称，让学生做出演示，或者教师做演示让学生回答技法动作名称、呼吸要领和完成技法动作的关键。在理论课上，教师提出问题，点名回答或让学生自愿回答。

2. 表演测试

表演测试可在学完一些技法或完成阶段教学后进行，也可在内容全部学完后进行。关于测试标准，教师可根据学生实际情况灵活制定，内容形式可以是技法演示、模拟教学、创编动态组合等。

总之，瑜伽课的组织方法和教学方法有很多，大家可以在实践中，不断总结经验，提高教学水平，为提高瑜伽教学水平而努力。

第二节　瑜伽课的任务、结构与内容

一、瑜伽课的任务

瑜伽课的任务是由课程的教学大纲所规定的。任务的提出既要符合体育教学的一般规律和瑜伽习练的特点，又要针对学生的基础和能力，切实可行。如果课的任务要求过高，学生容易失去信心；要求过低，则不能激发学生的积极性，达不到应有的教学效果。瑜伽教学要始终严格遵循由简到繁、循序渐进、理论与实践相结合、融入生活的教学原则，引导学生积极地学习瑜伽知识，发展学生的身体素质，培养学生形成良好的、健康的生活方式，使学生以积极、自信、智慧和愉快的心态来面对人生。

二、瑜伽课的结构

瑜伽课一般90分钟左右，其结构通常分为三个部分，即准备部分、基本部分和结束部分。这三个部分由于各自的任务不同，所以采用的教学方法及组织措施也不同。

（一）准备部分

准备部分一般为10分钟左右，其主要任务是：使学生明确本次课的内容与任务；引导学生从杂乱的思绪中进入意念集中、心神宁静的状态，为基本部分的练习做好心理及生理上的准备。

准备部分的程序及内容：

（1）学生进入瑜伽教室，打开垫子，摆放整齐，坐在垫上。入座是组织学生的开始，也是课的开始信号。入座可以由教师安排，也可以由学生（如班长）来安排。学生按行、列坐好后，老师开始点名，或由课代表向教师报告。

（2）教师、学生互行合十礼并说："Namaste"（含义同汉语中的"你好"）！然后教师宣布课的任务和要求，语言要精练简洁，准确具体。

（3）安排见习学生。

（4）调身练习：可分为一般性调身和专门性调身。一般性调身，最好采用学生所熟悉的或易于学会，且能使学生的身体各部分得到舒展和拉伸的技法动作。专门性调身所选用的姿势动作的结构、节奏和肌肉活动的性质应适应基本部分的内容。

（5）调息、调心练习：入静或休息术的姿势配合呼吸或意念练习，也是准备部分中经常安排的内容之一，它既可以完成练习前的心理准备，又利于为下一部分的练习内容做好生理上的准备。

（二）基本部分

基本部分的时间为45～60分钟。其任务是使学生学会和掌握瑜伽的练习技能，全面发展学生素质，使学生学会在不同环境下正确运用已获得的瑜伽养生、健身、解压知识与技术。教育任务是需要经过长期的工作才能逐渐完成的，而教学任务需要教师在每次课中根据具体情况切实提出。基本部分的任务，总的来说，包括教育和教养两个方面。教育包括锻炼身体素质的体育，美化外在形象的美育和培养良好思想品德的德育；而教养主要是一个渗透的过程，在长期的培养和教学过程中，要从细节抓起，比如每次课前后的教室整理，课堂礼仪、课堂纪律的遵守等。课的教养任务应具体明了，确定和布置课的任务时应注意以下几点：

（1）必须充分估计到学生的主观能动作用，所提出的任务应该是通过学生的努力可以完成的。

（2）应保证学生通过练习课的内容，不断提高身心健康水平。

（3）课的内容安排应与上一次课及下一次课的任务有适当的联系，能够承上启下。

瑜伽课基本部分的任务较多，通过下列方法可以较好地完成这些任务：

（1）通过学习瑜伽的不同级别的体位法、呼吸调控法、冥想与休息术的基本技法，使学生提高技法练习的质量。

（2）通过"意形结合""动息结合"的反复练习，促使学生的瑜伽技法逐渐达到身心合一的境地。

（3）通过意、气、形三者的紧密结合和有针对性地放松、冥想、休息引导等，使学生达到健体解压、养生的目的。

（4）通过测试以及在有观众的场合下练习或表演，提高学生在各种不同条件下完成技法演示的能力。

（5）合理安排运动量。运动量不够，体质不会发生变化；运动量过大，则会影响身体健康。可用以下办法来调整运动量：① 增、减某个技法的练习时间或练习次数；② 增、减每次课的技法内容；③ 增、减课间休息时间和休息次数。

（6）合理安排教学内容顺序。在安排基本部分的教学内容时，可以参考下列几点：① 将新的教学内容安排在前面。因为在课的基本部分开始时，中枢神经系统兴奋性处于良好状态，最适合建立学习技法的条件反射。学过的内容可在新教学内容完成之后再复习提高；② 在复习提高课中，安排顺序最好是重点姿势在前，重点组合在后；③ 在基本部分中，调息调身的技法安排在前。因为气与血同行，有助于全身的气血循环，符合适应性原则。各种技法动作的安排，遵循教学负荷由小到大的原则，例如首先进行一些热身姿势运动。在基本部分中，还可以先安排静心、凝神、聚意的内容，例如瑜伽呼吸调控规律与简易体位在前的配合运用，以确保随后习练的效果；然后安排舒展筋骨、强身健体的技法，例如三角式、战士式、舞王式等。

（三）结束部分

结束部分的时间，一般是 5～10 分钟。

结束部分的任务是逐渐降低学生的生理负担，较快地消除身体疲劳，转移学生的注意力，有组织地结束课程，师生互敬合十礼并说"Namaste"。

结束部分应注意以下几点：

（1）广泛采用各种放松练习，如放松身体各部肌肉的练习，意念调整身形的放松练习以及各种放松性活动练习等。

（2）结束部分所采用的动作速度宜缓，强度和运动量宜小。

（3）选择的练习内容应是学生熟悉的、容易做到的。

（4）采用与基本部分最后的动作在肌肉用力性质上相反的练习。

（5）采用心理上的放松引导。学生做放松练习时，教师的口令和语言必须缓和，使学生有轻快感。此外，教师还可以通过引导使学生微笑，结合意境法引导效果更好，因为微笑是消除疲劳、美容的一种最好的方法。

（6）进行课的总结。教师在总结课时，必须指出本课的主要收获和存在的不足，确定今后的努力方向，表扬进步快、表现好的学生，鼓励受身体条件或其他条件限制，表现较差的学生。最后，根据教学计划及其他具体情况适当布置课后练习内容。

　　总之，瑜伽课的各部分的任务、内容是不同的，但它们彼此却是相互联系的，准备部分和结束部分的任务要服从基本部分的任务，而各部分的任务又必须服从整堂课的任务。

三、体式编排

　　体式编排是为瑜伽教学过程中出现的体式安排合理的教学顺序。随着教学进度，学生的习练水平逐步提升，依据瑜伽习练者的现实情况和人体机能的适应性规律，以及提高学生自身素质的需要，合理编排组合体式日趋必要。

　　体式编排是为了满足教学多样化的需求，满足学生的审美情趣，丰富学生的想象力，提升学生习练的兴趣，提高学生独立思考和勤于实践的能力，最终使学生达到身心的和谐发展。

　　基于以上内容，我们在进行体式编排时应考虑以下几个因素：

　　（1）综合考虑授课对象的性别、年龄、身体素质、技法水平等，依此选择编排体式的难易度、体式类别的内容。还要结合编排组合所要达到的目的，例如根据排毒养颜、健身、减肥瘦身、表演等需要编排合理的体式。

　　（2）体式编排的平衡性。首先要特别注意在体式安排时，不要忘记前后、左右的对称原则，以实现瑜伽平衡性。

　　（3）灵活运用分解教学法。在体式组合编排的过程中，已经不能完全依照某个技法练习时那样，由预备姿势开始，再由预备姿势结束的做法，而要在准确掌握运用瑜伽呼吸规律的前提下，使用分解与完整教学法，实现体式编排衔接的科学性、合理性、安全性。

　　（4）合理运用体式练习时呼吸的节奏、深度，以及保持静止的时间，实现体式编排的教学目的。例如，表演性的体式编排组合中，每一个体式保持静止的间隔没有必要超过3次呼吸；如果编排组合的目的是提升身体的控制力，每一个体式保持静止的间隔时间可以是3~5次呼吸的时长甚至更长。

　　（5）在体式编排中，还可以合理运用动静结合的原则，以满足不同人群瑜伽健身的需求，有效调节习练者的心理。相对静态的习练是为了缓解在习练过程中机体承受一定负荷后产生的身体反应，相对动态的练习主要是表现习练的强度、幅度以及量的变化。适宜的负荷对机体会产生适应性变化，负荷过大或过小，都不能达到预期的习练效果。

（6）尽量避免同一体式过多重复。同一体式安排过多，会影响瑜伽编排组合的观赏性，习练者易感到乏味，失去习练兴致，也违背瑜伽习练的适宜负荷原则，容易引起机体某部位的疲劳。

（7）合理运用瑜伽辅助器材。由于瑜伽锻炼人群的个体差异以及教学的安全性原则，有时有必要借助瑜伽辅助器材，以帮助学生体会并掌握标准的瑜伽体式，感受身体发生的细微变化，提高自身素质，提升感知力，提高学习效率，循序渐进地提高瑜伽习练技能。

（8）体式编排应该注重细节。在体式编排时应该关注各个体式间的合理衔接，以及与呼吸法配合的各个体式的合理运用。细节编排中要体现瑜伽习练的安全性原则，提高学生习练的舒适度，提高习练的效果，提升学生的审美情趣等。

（9）在瑜伽体式编排中，注意对每个体式精神层面的引导。体式具有不同的功效，在教学过程中，教师可以有针对性地综合运用瑜伽相关学说的知识，使学生最大限度地挖掘自身内在潜能，了解生命内涵。一堂完整的瑜伽课，无论体式示范是否优美，都要注意运用多种教学方法和手段，使学生身、心、灵三者都得到提升。

四、教案示例（表10-2-1）

瑜伽课教案

授课周次：第8周第22次　日期：2022.11.15　授课教师：江磊　授课对象：××院××级

课的任务：1. 通过伸展、扭转和拉伸等一些体式的练习，重点放松颈椎、胸椎和腰椎，达到减轻压力、缓解疲劳的目的。

2. 提高学生练习擎天式、三角伸展式、霹雳跪姿、蛇式的水平。

3. 学习并初步掌握树式、金鸡独立式、铲斗式、顶峰式、猫弓背式、反船式。

表10-2-1　瑜伽课教案示例

部分	时间	教学内容	组织教法
准备部分	5'~10'	一、课堂常规 1. 助教检查人数，学生整理着装 2. 入座，师生问好"Namaste" 3. 宣布本次课的授课内容、要求与注意事项 4. 安排见习生，提出见习要求	组织形式： 要求： （1）坐姿端正、整齐 （2）见习生记录所学内容

部分	时间	教学内容	组织教法

准备部分	5′~10′	二、准备活动
		1. 入静练习
		采用任一舒适坐姿，进行腹式呼吸
		2. 简单的体位练习
		  A. 颈部运动：前屈、后伸、两侧屈、绕环
		  B. 肩关节绕环运动
		  C. 脊背的活动
		  D. 旋踝和摇踝
		  E. 握拳、屈腕
		  F. 安神式
			要求：
			（1）保持脊柱竖直、肢体伸展
			（2）不急不躁，安定身心
			（3）不要勉强，尽力就好
			（4）感觉异常，停止练习
			教学方法：
			（1）语言提示法
			（2）示范讲解法
			（3）模仿练习法

基本部分	35′~40′	1. 擎天式	动作要求： 体位1：动作配合呼吸，感受吸气时身体向上舒展，呼气时放松沉肩
		2. 风吹树式	体位2：根据学生身体素质水平的不同，有实力的同学可以踮起脚后跟。动作配合呼吸，每次吸气时上体收回正中，每次呼气时身体向两侧弯
		3. 金鸡独立式	体位3：在保持动作的过程中双膝尽量并拢，不要分开，目视前方，眼光集中一点，有助于帮助保持平衡
		4. 铲斗式	体位4：整个动作由腰部发力，带动上体运动 眩晕和高血压患者禁做这项练习
		5. 三角伸展式	体位5：动作过程中双腿尽量伸直，不要弯曲，上体侧展时尽量与双腿保持在同一平面内
		6. 金字塔式	体位6：在静止动作的过程中保持顺畅的呼吸，不要憋气，肩胛骨保持内收状态 眩晕和高血压患者禁做这项练习 处于月经期的女生避免做此练习
		7. 顶峰式	体位7：双腿、双臂尽量伸直，不要弯曲，不要憋气，肩胛骨保持内收状态，目视双脚方向 眩晕和高血压患者禁做这项练习 处于月经期的女生避免做此练习
		8. 猫弓背式	体位8：四肢着地状时双手位于双肩下，双小腿与地面垂直 吸气时翘臀、塌腰、挺胸、抬头仰下巴，呼气时弓腰弓背向上，收尾骨
		9. 大拜式	体位9：深呼吸，放松身体 活动手腕，放松腕关节
		10. 八体投地式	体位10：控制身体，逐渐放低身体触及地面，在此姿势的最后位置时，只有双脚脚趾、双膝、胸部、双手八个点触地。髋部和腹部应稍微抬离地面
		11. 蛇式	体位11：吸气时舒展上体，呼气时感受到腰椎间密度逐渐加大，髋关节贴向垫面。可屈肘练习

部分	时间	教学内容	组织教法
基本部分	35′~40′	12. 反船式	体位12：肢体舒展，肩胛骨充分打开，在保持静止时不要憋气
		13. 顶摩式	体位13：动作过程中注意身体的重量放在双手上，不要把重量放在头顶上。动作节奏缓慢
		14. 霹雳坐牛面式	体位14：如果做不到，可以用辅助物辅助完成练习
		15. 上体前屈式	体位15：双腿伸直，不要弯曲，配合呼吸，动作幅度逐渐加大
		16. 坐姿摆臀功	体位16：向侧摆臀时动作幅度要根据身体的伸展度调整
结束部分	10′~15′	1. 休息术	组织形式： 要求： （1）依次从头到脚，放松身体每个关节、肌肉 （2）运用深长缓慢的腹式呼吸调整身心 教学方法： （1）引导法 （2）情景法
		2. 本课小结、交流讨论 3. 布置作业 4. 宣布下课，师生再见 5. 归还器材	组织形式： 要求： （1）合十礼说"Namaste" （2）将垫子摆放整齐，放回原处

第三节　瑜伽课程学习评价

对瑜伽课程学习效果的考评，考什么、评什么、怎么考、怎么评，直接影响到瑜伽教学的基本观念和导向，影响到学生的进步与发展，以及瑜伽教学目标的实现。瑜伽教学不仅要关心学生的学业成绩，而且要发现和挖掘学生各方面的潜能，了解学生发展中的需求，帮助学生认识自我，建立自信。因此，确定一个科学有效的评价方法对于高校瑜伽教学有着重要的意义。

一、教师对学生的评价

对瑜伽课程学习的评价主要是针对学生从事瑜伽学习的具体情况而对其学习进

程、学习效果所作的一种考查和评判，它既包括对学习进程的诊断判定，又包括对学习结果的评定。在瑜伽课程教学中，对学生的学习成绩考核定级，是教师评价学习效果的重要内容之一。成绩的考核按百分制计算，考核评价内容主要包括平时成绩（出勤与课堂表现）、理论知识、技术水平等。

（一）考核内容

考核内容以本课程教学内容为依据（表10-3-1），包含：

表10-3-1　考核内容

平时成绩	理论知识	技术水平
10分	30分	60分

注：瑜伽技术动作的考试，从完成动作质量（准确、力度、幅度、呼吸的配合）、熟练程度、协调性及姿态、语言表达等方面给予评分。

（二）考核方法和要求

（1）平时成绩的考核：根据学生在平时教学中的出勤率、学习态度（完成作业情况）及课堂表现情况打分。

平时成绩评分标准（表10-3-2）：

表10-3-2　平时成绩评分标准

评定等级	明细
优秀	9 ~ 10分
良好	7 ~ 8分
一般	5 ~ 6分
及格	3 ~ 4分
不及格	3分以下

（2）理论成绩的考核：以理论考卷的形式，按照考试成绩评分。

理论考卷评分标准（表10-3-3）：

表10-3-3　理论考卷评分标准

评定等级	明细
优秀	27 ~ 30分
良好	22 ~ 26分
一般	18 ~ 21分

评定等级	明细
及格	11 ~ 17分
不及格	10分以下

（3）技术水平考核：在考试课堂上统一进行同一套瑜伽动作演示，或采取个人独立完成的方式，对学生所学瑜伽体位、拜日式动作和流程进行考核，三项各占总成绩的20%（表10-3-4）。

表10-3-4　技术水平考核标准

评定等级	要求
优秀（54 ~ 60分）	呼吸与动作配合和谐、动作准确到位、组合连贯流畅、语言表达准确到位
良好（45 ~ 53分）	呼吸与动作配合较和谐、动作基本准确到位、组合较连贯、语言表达到位
及格（36 ~ 44分）	能独立完成动作演示，但动作不够到位、呼吸与动作配合节奏无误、语言表达无误
不及格（36分以下）	不能独立完成动作演示，动作不够准确、呼吸节奏在演示过程中运用不当、语言表达不清

二、学生自我评价

学生是教学的主体，也是教学的对象，由于他们长期在课堂中从事体育学习，对体育教学效果的好坏有直接而真实的感受。因此，学生对瑜伽课程教学质量的评价有重要的发言权。下表（表10-3-5）通过对学生学习感受的调查分析来评价瑜伽课的教学效果，从学生的角度，为我们分析评价瑜伽教学效果提供了可以借鉴的方法，在运用时不要盲目照搬，要根据教学情况以及教学对象的特点进行必要的修改或重新设计，以使问卷和量表更加具有针对性和可信度。

表10-3-5　瑜伽课程学习效果的调查参考用表

年级：　　　班：　　　姓名：　　　学号：			
回答下列问题，在你认可的答案处画"√"			
1. 你觉得瑜伽课愉快吗？	是○	不是○	说不好○
2. 你在瑜伽课中尽情和充分地练习了吗？	是○	不是○	说不好○
3. 你的体能水平有提高吗？	是○	不是○	说不好○

4. 你掌握了自己应掌握的瑜伽基础理论知识吗?	是○ 不是○ 说不好○	
5. 你掌握了科学安全习练瑜伽的方法吗?	是○ 不是○ 说不好○	
6. 你能很好地运用瑜伽理论知识和练习方法吗?	是○ 不是○ 说不好○	
7. 你有令人难忘和感动的体验吗?	是○ 不是○ 说不好○	
8. 你对"啊! 明白了""噢! 是这样的"有新认识吗?	是○ 不是○ 说不好○	
9. 你能自主地进行瑜伽习练吗?	是○ 不是○ 说不好○	
10. 你能按照自己的目标去充分练习吗?	是○ 不是○ 说不好○	
11. 你在瑜伽活动中的情绪表现与控制能力有增强吗?	是○ 不是○ 说不好○	
12. 你在瑜伽课程中的自信心、意志力有提高吗?	是○ 不是○ 说不好○	
13. 你在瑜伽课中能和同学互相帮助、互相学习吗?	是○ 不是○ 说不好○	

思考题

1. 瑜伽教学的基本特点是什么?

2. 简述瑜伽教学步骤。

3. 在瑜伽教学过程中如何使用正确的教学方法, 提高学习效果?

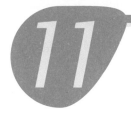

第十一章 不同人群瑜伽健身指导

【章前导言】

◎ 本章按照不同年龄层次、不同性别、不同职业、不同健康状况对瑜伽锻炼人群进行了划分，并针对不同人群的身心特点提供了相应的瑜伽教学指导方法。同时，根据习练者个人健康水平、体力、心血管功能状况，参考习练者的生活习惯、环境和运动爱好等个体特点，介绍了瑜伽处方的制定步骤与原则。

第一节　瑜伽锻炼人群的划分

瑜伽运动有诸多的健身益处，因此，通过全面学习与运用专业的瑜伽知识和技法，为瑜伽健身人群进行正确的健身指导，依据不同锻炼人群的特殊需求制定适合不同人群的瑜伽处方显得尤为重要。

一、瑜伽锻炼人群划分的必要性

人与人之间存在个体差异，同样的运动项目，同样的练习方法、练习时间、练习密度、练习强度，却不一定让每个人都收到同样的效果。另外，人们参与瑜伽健身的目的也各不相同，有的希望获得健康的身体，有的是为了放松精神、减轻压力，有的是为了伤病的康复治疗，将这些不同需求的健身者不加区分地放在一起，并且用同一种方法进行锻炼显然是不合理的。换句话说，只有在大众瑜伽健身过程中，全面关注每个个体的需求才能收获良好的瑜伽健身效果。

二、瑜伽锻炼人群划分的方法

在指导瑜伽健身的整个过程中，首先要对参加瑜伽习练的人按照不同年龄、性别、职业、健康状况等进行大致的划分。同时，要对不同人群的身心特点及其适合的瑜伽课程加以分析和介绍，为合理地安排瑜伽教学提供帮助，也为瑜伽习练者在内容选择上提供方便，帮助人们找到适合自己的瑜伽习练课程，以便科学、安全地进行瑜伽学练，真正由此获得身心健康。

（一）基本划分——不同年龄层次

在对瑜伽人群进行划分时，不同的年龄层次是最基本的划分原则。根据世界卫生组织提出的年龄分段标准，结合我国年龄分段的实际情况，将瑜伽人群大致划分如下：6岁及以下属婴幼儿，7～12岁为儿童，13～17岁为少年，18～45岁为青年，46～60岁为中年，60岁以上为老年。

（二）区别对待——不同性别差异

同一个年龄层次中不同性别的人存在生理和心理的不同特征，承担的家庭和社会责任也各有差异。因此，对于同一个年龄层次的不同性别的人，了解他们的健身需求，安排不同的针对性瑜伽练习内容，会使瑜伽练习效果得到最大限度发挥。

（三）劳动特征——不同职业人群

过去，我们将不同职业人群大致划分为脑力劳动者和体力劳动者，但现代社会人们从事的职业越来越多，很难将其准确划分。在此，我们用劳动特征来区分众多职业，分析劳动特征对人体健康的影响，针对不同职业对象的需求制定适宜的瑜伽健身处方。

（四）有的放矢——不同健康状况人群

世界卫生组织提出的健康标准包括躯体健康、心理健康、社会适应良好和道德健康。健康不仅仅是指没有疾病或身体不虚弱，而是包含心理、社会适应能力和道德的全面的良好状态。然而，现实生活中真正健康的人的数量却不是我们所期待的那样，亚健康、各种伤痛和疾患困扰着人们。通过一些基本的检测可将全部人群划分为健康人群、亚健康人群、疾病人群，以及残疾人这个特殊群体。

第二节　不同人群的身心特点及其适合的瑜伽课程

参与瑜伽锻炼的人群中有男有女、有老有少，由于他们的身体状况不同，面临的困扰各异，所以参加瑜伽练习的目的也不尽相同，为此，我们将依据不同人群的身心特点为其规划适合的瑜伽课程。

一、不同年龄、性别

不同年龄层次的人群有着不同的身心特点、不同的生活目标和不同的社会活动场所。划分年龄层次能帮助人们认清自身特点、健康状况、健身需求等，找到适合自己的教练，合理安排练习内容、练习密度和练习强度，科学、安全地进行瑜伽健身。

1. 婴幼儿的身心特点及其适合的瑜伽课程

婴幼儿期（6岁及以下）是生长发育的第一加速期。婴儿会说少量的话，主要通过与父母进行不断的眼神交流、肢体接触以及接受温柔语言的刺激而与外界交流。

婴幼儿在父母帮助下才能完成瑜伽运动。对1～3岁的孩子来说，简单的瑜伽练习能使孩子的感觉得到训练，平衡能力、节奏感、空间距离感受能力、神经和肌肉协调能力得到提高。对3～6岁的幼儿来说，简单而专门设计的亲子瑜伽练习则能促进家长与孩子的心灵沟通，加深彼此情感与默契，提升孩子的灵性。在练习过程中孩子与家长共同学练并互相支持，互相鼓励，有效提升认知能力，增进孩子身体协调性、灵活性和准确性，促进孩子想象力和创造力的发展，进一步开发孩子的智力。因此亲子瑜伽是由孩子、父母共同参与、共同完成的瑜伽活动。

2. 儿童的身心特点及其适合的瑜伽课程

儿童期（7～12岁）生长发育相对平稳，儿童自我意识开始加强，已进入学校学习。此阶段儿童的运动能力、性格爱好都具有很大的差异，对于带有模仿性、展示性的练习，儿童都有很大的兴趣，特别是将练习融入情景或游戏中，儿童更容易接受。

儿童瑜伽课程主要针对7～12岁的儿童，它集故事、音乐、艺术修养以及环境保护等内容为一身，引导儿童内外兼修。运用情景教学讲故事，将情节串联于体位中，提示体位法的要领，增强了练习的趣味性，帮助儿童更愉快地主动学习。在瑜伽学练中，积极评价学生的进步和优点，增强儿童信心和上进意识。

3. 少年的身心特点及其适合的瑜伽课程

少年期（13～17岁）是生长发育的第二加速期，此阶段孩子开始进入青春发育期。这一时期孩子学习任务越来越重，心血管系统的重要器官——心脏还没有发育成熟，骨骼与肌肉也处在生长发育中，完成肌肉收缩活动的肌纤维还没有达到成年人的粗度，因此肌肉的收缩力量比较弱。另外，这个时期内分泌腺发生了重要的变化，它们的功能日益增强，刺激身体进一步生长，显著的生理变化常常超出他们心理成熟的速度。很多孩子由于缺乏专门训练没有形成良好的身体姿态。长期的弯腰驼背，致使身体僵硬，柔韧性和协调性较差。而瑜伽能很好地解决这些问题。这个时期，他们模仿能力强、好奇心强、活泼好动，缺乏自我约束能力，注意力不能长时间集中，容易发脾气，对同学缺少包容心，部分学生自主意识太强，缺乏合作意识，通过合理的瑜伽教育可以有效帮助学生改善这种情况。

4. 中青年男性的身心特点及其适合的瑜伽课程

青年期（18～45岁）男性的体质达到了高峰状态，个性心理已形成，有的在大学学习，也有的进入社会工作。到了中年期（46～60岁），体质开始由强转弱，心理特征更加稳定，家庭中上有老下有小，工作和社会责任重大，压力也达到最大。另外，人体生长发育的高峰过后，从20岁开始每过10年身体的新陈代谢率减慢2%，肌肉强度和肺功能也逐渐下降。30岁以上的男性关节开始发出响声，这是关节病的先兆。为了使关节保持较高的柔韧性，应多做瑜伽伸展运动，增强柔韧性；40岁以上的男性通过瑜伽调适可保持良好的体形，减缓身心压力，而且能预防常见的老年性疾病，如高血压、心脑血管疾病、糖尿病、脂肪肝等；50岁以上的男性每天保持5～10分钟的瑜伽伸展运动，能活动各关节并防止肌肉萎缩。

中青年男性应在正确入门学练瑜伽的基础上选择所需课程，例如，参加哈他瑜伽的现代各种流派风格的瑜伽课程练习，强化锻炼肌肉后取得的"常规体力"在锻炼终止后也不易消失。同时，通过耐力锻炼也能提高心脏血液输出量。这个阶段男性的瑜伽锻炼能为今后的身心健康储备"资源"。坚持瑜伽习练并把它变为长期的学习，非常有益于即时减压，保持好身体素质的同时保持良好心态，思维清晰，提高处理事务的能力，保证生活品质。

5. 中青年女性的身心特点及其适合的瑜伽课程

相对男性而言，女性一生有更多需要关注的非常时期，如月经期、妊娠期、产后期、哺乳期、更年期。通过科学、合理地制定瑜伽练习方案，能使女性安全、健康、顺利、愉悦地度过这五个时期。

女性在月经期无特殊情况不需休息，如能根据自身的情况进行适当瑜伽运动则有利于健康。对于月经量过少的女性来说，适当的瑜伽练习可促进血液循环，有利于子宫内膜的脱落，起到经期保健的作用；对于痛经的患者来说，适宜的瑜伽练习可减轻其心理压力，缓解精神紧张，改善血液循环，有助于痛经的康复。

妊娠期进行"孕妇瑜伽"练习，可帮助孕妇的身体适应妊娠的变化，促进全身的血液循环，促进胎盘的生长发育。持续有规律的特别是伴有轻柔的瑜伽音乐的瑜伽练习，使准妈妈心情沉浸在幸福愉悦中，更有利于胎儿的生长发育，提高孕妇身心素质，还有助于产妇正常分娩。妊娠中晚期和分娩时，由于胎儿压迫母亲的下腔静脉，影响血液回流，导致较多孕妇患痔疮，而针对性的瑜伽练习可降低此病发病率。

妇女产后哺乳期进行"产后瑜伽"练习，不仅可以使处于哺乳期的母亲和婴儿关系和谐，而且有益于增进母婴的终生感情。"产后瑜伽"还有益于女性产后机体功能的恢复和乳汁分泌，避免产妇因哺乳期营养过剩而导致的肥胖，特别是能有效预防产后抑郁症的发生。

女性进入更年期，内分泌的变化给身体带来许多负面影响，其中一项就是促使身体分泌更多的糖皮质激素——"可的松"，这种激素又促使具有储存脂肪功能的"胰岛素"大量产生，从而造成腹部脂肪大量堆积。此外，在更年期开始后的 $5 \sim 7$ 年里，女性骨质最多能流失20%，所以很容易引起骨质疏松症。因此，妇女在这个时期选择有针对性的"瑜伽处方"课程进行练习，能有效调节内分泌，舒缓不良情绪，促进新陈代谢，延缓衰老，减轻更年期综合征引起的不适，避免或延缓骨质疏松症的发生等。

6. 老年人的身心特点及其适合的瑜伽课程

男女到了60岁开始进入老年期，这一时期，身体机能开始进入衰退阶段，脑功能逐渐衰减，反应变得迟钝，许多病症，如高血压、高血脂、肥胖、骨质疏松症等容易发生。而且肢体也变得比较僵硬，不适合做运动幅度较大、力量要求较高的体育锻炼。练习"老年瑜伽"应该说是理智的选择。结合老年人的身心特点有针对性地设计处方课程，可使神经、内脏器官、骨骼、关节、肌肉等全身各部位的退化与衰老速度减慢，使已经退化的生理机能慢慢有所恢复，促进胃肠的消化吸收、改善肺通气量，从而可以预防和辅助治疗一些老年性疾病。瑜伽中的冥想练习还能使老人身心愉悦，减少体内毒素的产生，促进血液循环，增强老年人记忆功能，等等。

二、不同职业

1. 脑力劳动者的身心特点及其适合的瑜伽课程

脑力劳动是一种巨大的"静"中消耗，劳动强度不亚于重体力劳动。例如，虽然大脑的重量只占体重的1/40，而耗氧量几乎占全身的1/4。中老年人连续用脑11个小时，就会产生血氧供应不足。科学研究发现，人若长期从事紧张的脑力劳动，机体会出现脂质代谢障碍，使得血清胆固醇含量增高，从而引起高脂血症和肥胖症。不注意用脑卫生，致使血糖和氧长期处于"亏损"状态，是对脑细胞的摧残，极易引起大脑神经系统的疲劳，也影响新陈代谢，久而久之，就会出现各种神经、内分泌疾病，以及诸如心脑血管疾病、癌症、糖尿病等现代社会的"文明病"。

许多工种以脑力劳动为主，如客服人员，工作时间不固定，经常需要处理突发事件，与外界沟通频繁，会受到来自客户与企业内部的双重压力；技术人员经常长时间面对电脑，从事强脑力劳动，工作压力大，经常加班、熬夜。这些脑力劳动者极易患上"紧张综合征"（紧张、抑郁、焦虑、易怒、情绪淡漠、失眠、女性乳房胀疼等一系列身体和精神症状）、颈椎病、腰椎间盘突出等疾病。

从事脑力工作的人，首先必须尊重大脑的生理规律，把握好用脑与休息的节奏。在工作之中抽出点时间做"工间瑜伽"（顾名思义就是在工作间隙灵活安排的有针对性的瑜伽练习，也称办公室瑜伽），我们的大脑和全身各脏器、各部位便能得到充分的调整。从短期效果看，短时间的身体"充电"对提高一天的工作效率能起到事半功倍的效果。从长期效果看，坚持每天做"工间瑜伽"，可以有效缓解疲劳、矫正脊柱不良姿态、改善生理机能、平衡神经系统、愉悦身心，增强身体素质、减少疾病的发生，提高生命质量和生活质量。

2. 体力劳动者的身心特点及其适合的瑜伽课程

以体力劳动为主的劳动者包括工人、农民、园林绿化者等，他们的劳动强度指数一般在25%左右，大都属局部用力的劳动类型，需要长期保持某种固定姿势，或只是身体某些肌群在运动（肌肉活动具有一定的局限性），容易产生局部疲劳、劳损，甚至造成职业病，对身体健康的影响比较大。

各类生产岗位的工人，工作时间相对固定，但劳动强度大，直接操作生产设备，容易患职业病。经常弯腰劳作的农民，腰椎间盘承受的压力较正常站立时高一倍以上，因此腰腿痛发病率高。售货员、发型师、餐饮业人员等整日以站立姿势工作的人群，缺少肌肉收缩时对血管的挤压，使得全身，尤其是两条腿以下的血液循环不佳，容易引起下肢肿胀，严重者导致静脉曲张。若站立姿势不当、腰椎曲度过大、腰背部肌肉长期过度疲劳，易导致腰骶部疼痛。若站立时间过长，足部负担过大，加上鞋子穿着不适，则容易引起足部疼痛。

许多人认为体力劳动等同于锻炼，这种观念是错误的，体力劳动大都是机械、重复和单调体位法的累积，容易造成身体发展的不平衡。而瑜伽练习是有意识的锻炼，是为了增强体质、愉悦身心，全面、均衡地提高身体素质。因此，以体力劳动为主的人群也需要有针对性的瑜伽处方课程。除了选择合理的全身性瑜伽练习外，还应有重点地进行肌肉练习，腰背部肌肉的伸展性练习，如直角式体位法、上体前屈等，可以有效防止背部和腰骶部肌肉和其他软组织损伤。胸肌和腹肌的锻炼可增加胸膜腔内压和腹内压，有助于减轻胸椎和腰椎的负荷，更好地保护脊柱。如果是上肢体力劳动为主的人群，瑜伽练习时要多做下肢活动。相反，以下肢体力劳动为主的人群，则应选择上肢活动较多的瑜伽练习，特别是仰卧类的体位练习。这样，不仅可以使全身肌肉都得到均衡锻炼，还有助于消除疲劳，增强体质，防止各种职业病的发生。

三、其他人群的身心特点及其适合的瑜伽课程

现代社会的发展，在带给人们丰富的物质、文化享受的同时，也为人们的健康带来了众多隐患。第一，快节奏、强竞争的社会生活导致了亚健康人数量逐年增加。第二，现代社会的各种"文明病""富贵病"，世界卫生组织称之为"生活方式病"，这类病患者的数量也呈上升趋势，患者嗜睡、浑身乏力、精神不振、头痛头晕、失眠多梦、记忆衰退、食欲不佳、抵抗力差、容易疲劳、焦虑烦躁、易怒，经常性感冒、口腔溃疡、心悸、便秘等，严重影响了人们的生活质量和生命质量。第三，天灾人祸导致残疾人口总量增加。第四，各种病理性疾病的患者，例如"三高"人群日益增多。第五，不良情绪导致的精神性疾病和不明原因的病患数量增加。

依据不同健康状况人群的病理，制定适宜的、个性化的瑜伽处方是非常有必要的。参照功能性瑜伽处方进行练习，有助于身体和心理健康。必要时，将瑜伽自然疗法与现代医疗手段相结合，能提高练习者的适应和抗病能力，帮助患者尽快康复或改善不健康的状态。

第三节　瑜伽处方的制定步骤与基本原则

"瑜伽处方"源于运动处方。它根据个人健康水平、体力、心血管功能状况，参考练习者的生活习惯和环境以及运动爱好等个体特点，根据锻炼目的，以处方形式规定其瑜伽练习的内容、强度、难度、练习时间和频率，并指出练习中的要点和注意事项。

一、瑜伽处方的制定步骤

1. 全面的身体检查与测试

为瑜伽练习者制定瑜伽处方时，首先要了解其生活各方面的习惯或特殊嗜好，

对其进行全面的身体检查，包括练习者的身体发育情况、伤病情况、健康状况、有无禁忌，以及心率、血压、肺活量、一般身体素质状况等，从中判定练习者的运动能力和生理机能的状况。另外，最好能适当地进行必要的心理测试，了解其气质类型和心理倾向。

2. 制定瑜伽处方

根据检查结果和锻炼目的，制定适合练习者的瑜伽处方。瑜伽处方基本内容包括练习的阶段性计划、周计划、课计划。阶段性计划是依据瑜伽技法，合理安排各种练习方法和手段，循序渐进地实现练习目标的计划；周计划依据阶段性计划，合理安排该周瑜伽练习的强度、难度、负荷等要素；每次瑜伽课的练习要依据既定的课程目标，安排设计包括入静、热身、体位练习和休息或冥想放松。一次瑜伽练习的时间以及一周瑜伽练习的次数，要针对不同人群的不同需求及其相关条件具体设计，要强调练习注意事项。

3. 效果检查

在瑜伽处方的实施过程中，为保证锻炼的效果，应注意观察练习者的状况，保持与练习者密切的联系与沟通，以便及时修正瑜伽处方的不适之处。关注习练周期并注意根据信息反馈，及时调整处方内容。

二、制定瑜伽处方的基本原则

制定瑜伽处方要注重练习目的，提倡科学的一对一瑜伽练习。制定瑜伽处方的基本原则是强调尊重个体差异性，根据瑜伽练习者的锻炼效果，及时合理地修订进度、难度、习练时间和习练频率等内容，培养习练者健康的瑜伽生活方式，实现瑜伽处方课程的效果和意义。

1. 尊重个体差异性原则

每个人的体质不同，在瑜伽练习过程中的身心反应也不尽相同。因此，瑜伽教练要及时了解每个练习者的具体情况，以练习者需求和目的为依据，设计不同的瑜伽处方。例如，两个人有着同样的症状，但由于两个个体在生活环境、习惯、身心素质基础以及其他元素上都有着很大的区别，故他们要采用不同的瑜伽处方。为实现处方效果，练习方案的设计必须尊重个体差异，要有针对性、有计划地调整和运用合理的教学方法，通过专门性、诱导性的教学手段，关注强度、难度、负荷的合理安排，制定科学可行的瑜伽处方。

2. 及时修订调整原则

就瑜伽练习的个体而言，今天与昨天的身体状况可能不一致。同样一堂瑜伽课程，练习者昨天可能感到适应而今天感到不适应。因此，对制定的瑜伽处方要根据练习者的具体情况进行一次或多次的调整，使之成为符合练习者条件的最佳处方。

3. 合理的练习频率原则

研究表明，如果一周进行一次瑜伽练习，则锻炼效果不明显，而且每次练习时肌肉酸痛和疲劳都会发生，运动后1～3天都会感觉身体不适；一周练习2次，疼痛和疲劳减轻，但效果不显著；一周练习3次，基本上是隔日练习一次，不仅锻炼效果可充分累积，而且也不会产生疲劳和伤病；每周练习4次或5次，疲劳增加，效果反而减弱。因此，每周3次的练习频率比较适合大众。

4. 提倡瑜伽生活化原则

瑜伽的功效并不能仅从课堂练习中收获，一个人的身体或者心理出现了不健康的状态，一定和他的生活习惯、饮食、睡眠、情绪以及压力等因素有关，因此，我们要向习练者提倡将瑜伽健康理念融入生活，推崇绿色饮食，保证充足睡眠，使习练者保持意志力坚强、心态平和、身心愉悦，使生活瑜伽化，随时随地做瑜伽。

思考题

1. 少年时期习练瑜伽有何意义？

2. 简述制定瑜伽处方的基本原则？

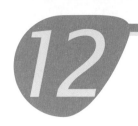

第十二章 瑜伽竞赛

【章前导言】
◎ 本章介绍了瑜伽赛程编排与竞赛组织，重点阐述了瑜伽竞赛评分规则，以及瑜伽竞赛等级体式。培养读者组织开展瑜伽竞赛活动的能力。

第一节　赛程编排与竞赛组织

瑜伽竞赛，根据不同的比赛规模可设立竞赛组织机构，负责整个竞赛的组织工作。下面以中大型瑜伽竞赛为例进行说明，小型瑜伽竞赛可根据具体情况进行精简。

一、瑜伽的竞赛项目

（1）规定动作（男单、女单）。

（2）双人项目（女双、混双）。

（3）集体项目（混合小集体6人，其中女子运动员3人和男子运动员3人；混合大集体10人，其中女子运动员5人和男子运动员5人）。

二、瑜伽竞赛组织机构

（一）竞赛组织委员会

1. 竞赛组织委员会组成

根据不同的赛事规模，成立竞赛委员会（竞赛部或竞赛处），由负责大会竞赛工作的若干人员组成。

2. 竞赛委员会的职责

（1）制定竞赛规程、负责参赛队报名和审核、编排大会秩序册、落实场地器材等。

（2）成立竞赛监督委员会、仲裁委员会、裁判委员会，并组织裁判员的业务学习及联络协调工作，组织召开裁判员、领队及教练员联席会议。

（3）组织竞赛秩序册编排和抽签工作，负责每日成绩公告，督促编印总成绩册，组织实施发奖仪式。

（二）技术代表

1. 技术代表的组成

一般情况下，比赛应设技术代表至少1名。

2. 技术代表的职责

（1）技术代表应与组委会密切配合共同保证赛事全部技术性安排符合赛事委员会审定的竞赛规则的规定。

（2）在技术会议上或在赛前的适当时间，传达竞赛组织的技术性规定，并进行必要的相关培训。

（三）竞赛监督委员会

1. 竞赛监督委员会

主任：1名。

副主任：1名。

委员：1~3名。

2. 竞赛监督委员会职责

（1）贯彻公开、公平、公正原则，对仲裁、裁判工作实行监督，但不干预仲裁委员会和裁判人员职权范围内的工作，不改变裁判人员、仲裁委员会的裁决结果。

（2）主要处理与竞赛业务工作无直接关系的赛风赛纪问题。

（四）仲裁委员会

1. 仲裁委员会组成

主任：1名。

副主任：1名。

委员：1~3名。

2. 仲裁委员会职责

（1）受理参赛队本队对裁判人员履行竞赛规程、规则有异议的申诉，并及时进行调查、听证、审议和做出裁决，裁决的时限不得影响正常比赛以及名次的评定和颁奖。

（2）召开仲裁委员会会议，出席人数超过半数作出的决定方为有效。仲裁委员会成员不参加与本人所在单位有关的争议问题的讨论与表决。

（3）仲裁委员会对申诉所作出的决定为最终裁决，并报大会组委会备案。如裁决评判是正确的，参赛队必须坚决服从。如裁决评判是错误的，仲裁委员会可视情况对裁判员进行教育或职权范围内的处置，并可建议有关部门给予相应的组织处理，但不能改变评判结果。

（五）裁判委员会

1. 裁判员组

（1）裁判长1名。

（2）副裁判长1~3名。

（3）A组裁判员6~8名、B组裁判员6~8名、C组裁判员2~3名。

（4）编排记录长1名，记录员2名。

（5）检录长1名，检录员2名。

（6）临场调度员1名。

（7）宣告员1名。

（8）放音员1名。

（9）摄像人员1名。

（10）医护人员若干。

2. 裁判长职责

（1）组织本裁判组的业务学习并实施裁判工作。

（2）指导各裁判组的工作，保证竞赛规则的执行，检查并落实赛前各项准备工作。

（3）解释规则与规程，但无权修改规则与规程。

（4）在比赛过程中，根据比赛需要可调动裁判人员工作；裁判人员的判罚发生严重错误时，有权进行处理。

（5）对运动员或教练员在赛场上的无理纠缠，有权给予警告；对不听劝告者，有权建议竞赛委员会严肃处理，直到取消其比赛资格或成绩。

（6）制止比赛过程中一切有违瑜伽运动健康发展的做法和行为。

（7）审核并宣布成绩，做好裁判工作总结。

3. 副裁判长职责

（1）协助裁判长工作。

（2）裁判长缺席时，代行其职责。

4. 裁判员职责

（1）服从裁判长的领导，做好本组的裁判工作。

（2）依据规则，独立进行评分，并作详细记录。

（3）A组裁判员负责运动员体式质量的评分。

（4）B组裁判员负责运动员展示水平的评分。

（5）C组裁判员负责运动员体式难度的评分。

5. 编排记录长职责

（1）审查报名表，并根据大会要求编排秩序册。

（2）准备比赛所需表格，审查、核实比赛成绩及名次。

（3）编排成绩册。

（4）与编排记录有关的其他工作。

6. 编排记录员职责

根据编排记录长分配的任务进行工作。

7. 检录长职责

（1）按照比赛顺序按时检录，检查运动员服装、辅具。

（2）负责颁奖的检录工作。

（3）与检录有关的其他工作。

8. 检录员职责

（1）根据检录长分配的任务进行工作。

（2）将比赛运动员带入场后，向裁判长递交检录表。

（3）运动员检录情况如有变化及时向裁判长和宣告员汇报。

9. 临场调度员职责

（1）指挥运动员站位与位置调动。

（2）协助大会完成颁奖环节的工作。

（3）处理台上突发事件。

10. 宣告员职责

向观众介绍上场运动员，报告比赛成绩，介绍有关竞赛规程、规则和比赛项目的特点及健身瑜伽相关知识。

11. 放音员职责

负责比赛音乐的收集、管理及播放。

12. 摄像人员职责

（1）对全部竞赛项目进行现场摄像。

（2）遵照仲裁委员会的要求，负责播放相关项目录像。

（3）全部录像均应按竞赛委员会的规定予以保留。

13. 医务人员职责

（1）审核运动员《体格检查表》。

（2）负责运动员临场伤病的治疗与处理。

三、申诉程序与要求

（一）申诉程序

参赛队如果对裁判评判本队的结果有异议，必须在该场该项比赛结束后15分钟内，由该队领队或教练员向仲裁委员会以书面的形式提出申诉，同时缴纳一定数额人民币申诉费。

（二）申诉要求

一次申诉仅限一项内容。经仲裁委员会审议，如裁判组评判正确，提出申诉的运动队必须坚决服从。如果因不服而无理纠缠，根据情节轻重，可由仲裁委员会建议赛事指导委员会给予严肃处理，直至取消比赛成绩。如判定属于裁判组的错误，仲裁委员会提请赛事指导委员会对错判的裁判按有关规定进行处理，并退回申诉费，但不改变评判结果。

第二节　瑜伽竞赛评分规则

一、评分标准

（一）单人项目

（1）规定体式5个体式，每个体式20分，总共100分。

（2）规定体式是组委会在体式库中选取相对应的级别里面的五个类别体式（前屈、后展、扭转、倒置、平衡）。

（3）比赛音乐使用大会规定背景音乐。

（二）双人和集体项目

（1）自编套路除包含五个规定体式之外，还必须在体式库中选取五个类别（前屈、后展、扭转、倒置、平衡）的体式，每个类别不少于1个。所有运动员需要同时完成对应自编套路中的五个类别的规定体式。过渡体式要求流畅、自然，可根据运动员特点、音乐风格和编排需要，在安全的前提下自行选择。

瑜伽竞赛1—9级体式名称

（2）双人音乐在规定音乐中选取，集体音乐自选，要求与体式契合。

（3）双人和集体自编套路的开始和结束需要有固定造型。

（4）运动员配合默契，交流自然。运动员之间要有情感交流和身体接触至少2次。

（5）集体项目运动员之间需要有团队配合。队形变换5次以上。

二、评分方法

（1）单人项目裁判员评分精确到0.1分，裁判员只需打出对完成动作分值的扣分，所有裁判员扣分中去掉最高分和最低分，剩余扣分取平均分，最后用100分减去运动员的平均扣分，即为最后得分。

（2）双人和集体项目裁判员评分精确到0.1分，裁判员分别需要打出完成分值和艺术分值，去掉最高分和最低分取平均分，完成分最后用100分减去运动员的扣分（艺术分值是每个类别得分相加），最后得分=[完成分（最后得分）+艺术分（最后得分）]÷2。

三、评分细则

（一）完成分

完成指完成动作过程中，运动员所表现出来的体位正确动作技术、良好的身体姿态及控制（以及熟练掌握动作的综合能力）动作的一致性，动作与音乐、成套风格表现的一致性，动作与动作的过渡连接是否流畅，队形变化是否合理，是否展示了不同的图形，完成分100分，其中体式技术动作规范占60分，一致性占20分，过渡连接占10分，队形变化占10分。

1. 体式流程扣分

（1）规定体式和自选体式流程不规范扣1分。

（2）不按裁判组口令，提前结束或超时结束扣3分。

（3）第一次没有完成或后面完成体式出现大错误扣3分。

（4）与体式无关的肢体位移、失衡、晃动小问题扣1分、中失误2分、大失误3分。

（5）规定体式出现非口令性动作，即错误动作扣20分。

（6）体式与呼吸配合默契不够一次扣1分，整套不配合扣3分。

（7）瑜伽感，轻微不足扣1分，不足扣2分，完全不足扣3分。

2. 体式技术动作扣分

小错误扣1分、中错误扣2分、大错误扣3分。规定体式单个体式扣分不能超过10分，双人和集体单个体式扣分不超过5分。

（1）前屈体式扣分点。例如：

① 髋屈曲幅度不够。

② 膝关节过伸或弯曲，两腿非在一线，非垂直于地面。

③ 脊柱平展度不够，脊柱过度弯曲，背部非伸展。

④ 骨盆非中正。

⑤ 双肩非平行于地面或不在一条直线上。

（2）后展体式扣分点。例如：

① 胸非延展性，腰椎段代偿过度后弯。

② 膝关节、肘关节过伸或弯曲。

③ 头部过度后仰。

④ 骨盆非中正。

⑤ 双肩非平行于地面或不在一条直线上。

（3）扭转体式扣分点。例如：

① 扭转不到位或过度扭转。

② 与体式无关的肢体发生位移。

③ 脊柱非延展。

④ 未从身体核心部位开始扭转。

⑤ 扭转呼吸节奏。

（4）倒置体式扣分点。例如：

① 双臂、头颈及背部非保持同一平面。

② 髋部非中正。

③ 双腿非垂直地面。

④ 双肘非与肩保持同宽或双肩和双手不在一条直线。

（5）平衡体式扣分点。例如：

① 姿态控制不好，不舒展，偏离中正位。（支撑腿膝关节弯曲，举腿膝关节弯曲，后举腿脚尖未过头，前举腿的脚跟低于髋，骨盆非中正，脊柱弯曲）。

② 动作静止不到3秒。

③ 身体出现上体摇晃，脚移动或跳动、附加支撑、倒地。

④ 支撑点位移。

注：体式技术动作评分每个扣分点对应小错误、中失误、大失误分别扣分1分、2分、3分，单个体式技术动作总分扣分最多5分。

（二）艺术分（100分）

1. 分值分配

（1）动作的健身性和创新性（20分）。

（2）整套动作的流畅性（20分）。

（3）空间和场地的利用，队形多样性，动作的层次感（20分）。

（4）音乐和乐感（20分）。

（5）艺术表现力（20分）。

2. 评分说明

（1）动作的健身性和创新性：通过运动时间、空间和动作序列以及队友间的配合，进行身体动作创编；在其动作设计上富有创新性和原创性；多方位的动作设计，让身体得到全面均衡的锻炼。

（2）整套动作的流畅性：主要是指体位动作的配置比例、动作之间的衔接等方面。要求体位动作分布合理、配置均衡、难度适宜、过渡流畅自然，和谐地将体位动作融为一体。另外，还需要通过成套动作的创编来平衡难度动作和艺术内容，从而体现出整套动作的流动性，同时能够让运动员在表演中展示他们的能力、个性和风格。

（3）空间和场地的利用，队形多样性，动作的层次感：是指对比赛场地和队形的运用，以及成套动作对场地空间的把控和动作的层次感。

（4）音乐和乐感：音乐的选择与编辑，以及对音乐的运用（乐感）。

（5）艺术表现力：主要是指能够体现瑜伽体位特质的艺术感染力，如情感交流顺畅，配合默契，动作流畅舒展。

四、瑜伽比赛评分表

为方便组织比赛，这里简要介绍在瑜伽比赛中常用的评分表。例如，瑜伽比赛男（女）规定动作评分表（表12-2-1）、瑜伽比赛双人（混双）自选完成评分表（表12-2-2）、瑜伽比赛双人（混双）集体自选艺术评分表（表12-2-3）。

表12-2-1　瑜伽比赛男（女）规定动作评分表

单位：　　　　　　　　　　姓名：　　　　　　裁判员：

动作名称	评分内容	较差16～15（5-4）	一般16～17（4-3）	较好17～18（3-2）	非常好18～20（2-1）	小分
前屈类20分	1.技术动作是否正确，规范2.动作是否自然、流畅、延展3.身体的控制能力					
后展类20分						
扭转类20分						
倒置类20分						
平衡类20分						
得分：						

注：结果保留两位小数。

表12-2-2　瑜伽比赛双人（混双）自选完成评分表

单位：　　　　　　　　　　姓名：　　　　　　裁判员：

评分内容	分值	较差16～15（5-4）	一般16～17（4-3）	较好17～18（3-2）	非常好18～20（2-1）	小分
体式技术动作质量60分	动作规范30分					
	动作的完成20分					
	身体姿态与控制10分					
一致性40分	动作的一致性20分					
	音乐与动作的配合10分					
	成套动作与同伴的配合10分					
得分：						

注：结果保留两位小数。

表12-2-3　瑜伽比赛双人（混双）集体自选艺术评分表

单位：　　　　　　　　　姓名：　　　　　裁判员：

评分内容分值	较差16～15（5-4）	一般16～17（4-3）	较好17～18（3-2）	非常好18～20（2-1）	小分
动作的内容与编排20分					
动作的衔接与流畅20分					
音乐与动作20分					
场地的使用与队形20分					
整套动作表现力20分					
得分：					

注：结果保留两位小数。

思考题

结合实际编制一份竞赛规程。

［1］郑先红. 东方瑜伽：简易90式［M］. 北京：中国轻工业出版社，2006.

［2］郑先红. 排毒养颜瑜伽［M］. 北京：中国轻工业出版社，2009.

［3］郑先红. 瑜伽经典体位［M］. 北京：中国轻工业出版社，2009.

［4］郑先红. 瑜伽帮你瘦：每天10分钟的减肥方案［M］. 北京：中国轻工业出版社，2008.

［5］郑先红. 瑜伽28天瘦身排毒计划［M］. 北京：中国轻工业出版社，2009.

［6］郑先红. 随时随地瑜伽［M］. 北京：中国轻工业出版社，2009.

［7］柏忠言，张蕙兰. 瑜伽：气功与冥想［M］. 北京：人民体育出版社，2005.

［8］石鉴月. 瑜伽学［M］. 北京：中国国际文艺出版社，2008.

［9］王瑞元，苏全生. 运动生理学［M］. 北京：人民体育出版社，2012.

［10］张广德. 导引养生功［M］. 北京：北京体育大学出版社，2004.

［11］林晓海. 瑜伽健康法［M］. 北京：中国纺织出版社，2007.

［12］朱大年，王庭槐. 生理学［M］. 北京：人民卫生出版社，2013.

［13］柏树令,应大君. 系统解剖学［M］. 北京：人民卫生出版社，2013.

［14］李世昌. 运动解剖学［M］. 北京：高等教育出版社，2015.

［15］王步标，华明. 运动生理学［M］. 北京：高等教育出版社，2006.

［16］艾扬格. 瑜伽之光［M］. 王晋燕，译. 北京：世界图书出版公司，2005.

［17］阿依昂伽. 瑜伽呼吸·冥想秘法［M］. 李小青，译. 北京：北京体育学院出版社，1991.

［18］贾克琳. 论傣医十大传统疗法与自然疗法 [J]. 中国民族医药，2001，13（7）：23-24.

［19］谭林. "课程思政"视域下高校瑜伽课程教学改革路径的探索与思考[J]. 当代体育科技，2022，12（8）：164-165.

读者意见反馈

为收集对教材的意见建议，进一步完善教材编写并做好服务工作，读者可将对本教材的意见建议通过如下渠道反馈至我社。

咨询电话　400-810-0598

反馈邮箱　gjdzfwb@pub.hep.cn

通信地址　北京市朝阳区惠新东街 4 号富盛大厦 1 座
　　　　　　高等教育出版社总编辑办公室

邮政编码　100029